# ステロイドのエビデンス

## ステロイドの使い方の答えはここにある

編集 川合眞一
（東邦大学医学部教授）

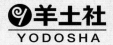

**謹告**

　本書に記載されている診断法・治療法に関しては，発行時点における最新の情報に基づき，正確を期するよう，著者ならびに出版社はそれぞれ最善の努力を払っております．しかし，医学，医療の進歩により，記載された内容が正確かつ完全ではなくなる場合もございます．

　したがって，実際の診断法・治療法で，熟知していない，あるいは汎用されていない新薬をはじめとする医薬品の使用，検査の実施および判読にあたっては，まず医薬品添付文書や機器および試薬の説明書で確認され，また診療技術に関しては十分考慮されたうえで，常に細心の注意を払われるようお願いいたします．

　本書記載の診断法・治療法・医薬品・検査法・疾患への適応などが，その後の医学研究ならびに医療の進歩により本書発行後に変更された場合，その診断法・治療法・医薬品・検査法・疾患への適応などによる不測の事故に対して，著者ならびに出版社はその責を負いかねますのでご了承ください．

# 序

　ステロイドは多くの診療科で使われるきわめて有用な薬であり，Henchが1948年に関節リウマチの治療に使って以来70年になろうとしている．翌年には全身性エリテマトーデスに使われ，さらに他領域も含む多くの疾患に使われるようになった．この間に十分な臨床的エビデンスが形成されてきた疾患もあるが，その高い有効性故に経験的に使用されてきた領域も少なくない．そのため，どこまでがエビデンスに基づいた使用であり，どの疾患のどんな症状に対する治療が経験的な使用であるかなどの臨床的な情報は，必ずしも十分に臨床医の知るところとなっていない．

　そこで，こうした情報をクリニカルクエスチョンの形で項目を挙げ，それに応える形の本書を企画した．読者の皆様には，ステロイドで何らかの疑問が生じたときに調べる手段として，また，全体を読んでいただき，ステロイドのことを学んでいただくためにも利用していただきたいと願っている．

　なお，本書のタイトルおよび本文には，グルココルチコイドの略称としてステロイドを使わせていただいた．国際的には学術論文で使われるのはグルココルチコイドが最も一般的で，コルチコステロイド（副腎皮質ステロイド）が次に続く．一方，ステロイドを使っている論文や教科書は世界では少ないが，わが国では治療薬を示す用語として最も一般的に使われていることから，本書ではステロイドとさせていただいた．

2015年10月

東邦大学医学部内科学講座膠原病学分野

川合眞一

# contents

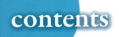

**ステロイドのエビデンス**
ステロイドの使い方の答えはここにある

- 序 ………………………………………………………………… 川合眞一
- Color Atlas …………………………………………………………… 10

## 第1章 リウマチ膠原病疾患

1. 関節リウマチにおけるステロイドの関節破壊抑制効果のエビデンスは？ ………… 川合眞一 14
2. プレドニゾロン5 mg/日未満の低用量ステロイドに抗炎症効果はあるか？ ……… 川合眞一 18
3. ループス腎炎に対する高用量ステロイド療法のエビデンスは？ ………… 川合眞一 21
4. ループス腎炎に対するステロイドパルス療法のエビデンスは？ ………… 川合眞一 25
5. ステロイド漸減法や維持療法にエビデンスはあるか？ ………… 川合眞一 28
6. ステロイドは血管炎や炎症性筋疾患の予後を改善するか？ ………… 白井悠一郎, 桑名正隆 32
7. リウマチ性多発筋痛症に対するステロイドのエビデンスは？ ………… 桑名正隆 36
8. 全身性強皮症の治療にステロイドを使ってよいか？ ………… 桑名正隆 40
9. ベーチェット病でのステロイドの使用法は？ ………… 白井悠一郎, 桑名正隆 43
10. IgG4関連疾患でのステロイドの使用法は？ ………… 白井悠一郎, 桑名正隆 46

## 第2章 呼吸器疾患

竹下 啓

1. COPDに吸入ステロイドは必要か？リスクはあるか？ ………… 50
2. COPD急性増悪に対する全身ステロイドの効果は？適切な投与量と投与期間は？ ………… 56
3. 成人喘息に対する吸入ステロイドのエビデンスは？ ………… 60
4. 気管支喘息発作（急性増悪）に対する全身ステロイドのエビデンスは？ ………… 64
5. ARDSに対するステロイドの効果は？投与するべきか？ ………… 69

## 第3章 循環器疾患

許　俊鋭

1. 心筋炎に対するステロイドのエビデンスは？ …………………………………… 75
2. 心臓サルコイドーシスに対するステロイドの有効性は？ …………………… 80
3. 心アミロイドーシスに対するステロイドの有効性は？ ……………………… 82
4. 心臓移植時の薬物療法：ステロイドはどのように使えばよいか？ ………… 84
5. 開心術時のステロイド使用の有効性は？ ……………………………………… 87

## 第4章 消化器疾患

永山和宜，渡辺　守

1. 潰瘍性大腸炎に対するステロイド投与のエビデンスは？ …………………… 89
2. ステロイドに抵抗性を示す潰瘍性大腸炎重症患者に対する治療は？ ……… 92
3. 活動性クローン病の第一選択薬はステロイド？ 免疫調節薬？ …………… 95
4. 自己免疫性肝炎に対するステロイド投与のエビデンスは？ ………………… 98
5. 急性肝炎（肝不全）・アルコール性肝炎に対する
   ステロイド投与のエビデンスは？ ……………………………………………… 101
6. 自己免疫性膵炎および類縁疾患に対するステロイド投与のエビデンスは？ …… 104

## 第5章 腎疾患

1. ネフローゼ症候群に対するステロイド療法
   のエビデンスは？ …………………………………… 白井小百合，木村健二郎　107
2. IgA腎症に対するステロイド療法は
   長期予後を改善するか？ …………………………… 白井小百合，木村健二郎　116
3. 尿細管間質性腎炎にステロイドは有効か？ …………… 白井小百合，木村健二郎　123
4. 急性進行性腎炎症候群（ANCA関連血管炎を含む）に対する
   ステロイド療法のエビデンスは？ ……………………………………… 要　伸也　128
5. 急速進行性腎炎症候群（ANCA関連血管炎を含む）に対する
   ステロイドパルス療法のエビデンスは？ ……………………………… 要　伸也　133
6. 腎移植におけるステロイドの使い方は？
   ①導入免疫抑制療法 ………………………………………… 板橋淑裕，相川　厚　136
7. 腎移植におけるステロイドの使い方は？
   ②拒絶反応治療 ……………………………………………… 板橋淑裕，相川　厚　139

❽ 腎移植におけるステロイドの使い方は？
　③ 腎移植後再発性腎炎 ……………………………………………… 板橋淑裕，相川　厚　141

## 第6章　神経疾患
藤澤恵津子，福武敏夫

❶ 脳血管障害にステロイドは有効か？……………………………………………………　144
❷ 多発性硬化症に対するステロイドの使い方は？………………………………………　147
❸ 視神経脊髄炎に対するステロイドのエビデンスは？…………………………………　150
❹ 急性散在性脳脊髄炎に対するステロイドのエビデンスは？…………………………　153
❺ Duchenne型筋ジストロフィーに対するステロイドのエビデンスは？ ……………　155
❻ 重症筋無力症に対するステロイドのエビデンスは？…………………………………　157
❼ 頭痛にステロイドは有効か？……………………………………………………………　161

## 第7章　血液疾患
富川武樹，木崎昌弘

❶ 再生不良性貧血にステロイドは有効か？………………………………………………　164
❷ 自己免疫性溶血性貧血に対するステロイド療法のエビデンスは？…………………　167
❸ 白血病治療におけるステロイド併用にエビデンスはあるか？………………………　170
❹ 多発性骨髄腫治療におけるステロイド併用にエビデンスはあるか？………………　173
❺ 血球貪食症候群に対するステロイドの使い方は？……………………………………　176
❻ 特発性血小板減少性紫斑病に対するステロイド療法のエビデンスは？……………　178
❼ 血栓性血小板減少性紫斑病に対するステロイドの使い方は？………………………　180

## 第8章　内分泌疾患・代謝疾患
赤水尚史

❶ バセドウ病でステロイドを使う病態は？………………………………………………　183
❷ 橋本病でステロイドを使う病態は？……………………………………………………　186
❸ 亜急性甲状腺炎に対するステロイド療法のエビデンスは？…………………………　188
❹ 下垂体前葉機能低下症におけるステロイド補充療法の注意点は？…………………　189
❺ 副腎不全に対するステロイド補充療法の用量のエビデンスは？……………………　191
❻ 急性副腎不全に対するステロイドの使い方は？………………………………………　194
❼ 痛風発作に対するステロイド療法のエビデンスは？…………………………………　196

## 第9章 整形外科疾患

宗圓　聰

1. テニス肘，肩峰下インピンジメント症候群，足底筋膜炎，腱障害などのスポーツ障害に対するステロイド注射の効果は？ …… 199
2. 脊柱管狭窄症，坐骨神経痛，神経根障害などに対する硬膜外ステロイド注射の効果は？ …… 201
3. 手根管症候群に対する局所ステロイド注射の効果は？ …… 204
4. 急性脊髄損傷に対するステロイドのエビデンスは？何時間以内に投与すべき？ …… 206
5. 変形性膝関節症に対するステロイド注射の効果は？ …… 209
6. バネ指，腱鞘炎に対するステロイド注射の効果は？ …… 211
7. 頸，肩，腕，腰，膝の痛みに対するステロイド注射の効果は？ …… 213

## 第10章 皮膚疾患

1. 接触皮膚炎のかゆみに対するステロイド療法のエビデンスは？ …… 益田浩司　215
2. 蕁麻疹はステロイド療法の適応か？ …… 益田浩司　218
3. 天疱瘡に対するステロイド療法のエビデンスは？ …… 益田浩司　221
4. 尋常性乾癬に対するステロイド外用剤の使い方は？ …… 加藤則人　224
5. 帯状疱疹にステロイドは使用すべきか？するならいつ投与すべきか？ …… 益田浩司　228
6. アトピー性皮膚炎に対するタクロリムス軟膏とステロイド外用剤の比較は？ …… 加藤則人　230
7. アトピー性皮膚炎に対するステロイド外用剤のランクと使用期間に関するエビデンスは？ …… 加藤則人　232
8. 円形脱毛症にステロイドは効くのか？ …… 益田浩司　235

## 第11章 周産期医療

楠田　聡

1. 母体へのステロイド投与は呼吸窮迫症候群の発症を抑制できるか？ …… 238
2. 新生児の低血糖にステロイドを使用するか？ …… 243
3. 新生児慢性肺疾患に対するステロイド療法のエビデンスは？ …… 247
4. 先天性副腎過形成症におけるステロイドの使い方は？ …… 252

## contents

### 第12章 小児科

1. 川崎病に対するステロイドのエビデンスは？ ……………… 小林　徹，佐地　勉　257
2. 若年性特発性関節炎におけるステロイドの使い方は？ ……………… 伊藤保彦　262
3. 急性リウマチ性心炎におけるステロイドは有効か？ ………… 佐地　勉，高月晋一　268
4. 小児ネフローゼ症候群に対する
   初発時ステロイド治療のエビデンスは？ ……………………………… 吉川徳茂　273
5. 小児の喘息に対する
   最適な吸入ステロイドの種類と用量，使用法は？ ………… 濱崎雄平，松尾宗明　276
6. 小児喘息コントロール不良時のステップアップの方法は？
   代わりに使用できる薬剤は？ ……………………………… 濱崎雄平，松尾宗明　279
7. 小児の軽症喘息のステップダウンの方法は？
   間欠療法の是非は？ ………………………………………… 濱崎雄平，松尾宗明　282
8. 小児の強い急性喘息（中発作以上）において吸入ステロイドは
   どの程度全身性ステロイドに匹敵するか？ ………………… 濱崎雄平，松尾宗明　285
9. 小児のウイルス性喘鳴に対するステロイドの効果は？ …… 濱崎雄平，松尾宗明　288
10. クループに対するステロイドの効果は？ …………………… 濱崎雄平，松尾宗明　291
11. 小児の細気管支炎に対するステロイドの効果は？ ………… 濱崎雄平，松尾宗明　293
12. 小児の細菌性髄膜炎に対するステロイドの効果は？
    どの薬剤をいつ，どのくらい使用すべきか？ ……………… 濱崎雄平，松尾宗明　295
13. 点頭てんかんに対するステロイドの効果は？ ……………… 松尾宗明，濱崎雄平　298

### 第13章 眼科疾患

1. アレルギー性結膜炎に使うステロイド外用剤の選択は？ …… 山田直之，園田康平　301
2. ぶどう膜炎に対するステロイド療法のエビデンスは？ ……… 柳井亮二，園田康平　306
3. 加齢黄斑変性におけるステロイド療法は有効か？ ………… 湧田真紀子，園田康平　310
4. 視神経炎に対するステロイド療法のエビデンスは？ ………… 山田直之，園田康平　313
5. 甲状腺眼症に伴う眼球突出に対する
   ステロイド療法のエビデンスは？ ………………………………… 柳井亮二，園田康平　317

### 第14章 耳鼻咽喉科疾患

肥塚　泉

1. 突発性難聴へのステロイド投与のエビデンスは？ ……………………………………… 319

❷ アレルギー性鼻炎に対するステロイド投与のエビデンスは？ ……………… 321
❸ 顔面神経麻痺に対するステロイド療法のエビデンスは？ ……………… 324

## 第15章 集中治療
遠藤新大，内野滋彦

❶ 頭部外傷患者へのステロイド投与の効果は？ ……………… 326
❷ 成人の細菌性髄膜炎に対するステロイドの効果は？ ……………… 329
❸ 敗血症性ショックに対するステロイド療法のエビデンスは？ ……………… 333
❹ ARDS に対するステロイドの有効性と安全性は？ ……………… 336
❺ 心停止患者における心肺蘇生中のステロイド投与の効果は？ ……………… 339

## 第16章 周術期
加藤貴大，河本昌志

❶ 抜管後喉頭浮腫予防のためのステロイド投与の効果は？ ……………… 342
❷ ステロイドカバーにエビデンスはあるのか？ ……………… 345

## 第17章 副作用・相互作用

❶ ステロイド性骨粗鬆症対策のエビデンスは？ ……………… 宗圓 聰 348
❷ 大腿骨頭壊死の予防は可能か？ ……………… 宗圓 聰 350
❸ 小児の低身長に対する予防策はあるか？ ……………… 宗圓 聰 352
❹ 妊婦・授乳婦にステロイド療法はできる？ ……………… 川合眞一 354
❺ 感染症やワクチン接種に影響するステロイドの用量は？ ……………… 川合眞一 358
❻ ステロイド療法による副腎不全はどのくらいで回復する？ ……………… 川合眞一 361
❼ ステロイドが原因の薬物アレルギーはあるのか？ ……………… 川合眞一 363
❽ ステロイドとリファンピシンの相互作用の対策は？ ……………… 川合眞一 366

◆ 索 引 ……………… 370

# Color Atlas

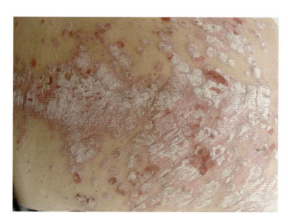

### 1 尋常性乾癬
（本文225ページ参照）

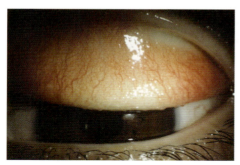

### 2 アレルギー性結膜炎の前眼部写真
（本文302ページ参照）

眼瞼を翻転すると眼瞼結膜の充血と乳頭形成を認める

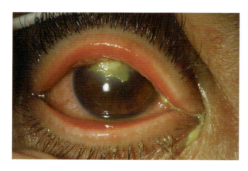

### 3 春季カタルに感染性の角膜潰瘍を合併した症例の前眼部写真
（本文304ページ参照）

31歳，女性．春季カタルに対してステロイド点眼薬を投与中であった．角膜中央部やや上方に春季カタルによる角膜プラークと感染による膿瘍を認める．膿瘍部から微生物培養検査にて*Staphylococcus aureus*（MSSA）が検出された．アトピー性皮膚炎を認めた

A（右眼）

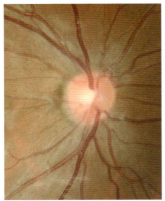

B（左眼）

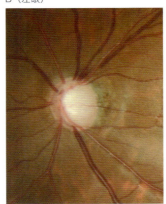

C（右眼）

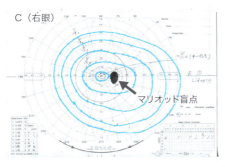

マリオット盲点

D（左眼）

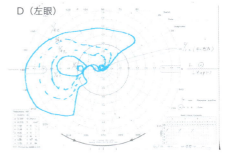

**4 左眼のステロイドによる続発緑内障の視神経乳頭（A：右眼，B：左眼）と視野検査の結果（C：右眼，D：左眼）**（本文303ページ参照）

17歳，男性．アレルギー性結膜炎に対してステロイド点眼薬投与中に眼圧上昇をきたした．左眼の視神経乳頭の陥凹は右眼（A）と比して著明に拡大（B）し，蒼白化している．左眼では著明な視野障害を認めた（D）

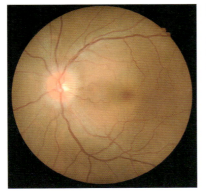

**5 視神経炎の眼底写真（左眼）**

（本文314ページ参照）

視神経乳頭が腫脹しているのがわかる．視力は急激に低下していた．抗AQP4抗体は陰性であった

# 執筆者一覧

## 編者

| | |
|---|---|
| 川合眞一 | 東邦大学医学部内科学講座膠原病学分野 |

## 執筆者（掲載順）

| | |
|---|---|
| 川合眞一 | 東邦大学医学部内科学講座膠原病学分野 |
| 白井悠一郎 | 日本医科大学大学院医学研究科アレルギー膠原病内科学分野 |
| 桑名正隆 | 日本医科大学大学院医学研究科アレルギー膠原病内科学分野 |
| 竹下　啓 | 青山学院大学教育人間科学部 |
| 許　俊鋭 | 東京都健康長寿医療センター心臓外科 |
| 永山和宜 | 横浜市立みなと赤十字病院消化器内科 |
| 渡辺　守 | 東京医科歯科大学大学院医歯学総合研究科消化器病態学 |
| 白井小百合 | 聖マリアンナ医科大学横浜市西部病院腎臓・高血圧内科 |
| 木村健二郎 | JCHO 東京高輪病院 |
| 要　伸也 | 杏林大学医学部第一内科 |
| 板橋淑裕 | 東邦大学医療センター大森病院腎センター |
| 相川　厚 | 東邦大学医療センター大森病院腎センター |
| 藤澤恵津子 | 亀田メディカルセンター神経内科 |
| 福武敏夫 | 亀田メディカルセンター神経内科 |
| 富川武樹 | 埼玉医科大学総合医療センター血液内科 |
| 木崎昌弘 | 埼玉医科大学総合医療センター血液内科 |
| 赤水尚史 | 和歌山県立医科大学医学部内科学第一講座 |
| 宗圓　聰 | 近畿大学医学部奈良病院整形外科・リウマチ科 |
| 益田浩司 | 京都府立医科大学大学院医学研究科皮膚科学 |
| 加藤則人 | 京都府立医科大学大学院医学研究科皮膚科学 |
| 楠田　聡 | 東京女子医科大学母子総合医療センター |
| 小林　徹 | 国立成育医療研究センター臨床研究開発センター開発企画部臨床研究企画室 |
| 佐地　勉 | 東邦大学医療センター大森病院小児科学講座 |
| 伊藤保彦 | 日本医科大学付属病院小児科 |
| 高月晋一 | 東邦大学医療センター大森病院小児科学講座 |
| 吉川徳茂 | 明石医療センター母子センター長室 |
| 濱崎雄平 | 佐賀整肢学園からつ医療福祉センター |
| 松尾宗明 | 佐賀大学医学部小児科 |
| 山田直之 | 山口大学大学院医学系研究科眼科学 |
| 園田康平 | 九州大学大学院医学研究院眼科分野 |
| 柳井亮二 | 山口大学大学院医学系研究科眼科学 |
| 湧田真紀子 | 宇部興産中央病院眼科 |
| 肥塚　泉 | 聖マリアンナ医科大学耳鼻咽喉科学 |
| 遠藤新大 | 東京慈恵会医科大学麻酔科集中治療部 |
| 内野滋彦 | 東京慈恵会医科大学麻酔科集中治療部 |
| 加藤貴大 | 広島大学大学院医歯薬学総合研究科麻酔蘇生学 |
| 河本昌志 | 広島大学大学院医歯薬学総合研究科麻酔蘇生学 |

# ステロイドのエビデンス

ステロイドの使い方の答えはここにある

第 1 章　リウマチ膠原病疾患-

# 関節リウマチにおけるステロイドの関節破壊抑制効果のエビデンスは？

##  クリニカルクエスチョン

　Hench[1]が世界で初めてステロイドを臨床使用したのは関節リウマチ（rheumatoid arthritis：RA）患者であり，その著明な抗炎症効果に異論を唱える臨床医はいないであろう．しかし，こうした短期的な抗炎症効果が長期的な関節破壊抑制効果に結びつくか否かについては，臨床的な証明が必要である．また，一方でステロイドには骨粗鬆症の副作用があり，逆に関節病変を悪化させる可能性もある．現状では，これらの疑問に応えるどのようなエビデンスがあるのだろうか．

##  エビデンスの実際

### 1）エンドポイントの評価法

　エンドポイントである関節破壊の評価法としては，歴史的には1949年のSteinbrockerら[2]による4段階の病期分類があり，X線写真の所見が主な構成要素となっている．この病期分類はRAの進行度を大きくとらえるには現在でも有用ではあるが，より詳細な患者間の違いや，患者ごとの比較的短期間の変化をとらえるのには限界があった．

　主に，手術の適応などを評価する方法として，標準X線写真を用いて複数の関節病変をおのおの6段階で評価するLarsen法[3]が開発された．本法は大関節から小関節に至る各関節病変を評価できるため有用性は認められていたが，長くても1～2年の臨床試験における評価法としては不十分であった．

　同じ1970年代に開発されたSharp法[4]は，手指の骨病変と関節裂隙（軟骨病変）をX線写真から点数化する方法である．Larsen法より詳細に関節病変を評価することが可能であり，その後van der Heijdeらが足趾のX線写真の評価を加え

たmodified Sharp法を提唱し，さらに精度を増した．modified Sharp法は，大関節の病変を評価できないという欠点もあるが，近年の多くの臨床試験における関節病変の評価に使われている．なお，X線写真以外でもMRIや関節超音波検査による評価も行われているが，普及度や定量化において課題も多く，現状では限られた臨床試験での使用に留まっている．

### 2) ステロイドの関節破壊抑制効果のエビデンス

1950年代からステロイドと非ステロイド性抗炎症薬（NSAIDs）を比較した無作為化比較試験が行われており，長期効果として関節病変の評価も行われている．近年の評価法による試験も行われており，メタ解析も複数公表されている．

最近のメタ解析として，GraudalとJürgensによる報告[5]を紹介する．彼らは過去の臨床試験を検索し，ステロイドによる関節破壊抑制効果を評価した13の無作為化比較試験の結果を検討した．関節破壊の評価法はさまざまであるが，近年行われたものはmodified Sharp法または類似の評価法が用いられている．多くは両群に同様の抗リウマチ薬が併用されている臨床試験だが，ステロイド群は対照群に比べて関節破壊抑制効果は明らかであった（図1）．このメタ解析以後でも早期RAを対象とした厳密な臨床試験が複数行われており，おおむね同様の結果である[6]．これらの結果から，少なくともプレドニゾロン（prednisolone：PSL）換算で5〜10 mg/日の1〜2年にわたるステロイド投与には関節破壊抑制効果があると言える．

##  エビデンスの使い方

ステロイドによる関節破壊抑制効果は，前述したようにPSL換算5〜10 mg/日を1〜2年間投与した結果である．しかしこの用量は，特に投与が長期間に及ぶと，ステロイド性骨粗鬆症を含めた多くの副作用を高頻度に生じさせることは周知の事実である．一方，同様の関節破壊抑制効果は，メトトレキサートをはじめとしたいくつかの低分子抗リウマチ薬，およびすべての生物学的製剤で証明されているが，これらの薬剤にはステロイドと同様の重大な副作用はみられない．そのため，RA患者における関節破壊抑制効果を期待して使用すべき薬剤は，抗リウマチ薬であることが近年の多くのガイドラインで共通している．一方，ガイドライ

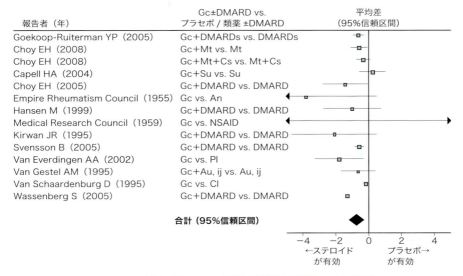

**図1 ● ステロイドによるRAの関節破壊抑制効果のメタ解析**
Gc：ステロイド，DMARD：抗リウマチ薬，Mt：メトトレキサート，Cs：シクロスポリン，Su：サラゾスルファピリジン，An：鎮痛薬，Pl：プラセボ，Au, ij：注射金製剤，Cl：クロロキン
文献5より引用

ンにおけるRAに対するステロイドの使用は，全く記載がないか考慮されてもよい薬物という扱いであり，全例に推奨されているわけではない．

　ステロイドを最も詳細に取り上げている欧州リウマチ学会（The European League Against Rheumatism：EULAR）[7]の推奨によれば，RAの初期治療にPSL換算で7.5 mg/日以下の投与を抗リウマチ薬に併用することは考慮されてもよいとしているが，その場合でも6カ月以内に中止すべきとしている．2014年に発刊されたわが国にガイドライン[8]でも，これを踏襲している．また，実臨床ではステロイドを使わざるをえない場合も少なくないが，RAに対する抗炎症効果はPSL換算でわずか1〜4 mg/日でも得られる[9]ことを考慮すると，関節破壊抑制効果よりも抗炎症効果を意識した，低用量かつ短期間投与が推奨される．

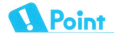

- 抗リウマチ薬にPSL換算5〜10 mg/日のステロイドを併用した場合，抗リウマチ薬単独に比べてRAにおける関節破壊抑制効果が勝るというエビデンスがある．
- しかし，同用量は，特に長期間の投与では確実に副作用が認められることから，抗リウマチ薬の有用性の方が優れていると考えられている．
- 近年の多くのガイドラインでは，RA患者に対する関節破壊抑制効果を期待した積極的なステロイド使用が全例に推奨されているわけではない．

### 文献

1) Hench PS & Kendall EC：The effect of a hormone of the adrenal cortex (17-hydroxy-11-dehydrocorticosterone; compound E) and of pituitary adrenocorticotropic hormone on rheumatoid arthritis. Proc Staff Meet Mayo Clin, 24：181-197, 1949
2) Steinbrocker O, et al：Therapeutic criteria in rheumatoid arthritis. J Am Med Assoc, 140：659-662, 1949
3) Larsen A, et al：Radiographic evaluation of rheumatoid arthritis and related conditions by standard reference films. Acta Radiol Diagn (Stockh), 18：481-491, 1977
4) Sharp JT, et al：Methods of scoring the progression of radiologic changes in rheumatoid arthritis. Correlation of radiologic, clinical and laboratory abnormalities. Arthritis Rheum, 14：706-720, 1971
5) Graudal N & Jürgens G：Similar effects of disease-modifying antirheumatic drugs, glucocorticoids, and biologic agents on radiographic progression in rheumatoid arthritis: meta-analysis of 70 randomized placebo-controlled or drug-controlled studies, including 112 comparisons. Arthritis Rheum, 62：2852-2863, 2010
6) Gaujoux-Viala C, et al：Efficacy of conventional synthetic disease-modifying antirheumatic drugs, glucocorticoids and tofacitinib: a systematic literature review informing the 2013 update of the EULAR recommendations for management of rheumatoid arthritis. Ann Rheum Dis, 73：510-515, 2014
7) Smolen JS, et al：EULAR recommendations for the management of rheumatoid arthritis with synthetic and biological disease-modifying antirheumatic drugs: 2013 update. Ann Rheum Dis, 73：492-509, 2014
8)「関節リウマチ診療ガイドライン2014」（日本リウマチ学会/編），メディカルレビュー社，2014
9) Pincus T, et al：Efficacy of prednisone 1-4 mg/day in patients with rheumatoid arthritis: a randomised, double-blind, placebo controlled withdrawal clinical trial. Ann Rheum Dis, 68：1715-1720, 2009

〈川合眞一〉

# プレドニゾロン5 mg/日未満の低用量ステロイドに抗炎症効果はあるか?

## クリニカルクエスチョン

　ステロイドを治療に使う際に，一般にはプレドニゾロン換算で5 mg/日以上が使われることが多い．その用量は，前項に述べたように関節リウマチの関節破壊進行を抑制する効果が証明されているが，同時に副作用も発現する用量である．すなわち，より少ない用量でコントロールできれば副作用回避のためには有用である．それでは，プレドニゾロン5 mg/日が基準になった根拠はどこにあり，5 mg/日未満でも効果はあるのだろうか．

## エビデンスの実際

### 1) 合成ステロイドの特徴

　表1には，全身投与に用いられる各種ステロイドの特徴をまとめた．内因性ステロイドであるコルチゾールとコルチゾンは生体内では11β hydroxysteroid dehydrogenase（11HSD）によって相互に転換する．また，コルチゾンはそれ自身にはステロイド活性はなく，11HSDのアイソザイムであるⅠ型11HSDによってコルチゾールに代謝されて効果を発揮するプロドラッグである．プレドニゾンは米国では汎用されわが国では市販されていないステロイドだが，これもⅠ型11HSDによって活性型のプレドニゾロンに転換して作用する．逆にⅡ型11HSDは，コルチゾールとプレドニゾロンをおのおの不活性型のコルチゾンとプレドニゾンに転換する酵素で，Ⅰ型とⅡ型とは発現する臓器・組織が異なることが知られている．なお，表にあげたステロイド間のグルココルチコイドの力価の違いは，主として細胞質内の特異的受容体との結合親和性の違いによるが，代謝速度，蛋白結合性，組織分布など多くの要素も影響する．

### 表1 ● 合成ステロイドの特徴

| ステロイド | 血中消失半減期（時間） | グルココルチコイド作用 | ミネラルコルチコイド作用 | 1錠中の量（mg） |
| --- | --- | --- | --- | --- |
| コルチゾール（ヒドロコルチゾン） | 1.2 | 1 | 1 | 10 |
| コルチゾン | 1.2 | 0.7 | 0.7 | 25 |
| プレドニゾロン | 2.5 | 4 | 0.8 | 1/5 |
| プレドニゾン* | 3.3 | 4 | 0.8 | 5 |
| メチルプレドニゾロン | 2.8 | 5 | <0.01 | 2/4 |
| トリアムシノロン | - | 5 | <0.01 | 4 |
| パラメタゾン | - | 10 | <0.01 | 2 |
| デキサメタゾン | 3.5 | 25 | <0.01 | 0.5 |
| ベタメタゾン | 3.3 | 25 | <0.01 | 0.5 |

＊：プレドニゾロンに転換して作用するプロドラッグ（米国では一般的に使用）

## 2）錠剤の単位

現在では種々の用量の錠剤が作られているが、それぞれ基準となる錠剤の力価はプレドニゾロンで5 mgに合わせたものが多い。それらは健常人のコルチゾール1日分泌量が約20 mgとされていた時代に、それを基準として作られたものである。近年の研究では、平常時の健常人コルチゾール分泌量は、その約半分である10 mg/日であるとも言われるようになった[1]。したがって、プレドニゾロン5 mg錠、メチルプレドニゾロン4 mg錠、デキサメタゾンおよびベタメタゾン0.5 mg錠などは、おおむね健常成人のコルチゾール1日分泌量に近い力価を含有しているものとして、臨床でのステロイド療法の目安とするのがよいと思われる。

## 3）低用量ステロイドの抗炎症効果

関節リウマチ患者におけるステロイド治療の意義については前項（第1章❶）に解説したが、そのエビデンスを最も積極的に取り入れたガイドラインが欧州リウマチ学会[2]の推奨である。関節リウマチと診断したら、その初期治療にプレドニゾロン換算で7.5 mg/日以下の投与を抗リウマチ薬に併用することを考慮してもよいとしている。その際6カ月以内に中止すべきとしているが、実臨床ではステロイドをいったん使い始めると、減量に伴う疾患活動性の増悪のために中止できない例は少なくない。

Pincusら[3]は、プレドニゾン1〜4 mg/日などで治療中の疾患活動性が安定し

た関節リウマチ患者を対象として,そのステロイドを継続する群と,プラセボに変更する,すなわちステロイドを中止する群とで,その後の疾患活動性を比較した.その結果,ステロイド中止群では効果不十分による試験離脱例が16例中11例(69％)であった.一方,ステロイド継続群の効果不十分による試験離脱例は15例中3例(20％)であり,ステロイド中止群の再燃率が有意に多かった.この論文は,プレドニゾロン換算でわずか1〜4 mg/日でも抗炎症効果があるという,多くの臨床医が実感している点を臨床試験で確認したものである.

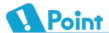

- 種々の合成ステロイドの基本となる錠剤(例えばプレドニゾロン5 mg錠)は,一般に健常成人副腎からの1日コルチゾール分泌量に近い力価を含むように作られている.
- プレドニゾロン5 mg/日未満といった低用量ステロイドでも,関節リウマチ患者に対する抗炎症効果が証明されている.

### 文献

1) Crown A & Lightman S:Why is the management of glucocorticoid deficiency still controversial: a review of the literature. Clin Endocrinol (Oxf), 63:483-492, 2005
2) Smolen JS, et al:EULAR recommendations for the management of rheumatoid arthritis with synthetic and biological disease-modifying antirheumatic drugs: 2013 update. Ann Rheum Dis, 73:492-509, 2014
3) Pincus T, et al:Efficacy of prednisone 1-4 mg/day in patients with rheumatoid arthritis: a randomised, double-blind, placebo controlled withdrawal clinical trial. Ann Rheum Dis, 68:1715-1720, 2009

<川合眞一>

# ループス腎炎に対する高用量ステロイド療法のエビデンスは？

## クリニカルクエスチョン

ループス腎炎など，全身性エリテマトーデス（systemic lupus erythematosus：SLE）の重症臓器障害では高用量ステロイド療法が一般的であり，教科書（図1）[1]にも紹介されているが，どのようなエビデンスによって確立してきたのだろうか．

## エビデンスの実際

### 1）歴史的な報告

関節リウマチに対してステロイドが初めて使われた翌年の1949年には，SLEのステロイド療法が行われている．Haserickら[2]は，ステロイドあるいは副腎皮質刺激ホルモン（adrenocorticotropic hormone：ACTH）が治療に使われていなかった1949年以前のSLE患者と，それ以降のステロイド治療を受けた患者とで生命予後を検討した．その結果，ステロイド治療を受けていない1949年以前のSLE患者は，10例中9例が1年以内に死亡していた．一方，ステロイド療法が行われるようになった以後の患者では，73例中70％が2年以上生存していた．

Pollakら[3]は，ループス腎炎患者に対してステロイド大量療法を行った群と，保存的治療のみの群とで生命予後を比較した．プレドニゾン（プレドニゾロンと同力価）40 mg/日を平均6カ月間投与されたステロイド群では腎病変の進行は遅延し，16例中9例が平均34カ月の観察時点で生存していた．一方，保存的治療群では10例全例が平均13.8カ月で死亡したとしている．さらにPollakら[4]は，21例の高用量ステロイド（プレドニゾン40〜60 mg/日，平均6カ月）で治療されたループス腎炎患者群と，13例の低用量ステロイド治療群（同15〜20 mg/日）とで腎不全による死亡例を検討した．図2のように，高用量ステロイド群で明らか

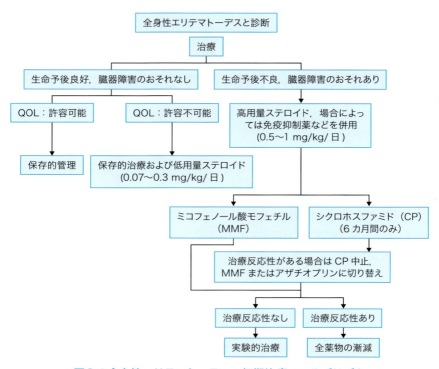

**図1 ● 全身性エリテマトーデスの初期治療のアルゴリズム**
文献1より抜粋引用

に腎不全死が減少したとしているが，無作為化された比較試験ではないために十分なエビデンスとは言いがたい．しかしながら，これらのPollakらによる報告が，その後の重症臓器障害を有するSLEならびに他の膠原病に対する高用量ステロイド療法の大きな根拠になったことは間違いない．

## 2) その後の観察研究

Albertら[5]は，改めてステロイド使用前後の論文とマサチューセッツ総合病院の症例を後ろ向きに検討し，ステロイド療法の生命予後に対する有効性を検証した．1930年代以降の52の論文をもとにSLEの1年および5年生存率と発表年の関係を調べたところ，ステロイド療法が導入された以降の報告では生存率の改善傾向がみられたが，有意ではなかった（$P > 0.10$）．また彼らは，1922年から1966

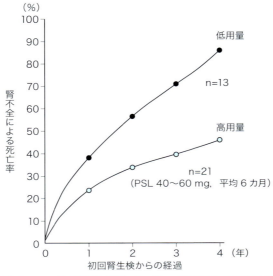

**図2 ● ループス腎炎に対するステロイド療法の腎症の予後に対する効果**

文献4より引用

年にわたってマサチューセッツ総合病院で診療した142例のSLE患者を詳細に検討した．その結果，1950年以降のステロイド時代の患者とそれ以前の患者を比較すると，腎症などの予後不良因子のない低リスク群と1つの予後不良因子をもつ中等度リスク群では，ステロイド治療の有無で生存率に差がみられなかった．一方，2つ以上の予後不良因子を有する高リスク患者群では，ステロイド療法は有意に生存率を改善したとしている．

##  エビデンスの使い方

以上のように，SLEに対する高用量ステロイド療法にはその生命予後を明らかに改善するというエビデンスは不十分であり，主としてステロイド治療の臨床への導入前後の比較によって検証されてきたというのが実態である．そのため，近年のSLEに対する治療アルゴリズムにおけるステロイドの用量は，以前のものに比べるとかなり低用量となっている．シクロホスファミドのような免疫抑制薬の積

極的併用により，その傾向はさらに明確となり，ループス腎炎などの重症臓器障害に対するステロイドの初期用量は，プレドニゾロン換算で0.5〜1 mg/kg/日の2〜4週間投与と紹介されている（図1）[1]．現状では，副作用にも留意しつつ，このアルゴリズムで治療にあたるのがよいと思われる．

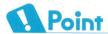 **Point**

- ループス腎炎などのSLEの重症臓器障害に対する高用量ステロイド療法が生命予後を改善するか否かについての臨床的エビデンスは不十分である．
- ステロイド治療が一般的になる前と比較した観察研究では，予後不良因子が多い高リスクのSLEには，ステロイド療法の生命予後改善効果がある程度期待される．
- ステロイドの症状改善効果は明らかなことから，現状では，重症臓器障害を有するSLE患者には，初期治療としてプレドニゾロン換算で0.5〜1 mg/kg/日を2〜4週間投与するのが妥当と考えられる．

**文献**

1) 「ハリソン内科学　第4版」（福井次矢，黒川 清/日本語版監修），メディカル・サイエンス・インターナショナル，2013
2) Haserick JR：Effect of cortisone and corticotropin on prognosis of systemic lupus erythematosus; survey of eighty-three patients with positive plasma L. E. tests. AMA Arch Derm Syphilol, 68：714-725, 1953
3) Pollak VE, et al：Effect of large doses of prednisone on the renal lesions and life span of patients with lupus glomerulonephritis. J Lab Clin Med, 57：495-511, 1961
4) Pollak VE, et al：The natural history of the renal manifestations of systemic lupus erythematosus. J Lab Clin Med, 63：537-550, 1964
5) Albert DA, et al：Does corticosteroid therapy affect the survival of patients with systemic lupus erythematosus? Arthritis Rheum, 22：945-953, 1979

<川合眞一>

# 第1章 リウマチ膠原病疾患 - 4

# ループス腎炎に対する
# ステロイドパルス療法のエビデンスは？

## ❓ クリニカルクエスチョン

　Cathcartら[1]は，ループス腎炎患者に対して超高用量ステロイド療法であるパルス療法を行い，1976年に発表した．この報告の結果はすばらしいものであったが，はたしてこのステロイドパルス療法には十分なエビデンスはあるのだろうか．

## ✒ エビデンスの実際

　ステロイドパルス療法は，超大量のステロイドを点滴静脈注射で投与する治療法であり，有用性を主張するオープン試験の報告は多い．前述のCathcartら[1]の報告は，ステロイドパルス療法を行った7例のループス腎炎患者全例で免疫学的改善効果が優れ，さらに5例では腎機能の改善効果がみられたとするものである．この治療法の原法はメチルプレドニゾロン1,000 mgを1時間以上かけて静脈注射し，それを3日間続けることを1クールとする．Mackworth-Youngら[2]は，このパルス療法と通常の高用量ステロイド療法との二重盲検による比較試験を実施した．その結果，パルス療法群は最初の2週間の改善効果が優れていたが1カ月後には差がみられなくなった．また，低補体などの改善効果も早かったが他の指標ではほとんど変わらなかった．副作用は若干軽度の傾向がみられるものの，合併率は変わらなかった．

　Badshaら[3]は表1のように過去の報告をまとめたが，全体としてステロイドパルス療法は早い免疫抑制作用により重症の全身性エリテマトーデス（systemic lupus erythematosus：SLE）に有用と結論付けている．しかし，有用とする報告の多くはオープン試験である．また，前述のMackworth-Youngら[2]の臨床試験やわが国の本間ら[4]による臨床試験はプラセボの点滴静注を対照とした無作為化

### 表1 ● SLEに対するステロイドパルス療法の報告

| 報告者 | 年 | 研究デザイン | 数 | 症状 | 治療後の反応 |
|---|---|---|---|---|---|
| Cathcart | 1976 | オープンラベル | 7 | 腎炎 | 改善 |
| Dosa | 1978 | オープンラベル | 4 | 腎炎 | 改善 |
| Eyanson | 1980 | オープンラベル | 2 | 昏睡, ITP, 貧血 | 改善 |
| Leibling | 1982 | DB, PC | 9 | 腎炎 | 毎月のMEP静注により改善した |
| Isenberg | 1982 | オープンラベル | 20 | 種々 | 改善 |
| Ballou | 1985 | オープンラベル | 11 | 種々 | 持続的な改善はみられない |
| Edwards | 1987 | DB | 21 | 種々 | 100 mgと1,000 mgとで差はなかった |
| Mackworth-Young | 1988 | DB, PC | 25 | 種々 | 持続する反応はみられない |
| Howe | 1990 | 後ろ向き | 39 | 種々 | 感染増加 |
| Rose | 1991 | オープンラベル | 35 | 小児の腎炎 | 30 mg/kg |
| Homma | 1994 | DB | 91 | 腎炎 | 高用量の経口プレドニゾロンに比べ, MEP 400 mg/日で良好な結果がみられた |
| Bertoni | 1994 | オープンラベル | 12 | 腎炎 | 改善 |
| Gourley | 1996 | DB, PC | 82 | 腎炎 | MEPまたはシクロホスファミド単独投与に比べ, シクロホスファミド＋MEP静注が有効 |
| Badsha | 2001 | 後ろ向き | 55 | 種々 | 500 mg/日投与で有効, 感染の減少 |

ITP：idiopathic thrombocytopenia purpura（特発性血小板減少性紫斑病），DB：double blind（二重盲検），MEP：methylprednisolone（メチルプレドニゾロン），PC：placebo controlled（プラセボ対照）
文献3より引用

比較試験である．これらの成績では，確かにパルス療法群は通常の高用量ステロイド群に比べて血清学的な改善が早く，主治医による全般改善度は優れていたが，長期的な腎不全の進行や生命予後に及ぼす影響などに良いというエビデンスは証明されていない．また，Badshaら[3]は，通常用量の半量（メチルプレドニゾロンで500 mg/日，3日間）以下の投与によるパルス療法を提唱しているが，これも十分なエビデンスがあるわけではない．

SLEの中枢神経症状や，他の自己免疫疾患の急性病態に対するステロイドパルス療法の適用を否定するわけではないが，ループス腎炎のみならず，いずれの病態においても有効性の十分な臨床的エビデンスがあるわけではないことは留意すべきである．

## エビデンスの使い方

　以上述べてきたように，ステロイドパルス療法にはループス腎炎の明確な予後改善効果のエビデンスは十分ではないと言える．しかし，現在でもループス腎炎の治療に日常的にパルス療法を行っている施設も少なくない．

　パルス療法のループス腎炎に対する有効性がわずかに早めの症状および免疫学的指標の改善に留まる以上，筆者としてはあまり勧められない．もちろん，SLEにみられる中枢神経症状などの急性病態には，若干早めの効果のみでも当座の予後を改善する可能性のあるパルス療法を行うことを否定する根拠もない．しかし，多くのステロイドの副作用が用量依存性であることを考慮すると，ステロイドパルス療法施行時には，通常の高用量ステロイド療法以上に注意深く副作用に対応する必要があると思われる．

## Point

- ループス腎炎に対するステロイドパルス療法の有用性については，若干早い症状および免疫学的改善効果がみられるものの，長期予後を改善するというエビデンスは十分ではない．
- 他の重症臓器障害や急性病態に対する効果についてもエビデンスはないが，若干早めの効果を期待してパルス療法を行うことを否定する根拠もない．
- ステロイドパルス療法は通常の高用量ステロイド療法以上に副作用には留意する必要がある．

### 文献

1) Cathcart ES, et al：Beneficial effects of methylprednisolone "pulse" therapy in diffuse proliferative lupus nephritis. Lancet, 1：163-166, 1976
2) Mackworth-Young CG, et al：A double blind, placebo controlled trial of intravenous methylprednisolone in systemic lupus erythematosus. Ann Rheum Dis, 47：496-502, 1988
3) Badsha H & Edwards CJ：Intravenous pulses of methylprednisolone for systemic lupus erythematosus. Semin Arthritis Rheum, 32：370-377, 2003
4) 本間光夫，他：ループス腎炎に対するメチルプレドニゾロンパルス療法と経口プレドニゾロン療法の二重盲検群間比較試験．リウマチ，34：616-627, 1994

<川合眞一>

# 第1章 リウマチ膠原病疾患-❺

# ステロイド漸減法や維持療法にエビデンスはあるか?

## クリニカルクエスチョン

ステロイド療法は，一般に一定の用量で初期治療をした後，漸減するとされている．しかし，その漸減法は医療機関によってさまざまである．このステロイド漸減法や，さらにはその後の維持量投与についてのエビデンスはあるのだろうか．

## エビデンスの実際

### 1) 初期治療の期間と漸減法

ステロイドの初期治療の後で，ステロイドの漸減や維持量投与が必要な理由としては2つ考えられる．まず，ステロイドは本来内因性のホルモンであるため，外部から投与すると視床下部-下垂体-副腎皮質軸の抑制のために内因性ステロイド分泌能は低下する．そのため，急に中止すると副腎不全を合併する可能性がある．他の理由としては，漸減することや維持量投与により疾患活動性の再燃を防ぐことが期待されるためである．

専門家意見の集約ではあるが，ステロイド漸減法を調査した報告[1]がある（表1）．重症臓器障害を有する全身性エリテマトーデス（systemic lupus erythematosus：SLE）患者の初期用量（体重70 kgの女性と仮定）は，集約された意見の中央値でプレドニゾロン換算で60 mg/日を2週間継続し，中等症SLE患者では同じく35 mg/日を1週間継続するという結果であった．この結果をわが国のSLE患者（体重50 kgと仮定）に外挿すると，重症例でおおむね45 mg/日を2週間，中等症例でおおむね25 mg/日を1週間投与が平均的ということになる．ただ，ステロイド初期用量については医師の間でも大きな違いがあることから，わが国の実態がどうであるかについては不明である．さらには，理想的なステロイドの初期

## 表1 ● SLEのステロイド漸減スケジュール例 (文献1より引用)

重症患者 (初期用量：60 mg/日を2週間)

| 週 | プレドニゾン投与量 (mg/日)* | | | |
|---|---|---|---|---|
| | 平均 | 中央値 | 範囲 | SD |
| 1 | 48 | 50 | 40 〜55 | 4.87 |
| 2 | 43 | 45 | 30 〜50 | 7.1 |
| 3 | 36 | 35 | 20 〜45 | 6.7 |
| 4 | 32 | 30 | 15 〜40 | 8.3 |
| 5 | 26 | 25 | 10 〜40 | 7.8 |
| 6 | 23 | 25 | 7.5〜40 | 8.1 |
| 7 | 19 | 20 | 5 〜35 | 7.2 |
| 8 | 18 | 18 | 4 〜35 | 8.1 |
| 9 | 15 | 15 | 4 〜35 | 7.62 |
| 10 | 13 | 12.5 | 2.5〜30 | 7.46 |
| 11 | 11 | 10 | 0 〜30 | 7.2 |
| 12 | 10 | 10 | 0 〜30 | 7.3 |
| 13 | 8 | 7.5 | 0 〜25 | 6.4 |
| 14 | 7 | 7.5 | 0 〜25 | 6.4 |
| 15 | 7 | 5 | 0 〜25 | 5.9 |
| 16 | 6 | 5 | 0 〜20 | 5.7 |
| 17 | 4 | 2.5 | 0 〜20 | 5.4 |
| 18 | 4 | 2.5 | 0 〜20 | 5.3 |
| 19 | 3 | 0 | 0 〜15 | 4.2 |
| 20 | 3 | 0 | 0 〜15 | 4.1 |
| 21 | 2 | 0 | 0 〜15 | 3.9 |
| 22 | 2 | 0 | 0 〜10 | 3.3 |
| 23 | 2 | 0 | 0 〜10 | 3.2 |
| 24 | 2 | 0 | 0 〜10 | 3.2 |
| 25 | 1 | 0 | 0 〜10 | 2.6 |
| 26 | 1 | 0 | 0 〜10 | 2.6 |
| 27 | 1 | 0 | 0 〜 7.5 | 2.2 |

*：体重70 kgの女性の場合 (プレドニゾンはプレドニゾロンと同力価)

中等症患者 (初期用量：35 mg/日を1週間)

| 週 | プレドニゾン投与量 (mg/日)* | | | |
|---|---|---|---|---|
| | 平均 | 中央値 | 範囲 | SD |
| 1 | 28 | 30 | 25〜33 | 2.6 |
| 2 | 25 | 25 | 19〜30 | 3.3 |
| 3 | 20 | 20 | 11〜30 | 4.3 |
| 4 | 18 | 18 | 9〜30 | 5.3 |
| 5 | 14 | 15 | 5〜25 | 5 |
| 6 | 12 | 13 | 0〜25 | 6 |
| 7 | 9 | 10 | 0〜25 | 5.7 |
| 8 | 8 | 7.5 | 0〜25 | 5.8 |
| 9 | 6 | 5 | 0〜20 | 5.2 |
| 10 | 6 | 5 | 0〜20 | 5.3 |
| 11 | 5 | 4 | 0〜20 | 5 |
| 12 | 4 | 3 | 0〜20 | 5 |
| 13 | 4 | 3 | 0〜15 | 4.2 |
| 14 | 3 | 1 | 0〜15 | 4.2 |
| 15 | 3 | 1 | 0〜15 | 3.9 |
| 16 | 3 | 0 | 0〜15 | 3.9 |
| 17 | 2 | 0 | 0〜10 | 3.2 |
| 18 | 2 | 0 | 0〜10 | 3.1 |
| 19 | 2 | 0 | 0〜10 | 2.8 |
| 20 | 2 | 0 | 0〜10 | 2.7 |
| 21 | 1 | 0 | 0〜 7.5 | 2.3 |
| 22 | 1 | 0 | 0〜 7.5 | 2.4 |
| 23 | 1 | 0 | 0〜 7.5 | 2.2 |
| 24 | 1 | 0 | 0〜 7.5 | 2.2 |
| 25 | 1 | 0 | 0〜 5 | 1.9 |
| 26 | 1 | 0 | 0〜 5 | 1.9 |
| 27 | 1 | 0 | 0〜 5 | 1.8 |
| 28 | 1 | 0 | 0〜 5 | 1.8 |
| 29 | 1 | 0 | 0〜 5 | 1.6 |
| 30 | 1 | 0 | 0〜 5 | 1.6 |
| 31 | 1 | 0 | 0〜 5 | 1.6 |
| 32 | 1 | 0 | 0〜 5 | 1.4 |
| 33 | 1 | 0 | 0〜 5 | 1.3 |
| 34 | 1 | 0 | 0〜 5 | 1.3 |
| 35 | 0 | 0 | 0〜 5 | 1 |
| 36 | 0 | 0 | 0〜 5 | 1 |

*：体重70 kgの女性の場合 (プレドニゾンはプレドニゾロンと同力価)

用量が何mgであるべきかについても明確な根拠はない．

初期治療後のステロイド漸減法は，1〜2週ごとに10％程度漸減するのが従来は一般的であったが，この漸減法も経験に基づいて決められたものである．表1の重症例では，1週ごとに中央値で5〜10 mg，中等症患者では5 mgの減量が始まり，その後の漸減速度もおおむね1週ごとに約10〜20％であった．この調査の前提はステロイドの単独治療ではないわけだが，近年の，より早めの減量という臨床的実態を示している．

### 2）維持量

Harrison内科学書[2]には，PSL 5〜10 mg/日の連日投与または10〜20 mgの隔日投与を通常行う維持投与として紹介されている．これに対し，表1では重症例でも11週以降，中等症例は6週以降にステロイドを中止するとした医師が少なくない．ただしこの調査でも維持量を継続しているとした医師もおり，維持量の是非については専門医間でも一定していないことがわかる．

わが国で本間ら[3]が行った1,407例のSLEの調査では，PSL 5 mg/日未満あるいは中止した例の生命予後は，5〜10 mg/日で維持していた例よりも有意に悪かった．また，Walshら[4]は，抗好中球細胞質抗体（anti-neutrophil cytoplasmic antibody：ANCA）関連血管炎における再燃にかかわる因子を検討したところ，ステロイド中止例の再燃率が43％であったのに対し，維持投与例では14％と有意に再燃率が低かった．

これらの成績を合わせると，膠原病での実際的な対応としては，ステロイド漸減後も低用量を続けた方が長期管理にはよいことが示唆される．ただし，ステロイドの長期投与はほぼ全例に何らかの副作用を惹起することを考慮すると，患者の病態が数年安定していた場合などは，ステロイドの中止を検討すべきであろう．

##  エビデンスの使い方

以上述べてきたように，ステロイドの漸減法や維持量投与には明確なエビデンスがない．最近のより低用量の初期用量と早めの漸減を考慮すると，初期投与は2週間とし，その後はおおむね1週ごとに約10％の減量というのが現実的であろう．また，今後も検討が必要ではあるが，維持量投与は再燃率を若干下げる可能性が

ある．ただし，副作用を減らすという観点もあり，維持量投与を行う場合にもプレドニゾロン換算で5～10 mg/日，できれば5 mg/日以下をめざすことが望まれる．

## !Point

- ステロイドの漸減法には明確なエビデンスはないが，最近では初期治療2週間の後，おおむね1週間ごとに10％ほど減量することを勧めたい．
- 維持量投与による再燃抑制効果については，観察研究によればプレドニゾロン換算で5～10 mg/日の投与は若干有用である可能性がある．
- 維持量投与を行う場合でも，副作用予防の観点からは，疾患が安定していればプレドニゾロン換算で5 mg/日以下または中止をめざすのがよい．

### 文献

1) Ad Hoc Working Group on Steroid-Sparing Criteria in Lupus：Criteria for steroid-sparing ability of interventions in systemic lupus erythematosus: report of a consensus meeting. Arthritis Rheum, 50：3427-3431, 2004
2) Hahn BH：Systemic lupus erythematosus.「Harrison's Principles of Internal Medicine, 18th Ed」(Longo DL et al, eds), pp2724-2735, McGraw-Hill, 2011
3) 本間光夫，他：SLEの臨床経過と治療．「厚生省特定疾患膠原病治療調査研究班 昭和56年度研究業績」, pp301-313, 1982
4) Walsh M, et al：Effects of duration of glucocorticoid therapy on relapse rate in antineutrophil cytoplasmic antibody-associated vasculitis: A meta-analysis. Arthritis Care Res (Hoboken), 62：1166-1173, 2010

<川合眞一>

# ステロイドは血管炎や炎症性筋疾患の予後を改善するか？

## クリニカルクエスチョン

　血管炎は血管壁に炎症をきたす病態の総称で，血管自体を主病変とする原発性と，他疾患に伴う続発性がある．原発性では，結節性多発動脈炎，顕微鏡的多発血管炎，多発血管炎性肉芽腫症，好酸球性多発血管炎性肉芽腫症など，11疾患に分類される[1]．臨床像としては，単発～複数臓器の虚血や出血による症状と炎症所見を呈する．

　炎症性筋疾患は，骨格筋の炎症を主病変とし，四肢近位筋の筋力低下を引き起こす慢性炎症性疾患であり，多発性筋炎や皮膚筋炎が含まれる．

　ステロイドはこれら血管炎や炎症性筋疾患で第一選択薬として用いられ，疾患活動性を抑制し，症状を改善するのに有効であることは広くコンセンサスが得られている．しかし，予後改善に関するエビデンスはあるのだろうか？

## エビデンスの実際

　どちらの疾患についても，ステロイドによる予後改善効果を検証した無作為化比較試験は行われていない．そのため，1950年代にステロイドが導入される前と後での予後に関するコホート研究のデータを紹介する．

### 1) 血管炎の予後についてのエビデンス

#### 結節性多発動脈炎

　1940年～1950年代の症例を履歴的に調査した米国の単施設の報告によると，110例にステロイドが投与され，20例はステロイドが投与されていなかった．これらの症例を対象に予後を調査した結果，1年生存率がステロイド非投与群で

35％，ステロイド治療群で63％であり，5年生存率は非投与群で13％，治療群で48％であった[2]．

● 多発血管炎性肉芽腫症（旧称：Wegener 肉芽腫症）

　ステロイド治療導入以前の多発血管炎性肉芽腫症に関しては，1年生存率18％，平均生存期間5カ月というイギリスからの報告がある[3]．これに対し，ステロイド単独治療がなされた米国からの報告では，平均生存期間が12.5カ月であった[4]．

● 好酸球性多発血管炎性肉芽腫症（旧称：Churg-Strauss 症候群）

　Churg と Strauss によるオリジナルの報告では，1940年代のステロイド導入以前の時代の米国単施設の13症例の生存期間データを記載している．そこから計算すると，1年生存率92％，5年生存率34％であった[5]．一方，フランスでは，好酸球性多発血管炎性肉芽腫症と結節性多発動脈炎の混合集団を対象に，ステロイド単剤またはステロイド＋血漿交換の有効性を前向きに検証した，多施設による無作為化比較試験が行われたが，そのステロイド単剤群42例の5年生存率は79％であった[6]．

## 2）炎症性筋疾患の予後についてのエビデンス

　ステロイド治療導入以前の時代では，皮膚筋炎の予後に関する報告があり，全観察期間中の死亡率が50％と高かった[7][8]．その後，1960年代に炎症性筋疾患がステロイド反応性良好であることが認識されるようになった．イギリスのあるコホートでは，多発性筋炎・皮膚筋炎118例のうち89％に十分量のステロイド（プレドニゾロン30〜100 mg/日）が初期治療として投与されていたが，1年生存率が約90％，5年生存率が約80％，全観察期間中の死亡率が26％であり，ステロイド導入以前の他の報告より予後が良好だったとしている[9]．

　一方で，多発性筋炎・皮膚筋炎に対し，ステロイド非投与，低用量投与，高用量投与で治療された症例を計279例集積して予後を比較した報告[10]や，多発性筋炎で年齢・人種をマッチさせてステロイド投与14例と非投与14例の予後を比較した報告[11]，多発性筋炎で年齢・性をマッチさせてステロイド低用量投与31例と高用量投与31例を集めて予後を比較した報告では[12]，いずれも違いが認められず，ステロイド投与の予後における有効性は見出されなかったとしている．ただし，①診断基準が確立していなかった，②無作為割り付けではない，③ステロイドの長

期・高用量使用により有害事象が有効性を打ち消している可能性があるといった問題も指摘されている．診断基準を作ったBohanとPeterも，無作為化比較試験が行われていないため，ステロイドによる予後改善効果は結論付けられないと述べている[13]．

## エビデンスの使い方

### 1）血管炎

　患者集団が異なるため，ステロイド治療導入前後のコホートを単純に比較することはできないが，いずれの血管炎もステロイド治療群で生存率が上回っていることから，ステロイドによる予後改善効果が示唆される．ただし，ステロイド治療単独での予後改善の程度は限定的であった．そこで，1973年にシクロホスファミド併用によるさらなる有効性が報告されてから[14]，併用での治療が行われるようになった．最近の報告によると，5年生存率が，結節性多発動脈炎で88％[15]，多発血管炎性肉芽腫症で74％[16]，好酸球性多発血管炎性肉芽腫症で92％というように[17]，長期成績が大きく改善されている．したがって，特に予後の悪い結節性多発動脈炎や多発血管炎性肉芽腫症では，ステロイドとシクロホスファミドの併用は必須と考えられる．

### 2）炎症性筋疾患

　ステロイド単独の予後への有効性を見出せなかった理由の一つに，ステロイドの長期・高用量使用による弊害がある．一方，ステロイドに免疫抑制薬が併用されるようになってから，5年生存率は約95％と大きく改善されている[17][18]．初期治療では十分量（プレドニゾロン1 mg/kg/日程度）を使用して疾患活動性を抑制するとともに，免疫抑制薬を併用し，長期的にステロイドの総投与量を減らすことが重要と考えられる．

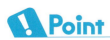

- 血管炎，炎症性筋疾患ともに，ステロイド単独使用が長期予後を改善させるエビデンスはない．
- ステロイド非使用下での予後はきわめて悪く，単独使用での長期成績も良好でないため，免疫抑制薬の併用が必須と考えられる．

- 長期的には免疫抑制薬併用下でステロイドの総投与量を減らし,有害事象を減らすことも重要である.

**文献**

1) Jennette JC, et al:2012 revised International Chapel Hill Consensus Conference Nomenclature of Vasculitides. Arthritis Rheum, 65:1-11, 2013
2) Frohnert PP & Sheps SG:Long-term follow-up study of periarteritis nodosa. Am J Med, 43:8-14, 1967
3) Walton EW:Giant-cell granuloma of the respiratory tract (Wegener's granulomatosis). Br Med J, 2:265-270, 1958
4) Hollander D & Manning RT:The use of alkylating agents in the treatment of Wegener's granulomatosis. Ann Intern Med, 67:393-398, 1967
5) Churg J & Strauss L:Allergic granulomatosis, allergic angiitis, and periarteritis nodosa. Am J Pathol, 27:277-301, 1951
6) Guillevin L, et al:Lack of superiority of steroids plus plasma exchange to steroids alone in the treatment of polyarteritis nodosa and Churg-Strauss syndrome. A prospective, randomized trial in 78 patients. Arthritis Rheum, 35:208-215, 1992
7) O'Leary PA & Waisman M:Dermatomyositis: A study of forty cases. Arch Derm Syphiol, 41:1001-1019, 1940
8) Sheard C Jr:Dermatomyositis. AMA Arch Intern Med, 88:640-658, 1951
9) DeVere R & Bradley WG:Polymyositis: its presentation, morbidity and mortality. Brain, 98:637-666, 1975
10) Winkelmann RK, et al:Course of dermatomyositis-polymyositis: comparison of untreated and cortisone-treated patients. Mayo Clin Proc, 43:545-556, 1968
11) Medsger TA Jr, et al:Factors affecting survivorship in polymyositis. A life-table study of 124 patients. Arthritis Rheum, 14:249-258, 1971
12) Carpenter JR, et al:Survival in polymyositis: corticosteroids and risk factors. J Rheumatol, 4:207-214, 1977
13) Bohan A & Peter JB:Polymyositis and dermatomyositis (first of two parts). N Engl J Med, 292:344-347, 1975
14) Fauci AS & Wolff SM:Wegener's granulomatosis: studies in eighteen patients and a review of the literature. Medicine (Baltimore), 52:535-561, 1973
15) Pagnoux C, et al:Clinical features and outcomes in 348 patients with polyarteritis nodosa: a systematic retrospective study of patients diagnosed between 1963 and 2005 and entered into the French Vasculitis Study Group Database. Arthritis Rheum, 62:616-626, 2010
16) Bligny D, et al:Predicting mortality in systemic Wegener's granulomatosis: a survival analysis based on 93 patients. Arthritis Rheum, 51:83-91, 2004
17) Samson M, et al:Long-term outcomes of 118 patients with eosinophilic granulomatosis with polyangiitis (Churg-Strauss syndrome) enrolled in two prospective trials. J Autoimmun, 43:60-69, 2013
18) Sultan SM, et al:Outcome in patients with idiopathic inflammatory myositis: morbidity and mortality. Rheumatology (Oxford), 41:22-26, 2002
19) Dankó K, et al:Long-term survival of patients with idiopathic inflammatory myopathies according to clinical features: a longitudinal study of 162 cases. Medicine (Baltimore), 83:35-42, 2004

<白井悠一郎,桑名正隆>

# 第1章 リウマチ膠原病疾患 - 7

# リウマチ性多発筋痛症に対するステロイドのエビデンスは？

## クリニカルクエスチョン

リウマチ性多発筋痛症（polymyalgia rheumatica：PMR）はこわばりと筋痛を主徴とし，高齢者に亜急性に発症する炎症性疾患である．治療にはステロイドが用いられ，治療に対する初期反応が良好なことが特徴である．しかし，再燃のためステロイド減量が困難な例がみられ，長期服用による骨粗鬆症，耐糖能障害，高血圧症など副作用が臨床上問題となる[1]．

それでは，PMRにステロイドが有効とするエビデンスがあるのだろうか．また，ステロイドが有効だとした場合に初期投与量や減量法についてエビデンスがあるのであろうか．なお，PMRの10～30％に巨細胞性動脈炎を併発するが，併発例では治療が異なることから，本項では非併発例に限定する．

## エビデンスの実際

### 1）ステロイドの有効性のエビデンス

PMRにステロイドが使用される以前の観察研究では，無治療でも寛解する例が少数ながら示されている[2]．アスピリンが用いられることがあったが，その有効性に関する報告はない[2,3]．ステロイドの使用によりすみやかな臨床症状，検査所見の改善を認めるためか，プラセボを含めた対照群を設定してステロイドの有効性を検討した試験はこれまで実施されていない．

### 2）ステロイド初期投与量のエビデンス

114例を対象とした前向きコホート研究では，初期投与量としてプレドニゾロン（PSL）5～9 mg/日，10 mg/日，＞10 mg/日で開始し，その後1カ月ごとに1

mg/日ずつ減量している[4]．平均2.6年間の観察期間中にPSL再増量が必要であった再燃例の割合を3群間で比較したところ，それぞれ33％，12％，0％で，統計学的には10 mg/日を超える用量で有意に再燃が少なかった．217例を対象とした別の前向きコホート研究では，初期投与量PSL≦15 mg/日，＞15 mg/日の2群間で2年の観察期間中にPSL再増量が必要であった割合は13％，3％と低用量群で多い傾向があった[5]．唯一の無作為化比較試験では，39例の初期投与量をPSL 10 mg/日，20 mg/日の2群に分け，8週までに再燃した割合は10 mg/日群で65％，20 mg/日群で11％と明確な差を認めた[6]．また，初期投与量がPSL 15 mg/日を超えるとステロイドによる副作用が有意に増えるとの報告がある[1)7]．以上のエビデンスから，PMRに対するステロイド投与法を検討したシステマティックレビューでは，初期投与量として15 mg/日を推奨している[8]．

### 3）ステロイド減量スケジュールのエビデンス

　寛解後の減量に関するエビデンスとして，PSL 10〜20 mg/日投与後に再発した例での減量スピードが1.2 mg/月，再発しなかった例では0.9 mg/月であったとする履歴的調査があり[9]，緩徐な減量が再発予防に有用なことが示されている．129例を対象とした前向きケースシリーズでも，15 mg/日で開始して9カ月以内に8 mg/日まで減量し，以降は2カ月ごとに1 mgずつ減量することで再発がなかった[10]．前出の無作為化比較試験[6]の延長試験では，10 mg/日群は2週ごとに7.5 mg/日，5 mg/日まで，20 mg/日群は2週ごとに15 mg/日，10 mg/日，7.5 mg/日，5 mg/日まで減量し，以後は1カ月ごとに1 mg/日ずつ比較的急速に減量した．その結果，両群合わせて再燃率は6カ月で52％，12カ月で69％に達している[11]．したがって，寛解導入後にPSL 10 mg/日まで減量したら，以後の減量は4週ごとでは短く，6〜8週以上あけて1 mg/日ずつ減らすことが推奨される[8]．

### 4）ステロイド離脱できるかのエビデンス

　PMRにおけるステロイド離脱を検討したシステマティックレビューでは，2年後に50％（報告により24〜96％）で離脱できたが，20％は4年以上，10％は10年以上の投与継続が必要であった[12]．離脱までの期間は20〜28カ月が最も多く，離脱後の再燃は10〜30％にみられ12〜24カ月後に多い．再燃と関連する因子として女性，PSLの早い減量，巨細胞性動脈炎の併発，炎症反応（赤沈，CRP）

高値が示されている[12) 13)]．一方，ステロイド初期投与量とステロイド離脱率，離脱までの期間については相関がない．

## エビデンスの使い方

　ステロイドがPMRに有効とするエビデンスはないものの，すみやかに自覚症状および検査所見を改善することから，少なくとも短期での効果は明白である．ただし，高齢者の疾患であることから，ステロイドによる副作用を最小限に抑えることでリスク・ベネフィットバランスをできるだけベネフィット側にシフトさせることが大切である．これまでのエビデンスから，初期投与量はPSL 15 mg/日を4週間，4週ごとに1〜2 mg/日ずつ10 mg/日まで減量し，それ以降は6〜8週以上あけて1 mg/日ずつ減量して離脱をめざすことが推奨される．本投与法が再燃率を下げ，ステロイドからの離脱を高率に実現する最善のステロイド投与法と考えられるが，体格の小さい日本人における適正量に関するデータはない．エビデンスはないが，低体重かつ炎症反応が低値の例では10 mg/日から開始でもかまわないかもしれない．

　ただし，現状のエビデンスは，むしろPMR治療におけるステロイド単独療法の限界を示していると考えるべきである．PMRではステロイド減量効果や再燃を抑える効果を期待してメトトレキサート，アザチオプリン，TNF阻害薬，トシリズマブなどが併用されるが，現時点で有効性のエビデンスに乏しい．今後は最初からステロイドに免疫抑制薬や生物学的製剤を併用する，あるいはステロイドを使用せずに生物学的製剤単独で治療するなど，ステロイド長期投与に頼らない治療法のエビデンス構築が望まれる．

## Point

- エビデンスに乏しいが，PMRではステロイドの短期有効性は広く認識されている．
- これまでの報告から，初期投与量はPSL 15 mg/日を4週間，4週ごとに1〜2 mg/日ずつ10 mg/日まで減量し，それ以降は6〜8週以上あけて1 mg/日ずつ減量して離脱をめざすことが推奨される．

- 現状のエビデンスはステロイド単独療法の限界を示しており，今後は免疫抑制薬や生物学的製剤を活用した治療のエビデンス構築が望まれる．

### 文献

1) Gabriel SE, et al：Adverse outcomes of antiinflammatory therapy among patients with polymyalgia rheumatica. Arthritis Rheum, 40：1873-1878, 1997
2) Barber HS：Myalgic syndrome with constitutional effects; polymyalgia rheumatica. Ann Rheum Dis, 16：230-237, 1957
3) Hart FD：Polymyalgia rheumatica. Br Med J, 2：99-100, 1969
4) Behn AR, et al：Polymyalgia rheumatica and corticosteroids: how much for how long? Ann Rheum Dis, 42：374-378, 1983
5) Myklebust G & Gran JT：Prednisolone maintenance dose in relation to starting dose in the treatment of polymyalgia rheumatica and temporal arteritis. A prospective two-year study in 273 patients. Scand J Rheumatol, 30：260-267, 2001
6) Kyle V & Hazleman BL：Treatment of polymyalgia rheumatica and giant cell arteritis. I. Steroid regimens in the first two months. Ann Rheum Dis, 48：658-661, 1989
7) Delecoeuillerie G, et al：Polymyalgia rheumatica and temporal arteritis: a retrospective analysis of prognostic features and different corticosteroid regimens (11 year survey of 210 patients). Ann Rheum Dis, 47：733-739, 1988
8) Hernández-Rodríguez J, et al：Treatment of polymyalgia rheumatica: a systematic review. Arch Intern Med, 169：1839-1850, 2009
9) González-Gay MA, et al：The spectrum of polymyalgia rheumatica in northwestern Spain: incidence and analysis of variables associated with relapse in a 10 year study. J Rheumatol, 26：1326-1332, 1999
10) Hutchings A, et al：Clinical outcomes, quality of life, and diagnostic uncertainty in the first year of polymyalgia rheumatica. Arthritis Rheum, 57：803-809, 2007
11) Kyle V & Hazleman BL：The clinical and laboratory course of polymyalgia rheumatica/giant cell arteritis after the first two months of treatment. Ann Rheum Dis, 52：847-850, 1993
12) Muratore F, et al：Discontinuation of therapies in polymyalgia rheumatica and giant cell arteritis. Clin Exp Rheumatol, 31：S86-S92, 2013
13) Cimmino MA, et al：Is the course of steroid-treated polymyalgia rheumatica more severe in women? Ann N Y Acad Sci, 1069：315-321, 2006

<桑名正隆>

# 全身性強皮症の治療にステロイドを使ってよいか？

## クリニカルクエスチョン

　全身性強皮症（systemic sclerosis：SSc）は皮膚および内臓諸臓器の線維化，レイノー現象をはじめとした末梢循環障害，自己免疫の3主徴をあわせもつ結合組織疾患である．現状で疾患の自然経過を修飾するエビデンスを有する治療はないが，線維化の初期に炎症，免疫異常が関与することから，古くからステロイドを含めた免疫抑制療法が行われてきた[1]．厚生労働省研究班が作成した診療ガイドラインでも発症早期の皮膚硬化の進行に対してステロイドの使用が推奨されている[2]．一方，欧州リウマチ学会（EULAR）の推奨では皮膚硬化の治療にステロイドは推奨されていない[3]．ステロイド使用が腎クリーゼ（scleroderma renal crisis：SRC）を誘発する可能性も指摘され，EULARの推奨ではステロイド使用に際して慎重なモニタリングを要求している[3]．はたしてリスク・ベネフィットの観点でSScにステロイドを使うことが許容されるのであろうか？

## エビデンスの実際

### 1）ステロイドの有効性のエビデンス

　SScに対するステロイドの使用実態を調べたメタ解析では，エビデンスに乏しいにもかかわらず36％でステロイドが使用されていた[4]．病型別には，びまん皮膚硬化型SSc（dcSSc）の52％に対し，限局皮膚硬化型SSc（lcSSc）では33％と使用頻度が低かった．ただし，用量はプレドニゾロン（PSL）換算15 mg/日未満の少量が89％を占めていた．治療標的として間質性肺疾患（interstitial lung disease：ILD），早期dcSSc，関節炎に加えて合併する筋炎なども含まれる[5]．有効性に関する報告のほとんどが免疫抑制薬との併用で使用され，ステロイド単独の

エビデンスは少ない．経静脈的なデキサメタゾンのパルス療法がILDを安定化させたとする観察研究もあるが[6]，多数例の後向きコホートでステロイド単剤群が免疫抑制薬群に比べて肺機能低下が顕著なことが報告されている[7]．早期dcSSc に対する有効性を検討した唯一の無作為化比較試験では，経静脈的なデキサメタゾンのパルス療法群が治療なしの観察群に比べて6カ月後の皮膚硬化の進行を抑止した[8]．デキサメタゾンのパルス療法が皮膚硬化や息切れ，消化器症状などの自覚症状を改善したとするオープン試験もある[9]．ただし，大量ステロイドを用いた試験では結核をはじめとした重篤感染症が高率に報告されている．したがって，SSc に対してステロイド単独による有効性のエビデンスはきわめて乏しいと結論せざるをえない．デキサメタゾン大量療法が有効な可能性は残されているが，診療で用いられることの多い少量ステロイドのエビデンスはない．

## 2）ステロイド使用によるSRC誘発のエビデンス

　SRCは急性発症の高度の高血圧症と進行性腎機能低下を呈する予後不良病態である．アンジオテンシン変換酵素（ACE）阻害薬がきわめて有効だが，発見の遅れや血圧上昇がみられない病型では今なお透析導入や死亡のリスクは高い．ステロイド使用がSRC誘発のリスクとなる可能性は1950年代から症例報告やケースシリーズで指摘されていた．110例を対象としたケースコントロール研究では6カ月以内の15 mg/日以上のPSL投与がSRC発症リスクを4.37倍高めることが示されている[10]．システマティックレビューではステロイドを使用した500例のSSc患者のうちSRCを発症したのはわずか2％であった[11]．ただし，dcSScに限ると発症率は9％に上昇し，SRC発症例は全例が0.5 mg/kg/日以上のPSLを投与されていた．したがって，ステロイド使用によるSRC誘発リスクにも高いエビデンスは存在しないが，中等量以上の投与でリスクが高まる可能性が高い．また，SRCのリスク要因として発症4年以内の早期dcSSc，急速に進行する皮膚硬化が知られており，ステロイド使用例の多くがSRCリスクを有することも評価を困難にしている．

## エビデンスの使い方

　現状のエビデンスからは，ステロイド大量投与が皮膚硬化に有効な可能性があ

るものの，SRC誘発リスクからはPSL 15 mg/日未満の少量投与が望ましい．したがって，ステロイド単独療法では効果と安全性の両者のバランスをとることはきわめて困難である．ただし，日常診療でdcSSc早期の浮腫や関節炎に対し少量のステロイドが有効な例を経験する．したがって，シクロホスファミド，メトトレキサートなど免疫抑制薬の補助としてプレドニゾロン15 mg/日未満の少量投与は許容されるだろう．

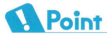

- ステロイド単独投与がSScに有効とするエビデンスはきわめて乏しい．
- ステロイド投与がSRCを誘発する可能性はあるものの，少量投与（PSL 15 mg/日未満）でのリスクは低い．
- 現状のエビデンスでは，いかなる用量でもステロイド単独使用は推奨されない．

### 文献

1) Hunzelmann N, et al：High frequency of corticosteroid and immunosuppressive therapy in patients with systemic sclerosis despite limited evidence for efficacy. Arthritis Res Ther, 11：R30, 2009
2)「全身性強皮症診療ガイドライン」（全身性強皮症診療ガイドライン作成委員会/著），強皮症調査研究班事務局，2010
3) Kowal-Bielecka O, et al：EULAR recommendations for the treatment of systemic sclerosis: a report from the EULAR Scleroderma Trials and Research group (EUSTAR). Ann Rheum Dis, 68：620-628, 2009
4) Iudici M, et al：Prevalence and factors associated with glucocorticoids (GC) use in systemic sclerosis (SSc)：a systematic review and meta-analysis of cohort studies and registries. Clin Rheumatol, 33：153-164, 2014
5) Iudici M, et al：Glucocorticoids in systemic sclerosis: weighing the benefits and risks – a systematic review. Clin Exp Rheumatol, 31：157-165, 2013
6) Pai BS, et al：Efficacy of dexamethasone pulse therapy in progressive systemic sclerosis. Int J Dermatol, 34：726-728, 1995
7) Steen VD, et al：Therapy for severe interstitial lung disease in systemic sclerosis. A retrospective study. Arthritis Rheum, 37：1290-1296, 1994
8) Sharada B, et al：Intravenous dexamethasone pulse therapy in diffuse systemic sclerosis. A randomized placebo-controlled study. Rheumatol Int, 14：91-94, 1994
9) Ahmad QM, et al：Evaluation of dexamethasone pulse therapy in systemic sclerosis. Indian J Dermatol Venereol Leprol, 69：76-78, 2003
10) Steen VD & Medsger TA Jr：Case-control study of corticosteroids and other drugs that either precipitate or protect from the development of scleroderma renal crisis. Arthritis Rheum, 41：1613-1619, 1998
11) Trang G, et al：Corticosteroids and the risk of scleroderma renal crisis: a systematic review. Rheumatol Int, 32：645-653, 2012

<桑名正隆>

# ベーチェット病でのステロイドの使用法は？

## クリニカルクエスチョン

ベーチェット（Behçet）病は，口腔内アフタ，結節性紅斑などの皮膚症状，眼ぶどう膜炎，外陰部潰瘍を4大主症状とする原因不明の炎症に基づく症候群である．4大主症状のほかに副症状として関節炎や副睾丸炎，特殊病型として血管・神経・腸管症状を伴うことがある．特に，特殊病型は生命予後にかかわる場合があり，眼病変は重篤な視力障害をきたす場合があるので，これらには留意すべきである．

また，一定の部位の炎症が慢性に持続するのではなく，急性炎症と寛解をくり返す経過を特徴とすることから，薬物療法は症状出現時の炎症抑制を目的とした急性期治療が主体となる．そのような観点から，ベーチェット病に対してステロイドはどのように使用したらよいだろうか．

## エビデンスの実際

ベーチェット病では，ステロイド治療の有効性を検証したエビデンスは乏しい．近年，活動期の外陰部潰瘍・口腔内アフタ・結節性紅斑・毛囊炎様皮疹・関節炎に対する，低用量メチルプレドニゾロン徐放薬筋注の有効性を検証した無作為化比較試験が行われた．プラセボ群と比較して有意差は得られなかったものの，女性患者で結節性紅斑に有効な可能性が示された[1]．

## エビデンスの使い方

ベーチェット病では，NSAIDs，コルヒチン，ステロイド，各種免疫抑制薬，TNF阻害薬などが用いられるが，無作為化比較試験によるエビデンスを有する治療薬

は少ない[2]．このような現状を踏まえ，欧州リウマチ学会（EULAR）の専門委員会によるベーチェット病治療のリコメンデーションが作成された[3]．以下，ステロイドに焦点を当てながら，リコメンデーションの内容を中心に病態に応じた治療法について紹介する．

### 1) ベーチェット病におけるステロイド治療の原則

ステロイドの全身投与はベーチェット病の急性炎症症状を短期的に軽快させる効果があるが，持続的長期投与には各症状の発作を予防する効果は認められないとされる．したがって，特殊病型以外は経口投与を避け，可能な限り点眼，外用剤で対処する．経口投与が必要な場合でも少量（プレドニゾロン20 mg/日以下）とし，可能な限り早急に減量，中止を心がける．

### 2) 皮膚粘膜病変

口腔内アフタ・外陰部潰瘍に対しては，ステロイド外用が第一選択である[3]．

### 3) 眼病変

眼発作に対するステロイドの全身または局所投与のエビデンスはない．EULARリコメンデーションではステロイド全身投与が推奨されているが[3]，わが国では続発白内障や緑内障による視力悪化を避けるためにステロイド全身投与を避け，トリアムシノロン20〜40 mg/回を結膜下や球後（テノン嚢下）へ局所投与することが多い．

### 4) 血管・神経・腸管病変

症状の重篤度に応じて中等量〜大量のステロイド全身投与に免疫抑制薬が併用される．EULARリコメンデーションでは，特に血管ベーチェット病のうち急性深部静脈血栓症・肺動脈瘤や末梢動脈瘤に対して，神経ベーチェット病のうち脳実質病変・硬膜静脈洞血栓症に対して，ステロイド全身投与が推奨されている[3]．わが国の神経ベーチェット病の診療ガイドラインでは，発熱・局所神経症状を呈する急性型ではプレドニゾロン30〜60 mg/日が推奨されているが，認知症様症状・精神症状などを呈する慢性進行型ではステロイドは無効とされ，推奨されていない[4]．

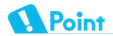

- ベーチェット病に対するステロイド治療のエビデンスはきわめて乏しいため，診療ガイドラインが作成されている．
- ステロイドは可能な限り外用，点眼で対処する．急性炎症症状に対しても投与する場合があるが，少量かつ短期の使用とする．
- 血管・神経・腸管症状の特殊病型に対しては重篤度に応じて中等量から大量のステロイド全身投与を行う．

**文献**

1) Mat C, et al：A double-blind trial of depot corticosteroids in Behçet's syndrome. Rheumatology（Oxford），45：348-352, 2006
2) Hatemi G, et al：Management of Behçet disease: a systematic literature review for the European League Against Rheumatism evidence-based recommendations for the management of Behçet disease. Ann Rheum Dis, 68：1528-1534, 2009
3) Hatemi G, et al：EULAR recommendations for the management of Behçet disease. Ann Rheum Dis, 67：1656-1662, 2008
4)「神経ベーチェット病の診療のガイドライン」（厚生労働科学研究費補助金難治性疾患等克服研究事業 難治性疾患克服研究事業「ベーチェット病に関する調査研究」班 研究代表者：石ヶ坪良明），厚生労働科学研究費補助金 難治性疾患等克服研究事業（難治性疾患克服研究事業），2013

＜白井悠一郎，桑名正隆＞

# IgG4関連疾患でのステロイドの使用法は？

## クリニカルクエスチョン

　IgG4関連疾患は，全身諸臓器のIgG4陽性形質細胞の浸潤・線維化を特徴とする慢性炎症性疾患であり，高率に血清IgG4高値を伴う[1]．2001年よりわが国を中心に報告が相次ぎ，従来の自己免疫性膵炎やMikulicz病などが，IgG4陽性形質細胞の臓器への浸潤という点で共通していることがわかってきたため，独立した疾患概念としてまとめられることになった[2]．臓器病変としては，自己免疫性下垂体炎，肥厚性硬膜炎，涙腺炎，耳下腺炎，甲状腺炎，硬化性胆管炎，自己免疫性膵炎，間質性肺炎，間質性腎炎，後腹膜線維症，大動脈周囲炎などが報告されている．2011年にはわが国でIgG4関連疾患包括的診断基準が作成され，臓器病変，高IgG4血症，病理組織学的所見の組合わせにより診断の統一化が図られた[3]．

　IgG4関連疾患はステロイドへの反応性が良好であることが知られているが，どのようなエビデンスがあるだろうか．

## エビデンスの実際

### 1）初期治療における有効性についてのエビデンス

　近年，自己免疫性膵炎に関して，多施設による大規模な履歴的調査研究が行われた[4]．ステロイド治療群459例とステロイド未使用群104例で比較したところ，ステロイド治療群で有意に寛解率が高く（98％ vs 74％），再燃率の低下（24％ vs 42％）が認められた．

### 2）維持療法の必要性についてのエビデンス

　同上の研究で，寛解後に維持療法（プレドニゾロン2.5〜10 mg/日）を中止し

た104例と継続した273例を比較したところ，中止群で有意に再燃率が高かった（34％ vs 23％）[4]．したがって，再燃を防ぐために，少量ステロイドによる維持療法は必要と考えられる．

### 3）早期治療介入の必要性についてのエビデンス

ある報告では，唾液腺炎を有するMikulicz病26例に対して標準的治療（プレドニゾロン0.6〜0.8 mg/kg/日）を行い，唾液分泌量の変化を評価したところ，発症から治療開始まで2年以上経過すると改善が認められなかった[5]．また，別の報告では，ステロイド治療を行ったIgG4関連腎臓病34例を治療前の腎機能が保たれていたA群14例（eGFR≧60 mL/分）と低下していたB群20例（eGFR＜60 mL/分）に分けて解析したところ，A群では腎機能は長期にわたって維持されていた[6]．一方，B群では治療後腎機能は改善し維持できるものの正常域までは戻らず，最終的に腎萎縮が多く認められた．これらの報告から，臓器が不可逆的な機能障害に陥る前に治療介入することが必要と考えられる．

##  エビデンスの使い方

無作為化比較試験で有効性が検証されてはいないものの，ステロイドが有効であることは広くコンセンサスがあり，IgG4関連疾患の第一選択薬になっている．中でも自己免疫性膵炎は特に多くの検討がなされており，それらに基づいて治療方針が確立されている[7]．さらに，自己免疫性膵炎で得られた知見を中心に，他の臓器病変での知見も加えて作成されたIgG4関連疾患全体の治療指針が，ごく最近発表された[8]．以下，それらの内容を中心に紹介する．

### 1）治療適応

自己免疫性膵炎の診療ガイドラインでは，閉塞性黄疸，腹痛，背部痛，症状を有する膵外病変を治療適応としている[7]．ほかに大動脈炎，後腹膜線維症，近位部胆管狭窄，間質性腎炎，肥厚性硬膜炎，心外膜炎などの病変でも，臓器の不可逆的な機能障害をきたすことが予想される場合は，治療の絶対適応と考えられる[8]．一方，リンパ節腫大のみの病変，軽度の顎下腺腫脹，無症候性の自己免疫性膵炎では自然軽快する場合もあることが知られており，そのときは慎重に経過観察がなされる．

## 2) 初期投与量と減量のプロトコール

自己免疫性膵炎の治療指針では，次のような治療プロトコールが提唱されている．プレドニゾロン換算で0.6 mg/kg/日（30〜40 mg/日）の初期投与量を2〜4週間継続し，寛解導入を図る[7]．その後，反応性をみながら，1〜2週間ごとに5 mgずつ，3〜6カ月かけながら慎重に5 mg/日まで減量する．その後，維持量として2.5〜5 mg/日を継続し，再発がなければ3年以内に中止を考慮する．

IgG4関連疾患の治療指針では，30〜40 mg/日の初期投与量を2〜4週間継続し，20 mg/日になるまでは2週間ごとに10 mgずつ減量し，その後は2週間ごとに5 mgずつ減量する治療プロトコールが提示されているが，自己免疫性膵炎とほぼ同様である[8]．複数臓器にまたがる場合や生命にかかわる場合は，初期治療時にステロイドパルス療法や1 mg/kg/日からの開始も適宜行われることがある．

ただし，これらの初期投与量や減量方法は比較試験などを踏まえたものではなく，経験的に各施設で行われていた治療方法をもとに，専門家のコンセンサスを経て作成されたものに留まっている．

## 3) 治療反応性のモニタリング

治療反応性については，日常臨床では，臨床症状，血液検査（生化学，血清IgG値，血清IgG4値など），画像所見から総合的に判断されている．

## 4) 再燃・減量困難例

自己免疫性膵炎ではステロイド投与中止後に再燃する場合が知られていることから，プレドニゾロン2.5〜5 mg/日程度の寛解維持が推奨されている[7]．また，ステロイド減量中に再燃し，減量困難な症例もある．そのような治療抵抗性の場合は，ステロイドを初期投与量に戻し，免疫抑制薬〔アザチオプリン（azathioprine），ミコフェノール酸モフェチル（mycophenolate mofetil），メトトレキサート（methotrexate）など〕が併用されることもあるが，臨床試験でのデータはない．再発難治例でのリツキシマブ（rituximab）併用例やリツキシマブ単独使用例の報告もあり，今後の検討が待たれる．

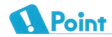

- IgG4関連疾患は，ステロイド治療に対する反応性は良好である．

- 診断後，臓器の機能障害が残らないよう早期に治療を開始する．
- 初期治療はプレドニゾロン0.6 mg/kg/日を2～4週間継続し，1～2週間ごとに5 mgずつ減量する．その後，維持量として2.5～5 mg/日を継続することが推奨される．

### 文献

1) Stone JH, et al：IgG4-related disease. N Engl J Med, 366：539-551, 2012
2) Umehara H, et al：A novel clinical entity, IgG4-related disease (IgG4RD)：general concept and details. Mod Rheumatol, 22：1-14, 2012
3) Umehara H, et al：Comprehensive diagnostic criteria for IgG4-related disease (IgG4-RD), 2011. Mod Rheumatol, 22：21-30, 2012
4) Kamisawa T, et al：Standard steroid treatment for autoimmune pancreatitis. Gut, 58：1504-1507, 2009
5) Shimizu Y, et al：Necessity of early intervention for IgG4-related disease--delayed treatment induces fibrosis progression. Rheumatology (Oxford), 52：679-683, 2013
6) Saeki T, et al：The clinical course of patients with IgG4-related kidney disease. Kidney Int, 84：826-833, 2013
7) Kamisawa T, et al：Amendment of the Japanese Consensus Guidelines for Autoimmune Pancreatitis, 2013 III. Treatment and prognosis of autoimmune pancreatitis. J Gastroenterol, 49：961-970, 2014
8) Khosroshahi A, et al：International Consensus Guidance Statement on the Management and Treatment of IgG4-Related Disease. Arthritis Rheumatol, 67：1688-1699, 2015

＜白井悠一郎，桑名正隆＞

第2章 呼吸器疾患-❶

# COPDに吸入ステロイドは必要か？リスクはあるか？

## クリニカルクエスチョン

　日本呼吸器学会では慢性閉塞性肺疾患（chronic obstructive pulmonary disease：COPD）を，「タバコ煙を主とする有害物質を長期に吸入曝露することで生じた肺の炎症性疾患である．呼吸機能検査で正常に復することのない気流閉塞を示す．気流閉塞は末梢気道病変と気腫性病変がさまざまな割合で複合的に作用することにより起こり，通常は進行性である．臨床的には徐々に生じる労作時の呼吸困難や慢性の咳，痰を特徴とするが，これらの症状に乏しいこともある．」と定義している[1]．すなわち，COPDは「肺の炎症性疾患」であるから，気道を通じて呼吸器系に作用する吸入ステロイド（inhaled corticosteroid：ICS）が抗炎症作用を発揮し，臨床的に効果を示すことを期待するのには合理性があるように思える．

　しかしながら，米国胸部学会（ATS）が1995年に初めて出版したガイドラインである「COPDの診断・管理基準」では「ステロイド薬により，COPDの進行の速度を低下させることが可能であると考えられるが，その治療法を支持する十分な証拠がない」と述べられており[2]，歴史的には，安定期COPDに対する薬物療法の中心はステロイドではなくβ刺激薬や抗コリン薬のような気管支拡張薬であると考えられてきた．

　それでは，ATSの初めてのCOPDガイドラインから20年が経過した今日，COPDにおけるICSの効果についてどのようなエビデンスが積み重ねられてきたのだろうか．

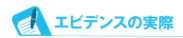 **エビデンスの実際**

## 1) ICS の COPD に対する効果についてのエビデンス

　ICSのCOPDに対する効果について多くの臨床試験が行われてきた．検討された主なアウトカムは，呼吸機能，呼吸器症状，死亡率，肺癌の発生率，気道炎症などである．

　1999年から2000年にかけて，EUROSCOP[3]，Copenhagen City Study[4]，ISOLDE[5]，Lung Health Study Ⅱ[6] という4つの臨床試験の結果が発表されたが，そのすべてにおいて，ICSはCOPD患者における1秒量（$FEV_1$）の経年低下率に影響を与えなかった．ISOLDE試験では，中等度以上の気流閉塞（$FEV_1$が予測値の85％以下）を有するCOPD患者を対象に，プレドニゾロン（0.6 mg/体重kg/日）を14日間投与し，$FEV_1$の変化を評価した後に，ICS（フルチカゾン500 μg/回×1日2回）が3年間投与されたが，プレドニゾロンの試験投与による$FEV_1$の改善率とその後のICS投与後の$FEV_1$の低下率に相関は認められないことが示され，経口ステロイドへの反応をみてICSの適応を決定することはできないことが示唆された[5]．

　一方，呼吸機能以外のアウトカムについてはICSが一定の効果を有することが示された．ISOLDE試験では，プラセボ群の急性増悪の頻度が1.32回/年であったのに対しICS群で0.99回/年と，およそ25％抑制された（$P = 0.026$）[5]．これは重症度の高い（$FEV_1$の小さい）患者において顕著であった．また，質問紙法で評価した健康状態の障害の進行の速度が，ICS群において有意に抑制された（図1）．Lung Health Study ⅡでもICS群において症状の改善や医療機関の受診頻度の抑制の効果が認められた[6]．これらの結果から，ICSはCOPDにおける$FEV_1$の経年的な低下を抑制はしないものの，生活の質の低下や急性増悪の頻度を抑制しうると理解されるようになった[1]．

　ISOLDE試験やLung Health Study Ⅱを含む無作為化比較試験のメタ解析が2008年に発表され[7]，安定期COPD患者の死亡率，骨折，肺炎にICSの及ぼす影響が検討された．半年，1年，2年，3年のいずれの期間においても，プラセボや長時間作用型β刺激薬（long acting β agonist：LABA）の単独使用と比較して，全死因死亡率や骨折の頻度に違いがないことが示された．しかしながら，ICS使用は肺炎の発症率上昇と関連していたことには注意が必要であると思われる（相対

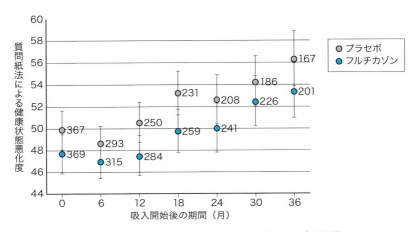

**図1 ● ICSがCOPD患者の健康状態の悪化に及ぼす影響**
ICS群において健康状態悪化度は有意に抑制された.
文献5より引用

危険度1.34, 95％信頼区間1.03-1.75, P＝0.03).

## 2) LABA/ICS併用療法についてのエビデンス

　COPDの薬物療法における第一選択は歴史的に気管支拡張薬であったので, ICSを単独で使用するよりも気管支拡張薬と併用した場合には上乗せ効果が期待された. 2007年, LABA（サルメテロール50 $\mu$gを1日2回）, ICS（フルチカゾン500 $\mu$gを1日2回）, それらの配合剤（LABA/ICS）がCOPDの死亡率を低下させるかを検証したTORCH試験の結果が発表された[8]. 中等症から重症のCOPD患者6,000人以上を対象に, 3年間の長期にわたりプラセボ群, LABA群, ICS群, LABA/ICS群の4群が比較されたこの試験において, LABA/ICS群の全死因死亡率は, プラセボ群と比較して, 統計学的には有意ではなかったが17.5％低かった（P＝0.052）[8]. 2008年に発表されたTORCH試験における$FEV_1$の経年低下率のサブ解析では, すべての治療群でプラセボ群に比較して$FEV_1$の年間低下率が抑制された[9]. すなわち, プラセボ群における$FEV_1$の年間低下率が55 mL/年であったのに対して, ICS群42 mL/年, LABA群42 mL/年, ICS/LABA群で39 mL/年であったことから, ICS単独でもわずかではあるが$FEV_1$の年間低下率を抑制し, その効果はLABAと併用することで上乗せされることが示唆された[9].

Yangらは55の臨床試験のメタ解析を行い，TORCH試験を含む観察期間が2年以上の臨床試験において，ICSとプラセボのFEV$_1$の年間低下率の差は6.88 mL/年（95％信頼区間1.80–11.96）と軽微であったと報告した[10]．このメタ解析では，ICSはCOPD患者の生活の質の低下，急性増悪の頻度を低下させることが示されたが，全死亡率には影響を与えず，口腔咽頭カンジダ症，嗄声，肺炎の発症頻度を増加させることが示された[10]．

## 3）LAMA/LABA/ICSのトリプルセラピーについてのエビデンス

　COPDにおける第一選択薬として広く使用されてきた長時間作用型抗コリン薬（long–acting muscarinic antagonist：LAMA）との併用については，LAMAへのICS/LABAの上乗せ効果という文脈で検討された．Aaronらは，中等症から重症のCOPD患者449例を，LAMA（チオトロピウム18μgを1日1回＋プラセボ1日2回）群，LAMA/LABA（チオトロピウム18μgを1日1回＋サルメテロール25μgを1日2回）群，LAMA/LABA/ICS群（チオトロピウム18μgを1日1回＋サルメテロール25μg/フルチカゾン250μgを1日2回）の3群に割り振り1年間観察した[11]．LAMA/LABA/ICS群はLAMA群に比較して，FEV$_1$が高く入院の頻度が低く生活の質がよかった．LAMA/LABA群では同様の効果は確認できなかった．

　WISDOM試験では，増悪歴を有するCOPD患者2,485名に，LAMA（チオトロピウム18μgを1日1回），LABA（サルメテロール50μgを1日2回），ICS（フルチカゾン500μgを1日2回）のトリプルセラピーを6週間施行した後，ICSを継続した群と12週間かけて段階的に中止した群で増悪までの期間が比較されたが，両者に有意な差は認められず，呼吸困難感のスコアも差がなかった[12]．しかし，FEV$_1$の低下はICSを減量，中止した群で有意に悪化した（図2）．

## 4）ICSはCOPD患者の結核リスクも増加させる

　最近，ICSがCOPD患者の肺炎リスクだけでなく，結核のリスクを増加させる可能性が指摘された．Dongらは，6カ月以上のICS投与を行った25の臨床試験（23,616例）のメタ解析を行い，結核とインフルエンザのリスクを検討した結果，インフルエンザのリスクの増加は有意ではなかったものの（オッズ比1.24，95％信頼区間0.94–1.63）結核のリスクが2倍以上であった（オッズ比2.29，95％信

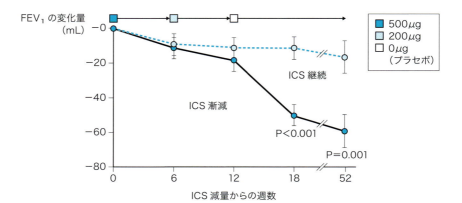

**図2　LAMA/LABA/ICSのトリプルセラピー後にICSを減量，中止した際のFEV₁の変化**

ICSを減量，中止するとFEV₁の低下は有意に悪化した．
文献12より引用

頼区間1.04–5.03）と報告した[13]．

##  エビデンスの使い方

　ICS単独によるCOPDへの治療効果はあったとしてもきわめて軽微であり，ICS単独での使用は勧められない．中等症以上のCOPDに対しては，LABAと併用して使用することには合理性があると考えられる．しかしながら，肺炎のリスクが上昇することへの注意が必要であり，肺結核の既往がある場合には避けたほうがよいと思われる．

　LAMAとLABAとICSを併用するトリプルセラピーについては，ガイドラインにおいても「今後さらなるデータの蓄積が必要であろう」と述べられている通り，必ずしも臨床的意義が確立されているわけでない．LAMA/LABA併用やLABA/ICS併用でも症状のコントロールが困難な症例において，使用を検討するのが現実的と考える．

　なお，「エビデンスの実際」で紹介した臨床試験の対象からは気管支喘息の合併例は除外されている．COPDと気管支喘息の合併例にはICSを積極的に使用することが勧められる[1]．

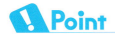

- COPDの薬物療法の中心はLABAやLAMAなどの気管支拡張薬であり，ICSを単独で使用する意義は乏しい．
- 気管支拡張薬を十分に使用しても症状のコントロールが困難な場合や気管支喘息の合併例ではICSの併用を検討する．
- COPD重症例にはLAMA/LABA/ICSのトリプルセラピーが主流となる可能性があるが，さらなるエビデンスの蓄積が必要である．

### 文献

1) 「COPD（慢性閉塞性肺疾患）診断と治療のためのガイドライン 第4版」（日本呼吸器学会COPDガイドライン第4版作成委員会/編），メディカルレビュー社，2013
2) 「ATS（米国胸部学会）COPDガイドライン COPD（慢性閉塞性肺疾患）の診断・管理基準（日本語版）」（泉 孝英/監），ライフサイエンス出版，1995
3) Pauwels RA, et al：Long-term treatment with inhaled budesonide in persons with mild chronic obstructive pulmonary disease who continue smoking. European Respiratory Society Study on Chronic Obstructive Pulmonary Disease. N Engl J Med, 340：1948-1953, 1999
4) Vestbo J, et al：Long-term effect of inhaled budesonide in mild and moderate chronic obstructive pulmonary disease: a randomised controlled trial. Lancet, 353：1819-1823, 1999
5) Burge PS, et al：Randomised, double blind, placebo controlled study of fluticasone propionate in patients with moderate to severe chronic obstructive pulmonary disease: the ISOLDE trial. BMJ, 320：1297-1303, 2000
6) Lung Health Study Research Group：Effect of inhaled triamcinolone on the decline in pulmonary function in chronic obstructive pulmonary disease. N Engl J Med, 343：1902-1909, 2000
7) Drummond MB, et al：Inhaled corticosteroids in patients with stable chronic obstructive pulmonary disease: a systematic review and meta-analysis. JAMA, 300：2407-2416, 2008
8) Calverley PM, et al：Salmeterol and fluticasone propionate and survival in chronic obstructive pulmonary disease. N Engl J Med, 356：775-789, 2007
9) Celli BR, et al：Effect of pharmacotherapy on rate of decline of lung function in chronic obstructive pulmonary disease: results from the TORCH study. Am J Respir Crit Care Med, 178：332-338, 2008
10) Yang IA, et al：Inhaled corticosteroids for stable chronic obstructive pulmonary disease. Cochrane Database Syst Rev：CD002991, 2007
11) Aaron SD, et al：Tiotropium in combination with placebo, salmeterol, or fluticasone-salmeterol for treatment of chronic obstructive pulmonary disease: a randomized trial. Ann Intern Med, 146：545-555, 2007
12) Magnussen H, et al：Withdrawal of inhaled glucocorticoids and exacerbations of COPD. N Engl J Med, 371：1285-1294, 2014
13) Dong YH, et al：Use of inhaled corticosteroids in patients with COPD and the risk of TB and influenza: A systematic review and meta-analysis of randomized controlled trials. a systematic review and meta-analysis of randomized controlled trials. Chest, 145：1286-1297, 2014

<竹下 啓>

# 第2章 呼吸器疾患-2

## COPD急性増悪に対する全身ステロイドの効果は？適切な投与量と投与期間は？

### クリニカルクエスチョン

慢性閉塞性肺疾患（chronic obstructive pulmonary disease：COPD）では，気道感染などを誘因に急速に呼吸器症状や呼吸機能が悪化することがあり，COPD急性増悪といわれる．日本呼吸器学会のガイドラインでは，COPD（急性）増悪を「息切れの増加，咳や喀痰の増加，胸部不快感・違和感の出現あるいは増強などを認め，安定期の治療の変更あるいは追加が必要となる状態をいう」と定義している[1]．急性増悪に対する薬物療法の基本はA（antibiotics：抗菌薬），B（bronchodilator：気管支拡張薬），C（corticosteroid：ステロイド）といわれ，抗菌薬や気管支拡張薬と並んでステロイドは重要視されている[1]．感染症が誘因となることが多いCOPD急性増悪に対してステロイドの使用が推奨されるのはやや奇異にも感じられるが，どのようなエビデンスがあるのだろうか．

### エビデンスの実際

#### 1）静脈内投与か経口投与か

COPD急性増悪に対するステロイド投与は静脈内投与（点滴）でも経口投与でもよく，治療期間の短縮効果や早期の再発を予防する効果が得られる可能性が高いが，死亡率やICU入室期間の改善までは期待できず，有害事象としては特に高血糖への注意が必要である．

Waltersらは，2014年のシステマティックレビューにおいて1,787例のCOPD患者を対象とした16の臨床研究のメタ解析を行い，全身ステロイド投与は，治療開始後2週間以内の治療失敗を半減させ（オッズ比0.48，95％信頼区間0.35-0.67），1カ月以内の早期再発を低下させることを示した（ハザード比0.78，95％

| 報告者（年） | 静脈内投与 | 経口投与 | 比率（%） | オッズ比 | オッズ比<br>（95%信頼区間） |
|---|---|---|---|---|---|
| Wilbert（2002） | 3/23 | 6/25 | 23.5 | | 0.48 [0.10, 2.18] |
| Ceviker（2014） | 2/20 | 4/20 | 16.9 | | 0.44 [0.07, 2.76] |
| de Jong（2007） | 12/107 | 14/103 | 59.6 | | 0.80 [0.35, 1.83] |
| 合計（95%信頼区間） | 150 | 148 | 100.0 | | 0.67 [0.34, 1.30] |

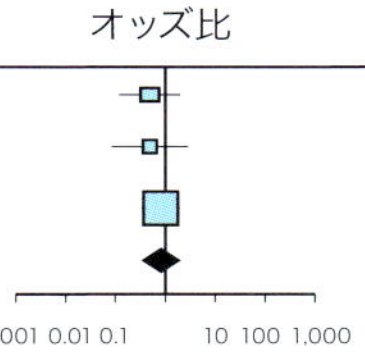

←静脈内投与がよい　経口投与がよい→

**図1 ● 入院患者のCOPD急性増悪に対する静脈内投与（IVCS）と経口投与（OCS）の治療失敗率**
ステロイドの静脈内投与と経口投与とでは，治療失敗率に差は認められなかった．
文献2より引用

信頼区間0.63–0.97）[2]．しかし，30日間の死亡率に変化はなかった（オッズ比1.00，95%信頼区間0.60–1.66）．治療開始72時間後までの1秒量（$FEV_1$）はステロイド投与で有意に改善したものの，それ以降には差が認められなかった．ステロイド投与で副作用の発生頻度が増加し，特に高血糖は2倍以上であった（オッズ比2.79，95%信頼区間1.86–4.19）．入院した患者の解析では，ステロイド投与で全入院期間は平均1.22日短縮した（95%信頼区間2.26–0.18）が，ICU入室期間に差はなかった．ステロイドの静脈内投与と経口投与とでは，治療の失敗，再発，死亡その他で差を認めなかった（図1）．

### 2）投与期間についてのエビデンス

ステロイドの投与期間について，わが国のガイドラインでは10日～2週間程度が目安になると記載されている[1]．ステロイドの投与期間を検討した臨床試験としては2,791例で検討されたSCOPE試験が有名で，入院したCOPD急性増悪の患者を対象に，2週間と8週間のステロイド投与が比較された[3]．メチルプレドニゾロン125 mgを6時間ごと3日間投与して全例にステロイド治療を開始した後，経口プレドニゾン60 mg/日へ変更し2週間投与（ステロイド開始後15日目まで漸減投与後，57日目までプラセボを投与）した群，8週間投与（ステロイド開始後57日目まで漸減投与）した群とプラセボ群を比較した．治療失敗は30日後および90日後において，ステロイド投与群が低かった（30日：33% vs. 23%　P＝0.04，90日：48% vs. 37%　P＝0.04）．また，ステロイド投与群の方が入院期間は短く（8.5日 vs. 9.7日　P＝0.03），$FEV_1$の改善もより早く得られた．これらの効

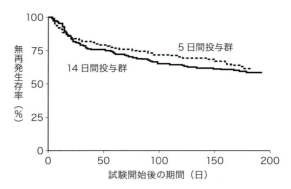

**図2 ● COPD急性増悪に対する5日投与群と14日投与群の比較（無再発生存率）**
両群間に有意な差は認められなかった．
文献5より引用

果は2週間群と8週間群の間に差はなかったことから，ステロイド投与の目安は2週間程度と考えられるようになった．SCOPE試験における2週間群のプレドニゾン投与のスケジュールは，4日目から7日目まで60 mg，8日目から11日目まで40 mg/日，12日目から15日目まで20 mg/日というものであった．

外来患者を対象とした臨床試験としては，147例を経口プレドニゾン40 mg/日を10日間投与する群とプラセボを投与する群に無作為に割り振り，30日以内の再発率，10日後の呼吸機能，呼吸困難の程度，および生活の質を比較したものがある[4]．この試験では，生活の質では両群に差を認めなかったものの，ステロイド投与群において再発率が低く，呼吸機能と呼吸困難の程度がより改善していた．

2013年に発表されたREDUCE試験では，COPD急性増悪患者314例（そのうち289例が入院患者）を対象に，プレドニゾン40 mg/日の5日間投与の14日間投与に対する非劣性が検討された[5]．主要評価項目である180日までにおける再増悪の再発率は両群間に有意な差は認められなかった（5日間群37.2％，95％信頼区間29.5-44.9％／14日群38.4％，95％信頼区間30.6-46.3％）（図2）．死亡，呼吸機能，人工呼吸器の装着率にも差はなかった．投与されたプレドニゾン総量は14日群の方が高かったが，高血糖と高血圧の頻度は変わらなかった．

## エビデンスの使い方

　COPDの急性増悪の治療にステロイドは有効と考えられる．使用するステロイドの用量は，REDUCE試験で用いられたプレドニゾン1日40 mg程度が目安となるが，ステロイドの用量について直接比較した臨床試験はなく，プレドニゾン40 mg/日が最適量であるかどうかのエビデンスはない．気管支喘息の合併例では100 mg/日程度でもよいかもしれない（第2章❹気管支喘息発作の項を参照）．また，入院を要する患者では，SCOPE試験のプロトコールに準じて初期に点滴で高用量（メチルプレドニゾロン125 mg 6時間ごと）を投与してもよいかもしれない．経口投与とするか静脈内投与とするかは患者の状態で判断してよい．投与期間はガイドラインでは10～14日となっているが，5日間程度のもっと短期でもよいかもしれない．

## Point

- COPD急性増悪に対する全身ステロイド投与は，早期の再発率の低下や呼吸機能の改善などのエビデンスがある．
- プレドニゾン40 mg/日程度を10日～2週間投与することが推奨されているが，5日間でもよいかもしれない．

### 文献

1）「COPD（慢性閉塞性肺疾患）診断と治療のためのガイドライン 第4版」（日本呼吸器学会COPDガイドライン第4版作成委員会/編），メディカルレビュー社，2013
2）Walters JA, et al：Systemic corticosteroids for acute exacerbations of chronic obstructive pulmonary disease. Cochrane Database Syst Rev, 9：CD001288, 2014
3）Niewoehner DE, et al：Effect of systemic glucocorticoids on exacerbations of chronic obstructive pulmonary disease. Department of Veterans Affairs Cooperative Study Group. N Engl J Med, 340：1941-1947, 1999
4）Aaron SD, et al：Outpatient oral prednisone after emergency treatment of chronic obstructive pulmonary disease. N Engl J Med, 348：2618-2625, 2003
5）Leuppi JD, et al：Short-term vs conventional glucocorticoid therapy in acute exacerbations of chronic obstructive pulmonary disease: the REDUCE randomized clinical trial. JAMA, 309：2223-2231, 2013

<竹下　啓>

第 2 章　呼吸器疾患 – 3

# 成人喘息に対する吸入ステロイドのエビデンスは？

## クリニカルクエスチョン

　気管支喘息は，「気道の慢性炎症，可逆性のある種々の程度の気道狭窄と気道過敏性の亢進，そして臨床的にはくり返し起こる咳，喘鳴，呼吸困難で特徴づけられる閉塞性呼吸器疾患」と定義されている[1]．過去には，閉塞性呼吸器疾患であることに焦点が当てられ，気管支拡張薬による治療が第一選択とされてきた．しかしながら，近年，気管支喘息の本質は，好酸球，好中球，リンパ球，マスト細胞などが関与した気道炎症にあると理解されるようになり，吸入ステロイド（inhaled corticosteroid：ICS）が薬物療法の基本となっている．
　それでは，成人喘息の治療における ICS にはどのようなエビデンスがあるのだろうか．

## エビデンスの実際

### 1）気管支喘息における ICS の有効性についてのエビデンス

　Haahtela らは 1 年以内に気管支喘息が出現した患者 103 例を ICS（ブデソニド 600 μg を 1 日 2 回）群と，気管支拡張薬（テルブタリン 375 μg を 1 日 2 回）群に無作為に割り付け，2 年間観察した[2]．朝のピークフローが ICS 群で有意に改善した（平均増加幅はブデソニド群で 32.8 L/分，テルブタリン群で 4.8 L/分，P＝0.001）ほか，症状，β刺激薬の追加頻度，ヒスタミン誘発試験のいずれにおいても ICS 群が優れていることが示され，ICS が気管支喘息の標準治療薬と考えられるようになった．
　ICS は呼吸器症状や呼吸機能の改善効果だけでなく，喘息死を減らす効果もあると考えられている．Suissa らは，カナダのサスカチェワン州の保健データベース

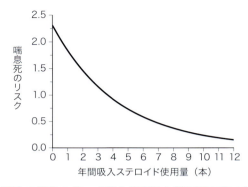

**図1 ● 吸入ステロイドの使用量と喘息死のリスク**
文献3より引用

を利用して，コホート内症例対象研究を行った[3]．1975年〜1991年の期間に抗喘息薬を使用していた，年齢が5〜44歳までの患者30,569人が対象となり，1997年末まで，または，対象者が55歳の誕生日を迎えるか，死亡するか，あるいは，健康保険の適用期間が終了するまで追跡調査を行った．追跡期間中に562件の死亡があり，そのうち77件が喘息による死亡であった．すべてのデータを入手することができた66例について2,681例の対照者をマッチさせて解析した結果，ICSの使用が年間1本増加するごとに喘息の死亡率が21％低下すると算出された（補正死亡率比0.79，95％信頼区間0.65–0.97）ことなどから，ICSの使用が喘息による死亡リスクの低下と関連していると結論した（図1）．

## 2）ICSを使用するべき重症度についてのエビデンス

どの程度の重症度の気管支喘息からICSを使用するべきかについても検討されている．Pauwelsらは，2年以内に新たに診断された5〜66歳の軽症持続型（喘鳴，咳嗽，呼吸困難，あるいは，胸部絞扼感が少なくとも1週間に1回以上あるが毎日ではない）の喘息患者7,241例をICS群（ブデソニド：11歳以上は400 μg/日，11歳未満は200 μg/日）かプラセボかに割り振り，3年間観察した[4]．プラセボ群3,568例中198例が重篤な増悪を経験したのに対して，ICS群では3,597例中117例であった（ハザード比0.56，95％信頼区間0.45–0.71，$P < 0.0001$）．気管支拡張薬使用後の$FEV_1$は，1年後，3年後の両者でICS群が優れていた．11歳未満の患者では，ICS群はプラセボ群に比較して身長の成長が1.34 cm抑制され

た．つまり軽症持続型程度の喘息においても，早期にICSを使用することが，増悪の防止や呼吸機能に対して利益があることが示唆された．

最も軽症な軽症間欠型（日中の症状が週に1回未満，夜間の症状が月に2回未満）気管支喘息患者に対してICSを投与するべきかについては，プラセボと比較した大規模試験はない．Tamaokiらは，新たに診断された呼吸機能正常の軽症間欠型喘息患者85例を，ICS（ベクロメタゾン）ないしロイコトリエン受容体拮抗薬（プランルカスト）内服に無作為に割り振って8週間投与し，その後投薬を中止して16週間観察した[5]．いずれの群でも$FEV_1$や呼吸症状が改善したのみならず，喀痰好酸球数などの気道炎症の指標も低下し，投薬の中止後に増悪したことから，軽症間欠型であってもICSなどの抗炎症治療が有効である可能性が示唆された．

## エビデンスの使い方

少なくとも軽症持続型以上の成人喘息ではICSを使用するべきである．

現在のガイドラインでは，軽症間欠型であっても，月に1回以上症状が出現する患者についてはICSの使用が推奨されているが，前述の通り軽症間欠型の患者に対するICSの定期使用については質の高いエビデンスはなく，患者の状況に応じて個別に判断されるべきである．

一度開始したICSをいつまで投与を継続するべきか，どうすれば安全に中止できるのかについて，十分なエビデンスはない．Tsurikisawaらは，6カ月間臨床症状のなかった中等症から重症の喘息患者でICS以外の抗喘息薬はそのまま継続しICSを半分に減量したところ，ICS減量後1年間で44.4％の患者で喘息の増悪を認めたと報告しており，減量や中止は少なくとも6カ月以上症状が安定していることが必要であると思われる[6]．

わが国で保険承認されているICSはドライパウダー吸入器（dry powder inhaler：DPI）と加圧式定量噴霧式吸入器（pressurized metered-dose inhaler：pMDI）に大別されるが，どちらがより有効かについては必ずしも十分なエビデンスがあるわけではなく，成人喘息においてはDPIとpMDIとの間に効果の差はないとされている[7]．

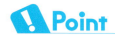**Point**

- 吸入ステロイドは成人喘息患者の呼吸機能や症状を改善させるだけでなく，喘息死のリスクを減らすと考えられており，気管支喘息に対する薬物療法の中核を担っている．
- 軽症持続型以上の気管支喘息患者には吸入ステロイドを投与するべきである．
- 吸入ステロイドの減量や中止には6カ月以上症状が安定していることを確認した方がよい．

### 文献

1）「喘息予防・管理ガイドライン2015」（日本アレルギー学会喘息ガイドライン専門部会/監，喘息予防・管理ガイドライン2015作成委員/作成），協和企画，2015
2）Haahtela T, et al：Effects of reducing or discontinuing inhaled budesonide in patients with mild asthma. N Engl J Med, 331：700–705, 1994
3）Suissa S, et al：Low-dose inhaled corticosteroids and the prevention of death from asthma. N Engl J Med, 343：332–336, 2000
4）Pauwels RA, et al：Early intervention with budesonide in mild persistent asthma: a randomised, double-blind trial. Lancet, 361：1071–1076, 2003
5）Tamaoki J, et al：Role of regular treatment with inhaled corticosteroid or leukotriene receptor antagonist in mild intermittent asthma. Allergy Asthma Proc, 29：189–196, 2008
6）Tsurikisawa N, et al：Markers for step-down of inhaled corticosteroid therapy in adult asthmatics. Allergol Int, 61：419–429, 2012
7）「British guideline on the management of asthma：A national clinical guideline」（British Thoracic Society Scottish Intercollegiate Guidelines Network）healthcare improvement scotland, 2014

&lt;竹下　啓&gt;

# 第2章 呼吸器疾患-4

# 気管支喘息発作（急性増悪）に対する全身ステロイドのエビデンスは？

## クリニカルクエスチョン

　気管支喘息急性増悪時は，早期に診断し治療を行うことが大切である．そのためには，適切に重症度を判定し，必要に応じてバイタルサインのモニタリングと酸素投与を行い，特に生命にかかわるような容体のときには迅速な対応が必要となる．

　喘息発作に対する薬物治療としては，主に短時間作用性$\beta_2$刺激薬（short acting $\beta_2$ agonist：SABA）と全身ステロイドが使用される．喘息発作に対する全身ステロイドの効果は1950年代から報告があり，1980年代には有効性はほぼ確立している．例えばLittenbergは，気管支喘息発作の患者97例を対象にメチルプレドニゾロン125 mgを静脈内投与した群とプラセボ群に無作為に割り振り比較したところ，プラセボ群では49例中23例が入院となったのに対して，メチルプレドニゾロン群では48例中9例が入院しただけだったと報告している[1]．ここで大切なのは，ステロイド投与は気管支喘息発作における気道攣縮をすみやかに解除する効果は期待できず，評価されたのは「入院を減少させる」というアウトカムだった点である．

　それでは，喘息発作に対する全身ステロイド投与は，どのような患者に，どのくらいの量を，どういう方法で，どのくらいの期間投与するのがよいのだろうか．

## エビデンスの実際

### 1）どのような患者に投与するべきか

　どの程度の喘息発作から全身ステロイドを使用するべきかについて明らかなエビデンスはないが，わが国のガイドラインでは，気管支拡張薬の効果が失われた

増悪例，中等度（明らかな喘鳴と呼気延長があり，経皮的酸素飽和度が92〜95％で，呼吸困難を感じるが歩行は可能である程度）以上の発作，すでにステロイドが使用されている例に使用するとされている[2]．

## 2）どのタイミングで投与するべきか

　ステロイドの効果が発揮されるには一定の時間を要するため，できるだけ早期に投与を行った方が有効であることが期待される．救急外来を受診した喘息発作の患者に，来院後1時間以内にステロイド投与を行うことの意義を検討したメタ解析では，来院後1時間以内に全身ステロイド投与を行った方がそうでない場合に比較して救急外来からの入院を減少させることが示されている（オッズ比0.40，95％信頼区間0.21–0.78）[3]．

## 3）ステロイドはどのくらいの量を投与すればよいのか

　Rattoらは，77例の喘息発作の患者をメチルプレドニゾロン160 mg内服，320 mg内服，500 mg点滴，1,000 mg点滴の4群（いずれも1日量）に割り付け比較したところ，呼吸不全の頻度，1秒量（$FEV_1$），入院日数，副作用に差が認められなかった[4]．また，Emermanらは，救急外来を受診した喘息発作の患者に対して，メチルプレドニゾロンの初回投与量100 mgと500 mgで比較し，3時間後の$FEV_1$と入院率を比較したが，両者に差がなかった[5]．Krishnanらは，2007年のシステマティックレビューで，メチルプレドニゾロン，プレドニゾロン，ヒドロコルチゾンなどを用いた6つの臨床試験をメタ解析し，超高用量（＞プレドニゾロン換算450 mg/日），高用量（プレドニゾロン換算101〜450 mg/日），標準量（≦プレドニゾロン換算100 mg/日）の3群を比較した．実際の投与量には55倍の幅があるにもかかわらず，投与開始後24時間，48時間，および72時間後の％1秒量に3群間で有意な差は認められなかった[6]．また，静脈内投与と経口投与の差も認められなかった[6]．しかしながら，これらの臨床試験では，重篤な呼吸不全の患者は除外されており，例えば人工呼吸器を要するような喘息発作における高用量のステロイドの意義は今後の検討課題である．

　プレドニゾロン換算100 mg/日以下でどの程度まで少なくてよいのかについても明らかなエビデンスはない．

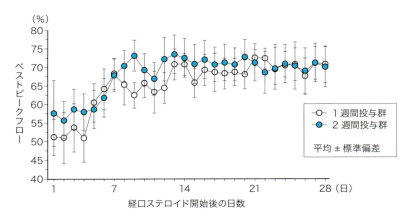

**図1 ● 経口ステロイド開始後のピークフローの推移**
両群間に有意な差は認められなかった．
文献8より引用

### 4）どのくらいの期間投与するべきか

　全身ステロイドの投与期間を検討した臨床試験はいずれも小規模であるが2つある．Jonesらは，気管支喘息発作の患者をプレドニゾロン40 mg/日を5日間投与する群（24例）と10日間投与する群（20例）に割り振り，ピークフローと症状を21日間観察した[7]．21日目における5日間群のピークフローは6 L/分（95％信頼区間－47 － ＋36）だけ10日間群よりも低かったが有意ではなかった（P＝0.78）．両群ともに1例が観察期間中に再度のステロイド投与を要した．6日目から21日目において，喘息症状のスコアは5日間群の方が低かったが，その差は有意ではなかった．

　もうひとつは日本からの報告で，Hasegawaらは，気管支喘息発作で入院した患者を，最初の3日間メチルプレドニゾロン80 mgを8時間ごとに静脈内投与した後，体重あたり0.5 mgのプレドニゾロンの経口投与を1週間行った群（10例）と2週間行った群（10例）に割り振り，プレドニゾロン投与開始後4週間のピークフロー，退院後6カ月以内の予約外の受診と再入院を評価した[8]．いずれの群でもピークフローは1週間後有意に改善したが，観察期間を通して両群間に有意な差は認められなかった（図1）．両群とも2例の患者が予定外の受診を要したが，再入院はなかった．これらの臨床試験では経口ステロイドは漸減中止ではなく，定

められた投与期間で中止するプロトコールになっている．Krishnanらのシステマティックレビューでステロイドの漸減中止と固定期間で中止するのを比較した5つの臨床研究を検討しているが，呼吸機能，臨床症状，副腎機能抑制のいずれにもステロイドの中止の仕方で差がなかった[6]．

##  エビデンスの使い方

　気管支喘息発作に対するステロイド投与は診断後なるべく早期に投与した方がよく，量はプレドニゾロン換算で100 mg/日以下で十分であると考えられる．どの程度まで少量でよいかは明確なエビデンスはない．内服でも静脈内投与でも差はないので，内服が可能なら内服でよい．投与期間について5日間と10日間，1週間と2週間を比較した臨床試験はいずれも小規模なもので，統計学的に有意な差はないとされたが，長期投与の方がやや呼吸機能がよかった．したがって，投与期間はおおむね5日間から1週間でかまわないが，喘鳴が持続する症例などは個別に判断するべきであろう．

　わが国のガイドラインではメチルプレドニゾロンの場合，40〜80 mgを必要に応じて4〜6時間ごとに静注すると記載されていて，投与量に幅をもたせた記述となっている．また，期間についての記載はない．最近改訂された英国のガイドラインでは，プレドニゾロン40〜50 mg/日を最低5日間ないし回復まで投与して漸減することなく中止するとシンプルに記載されている[9]．実際には，上記の範囲内で，先行する治療内容や患者の容体によって判断すればよいと思われる．人工呼吸器を要するような症例でどの程度高用量のステロイドを使用する意義があるのかは今後の検討課題である．

　もし全身ステロイドの投与中に吸入ステロイドを中止していた場合はただちに再開する必要があるが，全身ステロイドの投与中も吸入ステロイドを継続しておいてもよい[9]．

## Point

- 全身ステロイドの投与は気管支喘息発作に対する基本的な薬物療法のひとつであり，診断後早期に投与する．

- ステロイドの用量はプレドニゾロン換算で40〜50 mg/日，期間は最低5日間ないし回復するまで投与すればよく，漸減する必要はない．
- 人工呼吸器を要するような最重症例に高用量のステロイドを投与する意義は不明であり，個別に判断するべきと思われる．

### 文献

1) Littenberg B & Gluck EH：A controlled trial of methylprednisolone in the emergency treatment of acute asthma. N Engl J Med, 314：150-152, 1986
2) 「喘息予防・管理ガイドライン2015」（日本アレルギー学会喘息ガイドライン専門部会/監，喘息予防・管理ガイドライン2015作成委員/作成），協和企画，2015
3) Rowe BH, et al：Early emergency department treatment of acute asthma with systemic corticosteroids. Cochrane Database Syst Rev：CD002178, 2001
4) Ratto D, et al：Are intravenous corticosteroids required in status asthmaticus? JAMA, 260：527-529, 1988
5) Emerman CL & Cydulka RK：A randomized comparison of 100- mg vs 500- mg dose of methylprednisolone in the treatment of acute asthma. Chest, 107：1559-1563, 1995
6) Krishnan JA, et al：An umbrella review: corticosteroid therapy for adults with acute asthma. Am J Med, 122：977-991, 2009
7) Jones AM, et al：Prospective, placebo-controlled trial of 5 vs 10 days of oral prednisolone in acute adult asthma. Respir Med, 96：950-954, 2002
8) Hasegawa T, et al：Duration of systemic corticosteroids in the treatment of asthma exacerbation; a randomized study. Intern Med, 39：794-797, 2000
9) 「British guideline on the management of asthma：A national clinical guideline」（British Thoracic Society Scottish Intercollegiate Guidelines Network）healthcare improvement scotland, 2014

&lt;竹下　啓&gt;

# ARDSに対するステロイドの効果は？投与するべきか？

## クリニカルクエスチョン

　急性呼吸促迫症候群（acute respiratory distress syndrome：ARDS，第15章❹も参照）は，「先行する基礎疾患をもち，急性に発症した低酸素血症で，胸部X線画像上では両側性の肺浸潤影を認め，かつ心原性の肺水腫が否定できるもの」と定義される重症の急性呼吸不全である[1]．ARDSが初めて報告されてから40年以上，発症機序の解明など基礎的な研究が精力的に行われ，また，臨床的にも支持療法と薬物療法の両面から多数の検討がなされてきたが，今もなお致死率が40％近くにも達するのが実情である[2][3]．

　支持療法の代表である呼吸管理の分野では，permissive hypercapniaの概念に象徴される少ない1回換気量による人工呼吸管理，あるいは肺保護戦略（lung protective strategy：LPA）によってARDSの予後が改善されることが示された[4]．ARDSの予後を改善する治療法が大規模な無作為化比較試験（RCT）で初めて証明されたことは画期的ではあったが，LPAの本質は人工呼吸器による肺傷害を予防するというものでありARDS自体に対する積極的治療方法ではない．

　ARDSの肺水腫は，好中球，マクロファージ，樹状細胞を含む多くの免疫学的なプロセスにより肺胞毛細血管が傷害されて発生すると考えられており，広範な抗炎症作用を有するステロイドのARDSに対する有効性については多くの臨床研究が行われてきた[2]．では，ARDSの治療としてはステロイドのエビデンスはどうなっているのだろうか．

## エビデンスの実際

　初めてARDSが報告されて間もない1970年代から，高用量のステロイドがARDS

患者の心拍出量,肺血管抵抗,酸素化能などの生理学的な指標を改善しうることが報告されていた[5)6)].1980年代には動物モデルにおける検討からステロイドがARDSにおける肺の炎症を改善する可能性が認識されるようになった[7)].

## 1) ARDS発症早期からのステロイド投与

1980年代にARDS発症早期あるいはARDSハイリスク患者に対してステロイドを比較的大量に投与するRCTが行われたが,ステロイドの有効性を示す結果は得られなかった.例えば,Bernardらは99例のARDS患者のうち50例にステロイド(メチルプレドニゾロン30 mg/kg)を8時間ごとに24時間投与し,49例にはプラセボを投与したところ,ステロイド群の死亡率が60%,プラセボ群が63%であった[8)].Boneらは382例の敗血症あるいは敗血症性ショックの患者を対象にメチルプレドニゾロン30 mg/kgを8時間ごとに24時間投与することによるARDS発症予防効果を検討した結果,全体の死亡率,ARDS発症予防効果でステロイド群とプラセボ群に差を認めなかった[9)].腎機能障害を有する症例ではステロイド群の死亡率が59%で,プラセボ群の29%よりむしろ高く,ARDSを発症した場合の死亡率もステロイド群の死亡率が52%であったのに対しプラセボ群は21%であった[9)].これらの臨床試験の結果から,ARDS早期あるいはハイリスク患者を対象としたステロイド投与は無効と考えられるようになった.

早期ARDSに対するステロイドの臨床試験は,いずれも30 mg/kgという大量のメチルプレドニゾロンを8時間ごとにごく短期間だけ投与するプロトコールであった.早期高用量ステロイドの有効性が示されなかった理由として,投与時期,用量,期間が適切でなかった可能性が考えられており,近年,早期からの少量ステロイド投与についても検討がなされている.Meduriらは,発症後72時間以内のARDS患者91例を,2:1の割合で,ステロイド(メチルプレドニゾロン1 mg/kg/日)を最大28日間投与する群とプラセボ群に割り振り検討したところ,ステロイド投与群で人工呼吸器の装着期間,集中治療室の在室日数,集中治療室内での死亡率が低下したと報告した[10)].早期のステロイド投与について,今後再検討する余地はあるだろう.

## 2) ステロイド晩期少量投与

1990年代になってARDS発症10日以上の線維増殖期に,初期の臨床試験に比

較すれば少量のステロイドを長期間投与する試みが行われた．いずれも70％以上の高い生存率が報告され，効果が期待された．Ashbaughらは開胸肺生検で線維増殖性変化を認めたARDS患者10例に対し，発症後6〜22日目からメチルプレドニゾロン125 mgを6時間ごとに投与し，3〜6週間かけて漸減したところ10例中2例は敗血症のため死亡したが，8例が生存した[11]．Hooperらは発症後72時間以上経過したARDS患者合計26例に対し，重症度に応じ125〜250 mgのメチルプレドニゾロンを6時間ごとに72〜96時間投与し，2〜3日ごとに50％ずつ減量し，26例中21例の生存を得た[12)13)]．3例は多臓器不全で，1例は不整脈で，1例はカンジダ感染症で死亡した．Bifflらは通常の治療に反応しないARDS患者6例に対し，気管支肺胞洗浄（bronchoalveolar lavage：BAL）で感染症の併存を否定した後メチルプレドニゾロン1〜2 mg/kgを6時間ごとに平均21日間投与し，6例中5例が生存したと報告した[14]．1例が黄色ブドウ球菌による肺化膿症を，2例がカテーテル敗血症を併発した．

Meduriらは，当初は8例，その後症例を追加し合計25例の晩期ARDSの患者に対し200 mgのメチルプレドニゾロンをボーラス投与した後，2〜3 mg/kg/日を4回に分割して6時間ごとに平均36日間継続し，25例中18例が生存したと報告した[15)16)]．メチルプレドニゾロン開始前にBALなどを行って感染症を否定し，投与開始後も肺炎の早期発見のために毎週BALを行った．治療反応例では38％に肺炎を合併したのにすぎなかったのに対し，治療非反応例では肺炎合併率は75％であった．以上の観察に基づきMeduriらは，線維化の完成する以前にステロイドを投与すればARDSの生存率の向上が得られるとの仮説を立て，発症後7日目までに肺傷害スコア（lung injury score：LIS）の改善を認めないARDS患者24例を対象に二重盲検試験を行った[17]．16例に対してメチルプレドニゾロン，8例にプラセボを投与した．メチルプレドニゾロンは2 mg/kgをボーラス投与した後，同量を14日間，次いで1 mg/kg/日を7日間，0.5 mg/kg/日を7日間と50％ずつ減量し28日間投与した．ボーラス投与後のメチルプレドニゾロンは1日量を4分割し6時間ごとに投与した．院内死亡率は，ステロイド群で12％であったのに対し，プラセボ群では62％であった．また感染症の発生は両群で差はなかった．

Meduriらのこれらの報告を受けて，ARDSnetによる大規模RCTが行われ，2006年に発表された[18]．ARDSの発症後7〜28日（平均11.3日）経過した180名の患

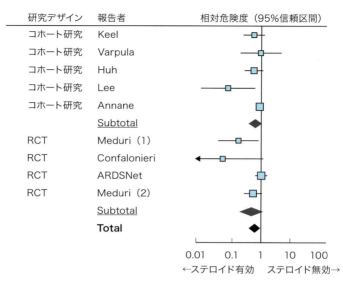

**図1 ● ARDSの生存率に対するステロイド少量投与による効果のメタ解析**
少量ステロイド投与によって死亡率が低下する.
文献19より引用

者にメチルプレドニゾロン2 mg/kg/日を14日間投与し,その後2週間かけて漸減・中止するステロイド群とプラセボ群に無作為に割り振った.ステロイド投与群では,BAL中の好中球数や血漿IL-6が低下し,ステロイドが炎症を抑制していることが示された.また,ステロイド群では,投与開始後28日間における酸素化能や呼吸機能はプラセボ群より良好であった.しかしながら,60日目および180日目における死亡率に両群の差は認められず,それどころか14日目以降にステロイド群に割り振られた症例の死亡率は,60日目においても180日目においても,プラセボ群よりも有意に高かった.

　Tangらは,コホート研究と無作為化比較試験のメタ解析を行い,少量ステロイド投与によって死亡率が低下する(相対危険度0.62, 95%信頼区間0.43-0.91; P=0.01)と報告した[19](図1).しかしながら,対象となった試験には市中肺炎を対象とした試験も含まれており,ARDSに対するステロイド投与を強く支持するものではない.

## エビデンスの使い方

　これまでのエビデンスを総括すると，発症14日以降にステロイドを開始することは行うべきではない．ARDS発症14日以内にメチルプレドニゾロン2 mg/kg/日程度のステロイドを14日間投与し，その後14日間かけて漸減中止する投与方法には抗炎症作用や酸素化能の改善などには寄与する可能性があるが，最終的な生存率に対する効果は明らかでない．わが国のガイドラインにおいても，ARDS急性期からの少量ステロイドの使用は否定しないとしている[20]．

　ただし，ARDSはさまざまな原因で発症する症候群であり，ステロイドに反応することが期待される原疾患であれば，個別に判断されるべきである．わが国のガイドラインでは，ステロイドの有効性が認められる原疾患の例として，ニューモシスティス肺炎や脂肪塞栓などが挙げられているが[20]，そのほか，急性好酸球性肺炎，薬剤性肺炎，膠原病肺，サルコイドーシスなどにおいてもステロイド投与を検討する．

## Point

- ARDS発症14日以内にメチルプレドニゾロン2 mg/kg/日を14日間投与した場合，酸素化能などの改善が得られるというエビデンスがあるが死亡率については明らかでない．
- 発症14日以降にステロイドを開始すると死亡率が高くなるというエビデンスがあり，ARDS発症晩期のステロイドは使用するべきではない．
- ARDSの原因がステロイドに反応する疾患であれば，ステロイドの使用を検討してよい．

### 文献

1) Bernard GR, et al：The American-European Consensus Conference on ARDS. Definitions, mechanisms, relevant outcomes, and clinical trial coordination. Am J Respir Crit Care Med, 149：818-824, 1994
2) Han S & Mallampalli RK：The acute respiratory distress syndrome: from mechanism to translation. J Immunol, 194：855-860, 2015
3) Ashbaugh DG, et al：Acute respiratory distress in adults. Lancet, 2：319-323, 1967
4) The Acute Respiratory Distress Syndrome Network：Ventilation with lower tidal volumes as compared with traditional tidal volumes for acute lung injury and the acute respiratory

distress syndrome. N Engl J Med, 342：1301-1308, 2000
5) Lozman J, et al：Cardiopulmonary adjustments following single high dosage administration of methylprednisolone in traumatized man. Ann Surg, 181：317-324, 1975
6) McConn R & Del Guercio LR：Respiratory function of blood in the acutely ill patient and the effect of steroids. Ann Surg, 174：436-450, 1971
7) Brigham KL, et al：Methylprednisolone prevention of increased lung vascular permeability following endotoxemia in sheep. J Clin Invest, 67：1103-1110, 1981
8) Bernard GR, et al：High-dose corticosteroids in patients with the adult respiratory distress syndrome. N Engl J Med, 317：1565-1570, 1987
9) Bone RC, et al：A controlled clinical trial of high-dose methylprednisolone in the treatment of severe sepsis and septic shock. N Engl J Med, 317：653-658, 1987
10) Meduri GU, et al：Methylprednisolone infusion in early severe ARDS: results of a randomized controlled trial. Chest, 131：954-963, 2007
11) Ashbaugh DG & Maier RV：Idiopathic pulmonary fibrosis in adult respiratory distress syndrome. Diagnosis and treatment. Arch Surg, 120：530-535, 1985
12) Hooper RG & Kearl RA：Established ARDS treated with a sustained course of adrenocortical steroids. Chest, 97：138-143, 1990
13) Hooper RG & Kearl RA：Established adult respiratory distress syndrome successfully treated with corticosteroids. South Med J, 89：359-364, 1996
14) Biffl WL, et al：Are corticosteroids salvage therapy for refractory acute respiratory distress syndrome? Am J Surg, 170：591-595; discussion 595-596, 1995
15) Meduri GU, et al：Fibroproliferative phase of ARDS. Clinical findings and effects of corticosteroids. Chest, 100：943-952, 1991
16) Meduri GU, et al：Corticosteroid rescue treatment of progressive fibroproliferation in late ARDS. Patterns of response and predictors of outcome. Chest, 105：1516-1527, 1994
17) Meduri GU, et al：Effect of prolonged methylprednisolone therapy in unresolving acute respiratory distress syndrome: a randomized controlled trial. JAMA, 280：159-165, 1998
18) Steinberg KP, et al：Efficacy and safety of corticosteroids for persistent acute respiratory distress syndrome. N Engl J Med, 354：1671-1684, 2006
19) Tang BM, et al：Use of corticosteroids in acute lung injury and acute respiratory distress syndrome: a systematic review and meta-analysis. Crit Care Med, 37：1594-1603, 2009
20)「ALI/ARDS診療のためのガイドライン 第2版」（日本呼吸器学会ARDSガイドライン作成委員会/編），学研メディカル秀潤社，2010

＜竹下　啓＞

# 第3章 循環器疾患 - ❶

# 心筋炎に対するステロイドのエビデンスは？

## クリニカルクエスチョン

心筋炎の発症機序は大きく分類して，ウイルス持続感染あるいは自己免疫機序があり，治療方針を立てる際には重要とされる．しかし，そのエビデンスは確立されているのだろうか．

##  エビデンスの実際

### 1) ステロイド短期大量療法についてのエビデンス

心筋炎に対する治療の第一は，原因に対する介入である．ウイルス性心筋炎に対して一般的に臨床使用可能な抗ウイルス薬はまだ開発されていない．一方，巨細胞性心筋炎や好酸球性心筋炎などの特殊型のなかには発症機序にアレルギーや自己免疫がかかわっているものがある．心筋炎に直接介入できなくとも，炎症性物質による心筋抑制を解放できれば，急性期を乗り切ることが可能である．ステロイド短期大量療法（ステロイドパルス療法）はこの観点からの介入法であるが，その効果については評価が定まっていない．炎症が遷延し血行動態の改善が得られない場合には，ステロイド短期大量療法を試みてもよい．著効例があるのは事実であるが，ステロイドの適応が重要である[1]．心筋炎の発生機序，すなわちウイルス持続感染あるいは自己免疫機序のいずれかにより，適応を判断すべきとの欧米の主張がある[2]．

### 2) 大量免疫グロブリン療法についてのエビデンス

劇症型心筋炎に対する大量免疫グロブリン療法の有効性が注目されている[3]．巨細胞性および好酸球性の組織病変ではその有効性が確立されている[4]が，劇症型

心筋炎一般では症例報告レベルに留まる．ウイルス感染が想定されるリンパ球性心筋炎における免疫抑制療法は生命予後・心機能ともに改善させなかった[2)5)]．したがって，劇症型といえども，ウイルス性心筋炎が疑われた患者へのステロイド投与は少なくとも推奨されない．

##  エビデンスの使い方[6)]

以下，日本循環器学会ガイドライン[6)]に沿ってステロイド治療を概説する．

### 1) 劇症型心筋炎
● 劇症型心筋炎における治療

| | |
|---|---|
| **クラスⅠ（レベルC）** | PCPS（percutaneous cardiopulmonary support：経皮的心肺補助装置），IABP（intra-aortic balloon pump：大動脈内バルーンポンプ），体外式ペーシング，LVAS（left ventricular assist system：左心補助装置） |
| **クラスⅡa（レベルC）** | カテコラミン薬，PDE-Ⅲ阻害薬，巨細胞性および好酸球性心筋炎でのステロイド療法 |
| **クラスⅡb** | 大量免疫グロブリン療法，ステロイド療法，カルペリチド |
| **クラスⅢ** | 抗不整脈薬，ジギタリス |

### 2) 巨細胞性心筋炎

多数の巨細胞性心筋炎を集計した検討では，免疫抑制療法を行わなかった症例の平均生存期間は3カ月であるのに対し，ステロイド治療（プレドニゾロン）により3.8カ月に延長し，さらに他の免疫抑制薬（シクロスポリン，アザチオプリン）の併用により11.5カ月にまで延長していた[4)]．巨細胞性心筋炎に対する免疫抑制療法（抗T細胞抗体＋シクロスポリン＋プレドニゾロン）の効果を前向きに検討した臨床試験では，11例中8例（73％）が心臓移植を必要とせずに1年間生存し，1例がクリプトコッカス肺炎で死亡し，2例が心臓移植を必要とした[7)]．

- **巨細胞性心筋炎における治療法とその適応評価**
  - **クラスⅠ（レベルC）**　　　IABP，PCPS
  - **クラスⅡa（レベルC）**　　カテコラミン薬，PDE-Ⅲ阻害薬，カルペリチド，免疫抑制療法，心臓移植
  - **クラスⅡb**　　　　　　　　免疫グロブリン大量療法
  - **クラスⅢ**　　　　　　　　 ジギタリス

## 3) 好酸球性心筋炎

この心筋炎は，無症状に経過する例から，重篤な心不全を呈して死に至る例まで幅広い病像を示す．心不全や重篤な不整脈を伴うと支持療法に加えてステロイド投与を必要とする．喘息や鼻炎などのアレルギー性疾患，寄生虫感染症，薬物アレルギーなど好酸球増加をもたらす病態では，原疾患への療法を先行させる．なお本症では，心内膜炎を併発することがしばしばあり，壁在血栓予防のため，抗凝固薬治療を併用する必要がある．

- **ステロイド療法の治療指針**
  - 急性期：心筋生検にて確定診断された時点で，心症状を有する場合はステロイド投与を考慮する．

- **好酸球性心筋炎における治療法とその適応評価**
  - **クラスⅠ（レベルC）**　　　ステロイド，IABP，PCPS
  - **クラスⅡa（レベルC）**　　カルペリチド，カテコラミン薬，PDE-Ⅲ阻害薬
  - **クラスⅢ**　　　　　　　　 該当なし

## 4) 慢性心筋炎

- **慢性心筋炎における治療法と適応評価**
  - **クラスⅠ**　　　該当なし
  - **クラスⅡa**　　エビデンスを有する慢性心不全療法および抗不整脈療法
  - **クラスⅡb**　　ステロイド療法，免疫抑制療法，抗ウイルス療法（βインターフェロン），心臓移植
  - **クラスⅢ**　　　該当なし

### 5) 小児心筋炎

　小児科学会認定施設627病院の小児期心筋炎経験例アンケート調査では，劇症型が全体の約40％と多く，急性型と合わせた死亡率は約20％であった．生存例の約2/3は後遺症なく回復した．また，長期観察期での不整脈や心機能低下の遺残は比較的少なかった．治療として，ステロイドが26％，免疫グロブリン大量療法が46％，補助循環が約半数で有効と判断された[8]．

### 6) 膠原病性心筋炎

#### ● 膠原病に合併した心筋炎の治療と有効性評価

| | |
|---|---|
| **クラスI** | ステロイド薬（プレドニン換算0.5〜1.0 mg/kg/日），ステロイドパルス療法（メチルプレドニゾロン1,000 mg，3日間） |
| **クラスIIa** | 免疫抑制薬，血漿分離交換法 |
| **クラスIIb** | 大量免疫グロブリン療法 |

### 7) 薬剤性心筋炎

　疑わしい薬剤の中止が最も重要である．過敏性心筋炎や薬剤性過敏症症候群ではステロイド治療が期待されている[9]．

#### ● 薬剤性心筋炎の治療法と有用性評価

| | |
|---|---|
| **クラスI（レベルC）** | 原因となる薬剤の中止，再投与の防止 |
| **クラスIIa（レベルC）** | ステロイド療法（プレドニゾロン換算で0.5〜1 mg/kg/日から開始し，適宜漸減する） |
| | 心不全や不整脈の管理については急性心筋炎に準ずる |
| **クラスIII** | 該当なし |

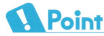

- 心筋炎に対する治療の要は原因に対する介入である．

- 心筋炎の発症機序は大別してウイルス持続感染あるいは自己免疫による．自己免疫機序が疑われる場合はステロイドパルス療法が著効を奏する場合がある．

- 劇症型といえども，ウイルス性心筋炎が疑われた場合はステロイド投与は少なくとも推奨されない．

## 文献

1) Kodama M, et al：A new scoring system to predict the efficacy of steroid therapy for patients with active myocarditis––a retrospective study. Jpn Circ J, 62：715-720, 1998
2) Frustaci A, et al：Immunosuppressive therapy for active lymphocytic myocarditis: virological and immunologic profile of responders versus nonresponders. Circulation, 107：857-863, 2003
3) McNamara DM, et al：Intravenous immune globulin in the therapy of myocarditis and acute cardiomyopathy. Circulation, 95：2476-2478, 1997
4) Cooper LT Jr, et al：Idiopathic giant-cell myocarditis––natural history and treatment. Multicenter Giant Cell Myocarditis Study Group Investigators. N Engl J Med, 336：1860-1866, 1997
5) Mason JW, et al：A clinical trial of immunosuppressive therapy for myocarditis. The Myocarditis Treatment Trial Investigators. N Engl J Med, 333：269-275, 1995
6)「循環器病の診断と治療に関するガイドライン（2008年度合同研究班報告）急性および慢性心筋炎の診断・治療に関するガイドライン（2009年改訂版）」（2008年度合同研究班 班長：和泉 徹）日本循環器学会ホームページ：
http://www.j-circ.or.jp/guideline/pdf/JCS2009_izumi_h.pdf（2015年8月閲覧）
7) Cooper LT Jr, et al：Usefulness of immunosuppression for giant cell myocarditis. Am J Cardiol, 102：1535-1539, 2008
8) 和泉 徹，他：循環器病の診断と治療に関するガイドライン（2002-2003年度合同研究班報告）急性および慢性心筋炎の診断・治療に関するガイドライン．Circ J, 68（Suppl IV）：1231-1263, 2004
9)「重篤副作用疾患別対応マニュアル 薬物性過敏症症候群」（日本皮膚科学会マニュアル作成委員会, 他/編），厚生労働省，2007

＜許　俊鋭＞

# 第3章 循環器疾患-②

# 心臓サルコイドーシスに対するステロイドの有効性は？

## クリニカルクエスチョン

　サルコイドーシスは原因不明の全身性肉芽腫性疾患である．心病変の存在はサルコイドーシスの予後と関連し，しかもその頻度はわが国において高く，ステロイドの効果が期待されるため適切な診断が要求される．拡張型心筋症，慢性心筋炎，巨細胞性心筋炎などとの鑑別が問題となる[1]．剖検，心移植，左室形成術などで心筋を組織学的に検索し，初めて心臓サルコイドーシスと診断される症例も存在する．

　心臓サルコイドーシスの治療に対して，どのようなエビデンスがあるだろうか．

## エビデンスの実際

　2003年に日本サルコイドーシス/肉芽腫性疾患学会と日本心臓病学会がまとめた「サルコイドーシス治療に関する見解―2003」[2]によれば，サルコイドーシスに起因したプラセボとの比較でステロイドの効果を科学的に証明した報告は存在しないが，$^{67}$Gaの心筋への異常集積の消失，伝導障害や不整脈，心機能の改善などを示す症例が存在する[3][4]．一般に，初期用量としてはプレドニゾロン30 mg/日より開始され，病態により5～10 mg/日の維持量で継続する[4][5]．高度房室ブロック，心室性不整脈，心機能低下症例などに肉芽腫性炎症を抑制する目的でステロイドが投与される．その治療効果は房室ブロックでは伝導障害が改善し正常化する例があり，低心機能例では収縮能は改善しないまでもそれ以上に悪化しない例が多い．また低収縮に至る前に治療を行った場合は改善する例も知られている．ステロイドの投与量は30 mg/日または60 mg/日が推奨されている．4週間投与したのち，2～4週間ごとに漸減していくことが多い．ステロイドの中止に関しては明確な規定は存在しないが最終的に10 mg/日程度での維持療法を行う場合が多い．

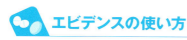 エビデンスの使い方

### 1）心臓サルコイドーシスにおける治療法と適応評価[6]

| | |
|---|---|
| **クラスⅠ（レベルC）** | ステロイド療法，徐脈性不整脈に対する恒久ペースメーカ |
| **クラスⅡa（レベルC）** | エビデンスに基づいた心不全治療薬，重症心室性不整脈に対する植込み型除細動器 |
| **クラスⅡb（レベルC）** | メトトレキサート，心室性不整脈に対する抗不整脈薬，カテーテルアブレーション，心臓移植 |
| **クラスⅢ（レベルC）** | 該当なし |

### 2）予後

わが国における検討では，ステロイドの投与が行われた場合，左室駆出率50％以上の症例で5年生存率89％，10年生存率89％と良好であるのに対し，50％未満の症例では5年生存率59％，10年生存率27％であった[5]．

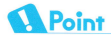 Point

- 拡張型心筋症，慢性心筋炎，巨細胞性心筋炎などとの鑑別がポイント．
- プラセボとの比較でステロイドの効果を科学的に証明した報告はないが，ステロイド投与が第一選択である．

#### 文献

1) Yazaki Y, et al：Comparison of clinical features and prognosis of cardiac sarcoidosis and idiopathic dilated cardiomyopathy. Am J Cardiol, 82：537-540, 1998
2) 日本サルコイドーシス/肉芽腫性疾患学会，他：サルコイドーシス治療に関する見解-2003．日本サルコイドーシス学会雑誌，23：105-114, 2003
   日本サルコイドーシス/肉芽腫性疾患学会ホームページ：http://jssog.com/
3) Kato Y, et al：Efficacy of corticosteroids in sarcoidosis presenting with atrioventricular block. Sarcoidosis Vasc Diffuse Lung Dis, 20：133-137, 2003
4) Yazaki Y, et al：Prognostic determinants of long-term survival in Japanese patients with cardiac sarcoidosis treated with prednisone. Am J Cardiol, 88：1006-1010, 2001
5) Hiramitsu S, et al：National survey on status of steroid therapy for cardiac sarcoidosis in Japan. Sarcoidosis Vasc Diffuse Lung Dis, 22：210-213, 2005
6)「循環器病の診断と治療に関するガイドライン（2008年度合同研究班報告）急性および慢性心筋炎の診断・治療に関するガイドライン（2009年改訂版）」(2008年度合同研究班 班長：和泉 徹)
   日本循環器学会ホームページ：
   http://www.j-circ.or.jp/guideline/pdf/JCS2009_izumi_h.pdf（2015年8月閲覧）

＜許　俊鋭＞

# 心アミロイドーシスに対するステロイドの有効性は？

## クリニカルクエスチョン

　アミロイドーシスは線維構造をもつ不溶性蛋白であるアミロイドが，臓器に沈着することによって機能障害を引き起こす疾患の総称（疾患群）である．

　アミロイドーシスの確定診断は生検による．病理学的にアミロイドの沈着が確認されれば，病型診断のために各種アミロイド蛋白（AL，AA，ATTR，$\beta_2$-ミクログロブリンなど）に対する特異抗体を用いた免疫組織化学でアミロイド蛋白の種類を検索する．

　ALアミロイドーシスの臨床症状は心・腎・肝・消化管・神経障害などアミロイドの沈着部位により多岐にわたるが，心病変の有無はALアミロイドーシスの予後に大きく影響する．心アミロイドーシスでは，右心系優位の心不全症状，伝導障害，不整脈を認める．心エコーでは特徴的な心筋のgranular sparkling patternおよび輝度の上昇がみられ，心室壁・心室中隔の肥厚，心室腔の狭小化がみられ，BNP（brain natriuretic peptide），NT-ProBNPの上昇がみられる．

　本項では，「アミロイドーシス診療ガイドライン2010」[1]より，心アミロイドーシスに対するステロイド治療に関する記載を抜粋して述べる．

## エビデンスの実際

　アミロイドーシスに対する治療は，アミロイドの沈着過程そのものをブロックする抗アミロイド療法とアミロイドの沈着により生じた臓器障害などに対する対症療法に大別される．

　ALアミロイドーシスでは，血中M蛋白，アミロイド沈着の減少を目的とした化学療法として，メルファラン（melphalan：MEL）とプレドニゾロンの併用（MP）がありコルヒチンより優れているが，奏効率20〜30％に留まり推奨されない（エビデンスレベルⅡ）[2]．大量デキサメタゾン（DEX, 40 mg/日，1〜4日，9〜12

日，17〜20日，35日ごと）はMPより奏効率が高く，血液学的完全奏効（complete response：CR）24％，臨床効果45％，平均生存期間31カ月であるが有害事象が多い（エビデンスレベルⅢ）[3]．DEX減量（DEX，40 mg/日，1〜4日，28日ごと）は，忍容性は高いが奏効率は35％程度に留まる[4]．MELとDEX減量の併用療法（MEL/DEX）は血液学的効果67％，臨床効果48％，平均生存期間5.1年で認容度は高い[5)6]．MEL/DEXと自家末梢血幹細胞移植とのRCTで両群間に有意差はない（エビデンスレベルⅡ）[7]．

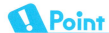

## エビデンスの使い方

上記より，自家移植適応のない症例はMEL/DEXが第一選択の治療法として推奨される[8]．

- 自家末梢血幹細胞移植の適応のない症例ではMEL/DEX療法あるいは減量DEXが推奨される．
- 心病変の有無がALアミロイドーシスの予後に大きく影響する．
- 心エコーで特徴的な心筋のgranular sparkling patternがみられる．

### 文献

1) 「アミロイドーシス診療ガイドライン2010」（厚生労働科学研究費補助金 難治性疾患克服研究事業 アミロイドーシスに関する調査研究班 研究者代表：山田正仁／編），厚生労働科学研究費補助金 難治性疾患克服研究事業 アミロイドーシスに関する調査研究班，2010
2) Kyle RA, et al：A trial of three regimens for primary amyloidosis: colchicine alone, melphalan and prednisone, and melphalan, prednisone, and colchicine. N Engl J Med, 336：1202-1207, 1997
3) Dhodapkar MV, et al：Clinical efficacy of high-dose dexamethasone with maintenance dexamethasone/alpha interferon in patients with primary systemic amyloidosis: results of United States Intergroup Trial Southwest Oncology Group (SWOG) S9628. Blood, 104：3520-3526, 2004
4) Palladini G, et al：A modified high-dose dexamethasone regimen for primary systemic (AL) amyloidosis. Br J Haematol, 113：1044-1046, 2001
5) Palladini G, et al：Association of melphalan and high-dose dexamethasone is effective and well tolerated in patients with AL (primary) amyloidosis who are ineligible for stem cell transplantation. Blood, 103：2936-2938, 2004
6) Palladini G, et al：Treatment with oral melphalan plus dexamethasone produces long-term remissions in AL amyloidosis. Blood, 110：787-788, 2007
7) Jaccard A, et al：High-dose melphalan versus melphalan plus dexamethasone for AL amyloidosis. N Engl J Med, 357：1083-1093, 2007
8) Wechalekar AD, et al：Perspectives in treatment of AL amyloidosis. Br J Haematol, 140：365-377, 2008

<許　俊鋭>

# 第3章 循環器疾患-4

# 心臓移植時の薬物療法：
# ステロイドはどのように使えばよいか？

## クリニカルクエスチョン

　移植手術後は，①免疫抑制療法，②急性・慢性拒絶の予防と治療，③感染症の予防が必要である．免疫抑制療法は通常カルシニューリン阻害薬（シクロスポリン，タクロリムスなど），核酸合成阻害薬〔ミコフェノール酸モフェチル（MMF），アザチオプリンなど〕，ステロイド（メチルプレドニゾロン，プレドニゾロン）の3者併用療法が一般的である[1)～3)]．拒絶反応の診断は心筋生検で行う．グレード3A以上の拒絶反応がみられた場合はステロイドのパルス療法を行う[4)～6)]．重大な慢性拒絶に移植心冠動脈疾患があるが，冠動脈造影やIVUS（intravascular ultrasound：血管内エコー）で病変がみられた場合や通常の免疫抑制療法の副作用や高度細胞性拒絶反応がみられた場合は，カルシニューリン阻害薬や核酸合成阻害薬をmTOR阻害薬（エベロリムス）に変更する[1) 2)]．

　では実際に心移植術において，ステロイドはどのように用いられているのだろうか．

## エビデンスの実際

　ステロイドは移植後の免疫療法の導入や拒絶反応に対する救命薬としてきわめて重要な地位を占めるが，ステロイドの大量長期服用は易感染性・糖尿病・高血圧・脂質異常症・精神症状・白内障・緑内障・骨粗鬆症・圧迫骨折・無菌性骨壊死・副腎不全・満月様顔貌・野牛肩・皮膚症状・多毛・ステロイド筋症・月経不順などさまざまな副作用を生じる．そのため，心臓移植領域においてもステロイドの減量あるいは中止の努力がなされてきた[8)]が，成功率は50～80％とされる[9)]．特に，小児，インスリン依存性糖尿病，活動性の感染症例，家族性の代謝異常（肥

### 表1 ● 心臓移植時の免疫抑制薬の処方例

| 移植手術中 |
|---|
| ソル・メドロール（1,000 mg）1回1,000 mg 手術開始時　1回　静注 |
| **移植手術後** |
| 手術直後 |
| 1）　ソル・メドロール（125 mg）1回125 mg 8時間ごと　3～6回（経口投与開始まで）　静注 |
| 経口摂取開始後 |
| 2）　プレドニゾロン（5 mg/kg）1～12錠（分1～3，食後）<br>　　60 mg/日（1 mg/kg/分）から開始し，2日ごとに5 mgずつ減量し10 mg/日まで減量する．<br>　　10 mg/日まで減量した時点から1週間ごとに1 mgずつ減量し5 mg/日まで減量し維持量とする．<br>　　1年間5 mg/日で投与し，症例によっては2年目以後プレドニゾロンを中止する． |
| 3）　MMF（セルセプト®250 mg）2～10錠（分2，朝夕食後）<br>　　500 mg/日から開始し，2日ごとに250 mgずつ増量し2～3週間後に2,500 mg/日とする． |
| 4）　シクロスポリン（ネオーラル®），またはタクロリムス（プログラフ®）<br>　　①ネオーラル®200 mgまたは4 mg/kg（分2，朝夕食後）で<br>　　　　トラフ値を　　術後1カ月以内　　250～350 ng/mL<br>　　　　　　　　　　2～3カ月　　　　200～300 ng/mL<br>　　　　　　　　　　4～6カ月　　　　150～250 ng/mL<br>　　　　　　　　　　7カ月以後　　　　150～200 ng/mL<br>　　②プログラフ®2 mgまたは0.044 mg/kg（分2，朝夕食後）で<br>　　　　トラフ値を　　術後1カ月以内　　10～15 ng/mL<br>　　　　　　　　　　1～6カ月　　　　9～12 ng/mL<br>　　　　　　　　　　6～12カ月　　　　7～10 ng/mL<br>　　　　　　　　　　12カ月以後　　　　5～8 ng/mL |
| **移植手術後エベロリムスに変更する場合** |
| エベロリムス（サーティカン®）1.5 mg（分2，朝夕食後）<br>　　トラフ値を　　　　　　　　3～8 ng/mL |

文献1，p388より引用

満），高度の骨粗鬆症，高齢者ではステロイドの減量あるいは中止は重要である[9]．日本のプロトコールでも移植後2年目からは，必要に応じてステロイド中止の方針がとられている[1]．

## エビデンスの使い方

　表1に，心臓移植時のステロイド処方例を示した．

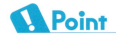

- ステロイドは免疫療法の導入や拒絶反応の救命薬として重要な薬であるが，大量長期投与による副作用も大きく，減量・中止の努力も必要である．
- いわゆる前向き無作為割り付け試験によるエビデンスはほとんどないのが実情であるが，経験的なエビデンスでその有効性はほぼ確立されている．

**文献**

1）許 俊鋭：心不全（外科治療），補助人工心臓，心臓移植．「今日の治療指針 2014 年版」（山口 徹，他/監，福井次矢，他/総編集），pp384-388，医学書院，2014
2）福嶌教偉：代謝合成阻害薬・mTOR 阻害薬・ステロイド．「心臓移植」（松田 暉/監，布田伸一，他/編），pp207-219，シュプリンガー・ジャパン，2011
3）Nakatani T：Heart transplantation. Circ J, 73 Suppl A：A55–A60, 2009
4）Griepp RB, et al：Determinants of operative risk in human heart transplantation. Am J Surg, 122：192–197, 1971
5）Heublein B, et al：Pulsed steroids for treatment of cardiac rejection after transplantation. What dosage is necessary? Circulation, 80：III97–III99, 1989
6）Kobashigawa JA, et al：Is intravenous glucocorticoid therapy better than an oral regimen for asymptomatic cardiac rejection? A randomized trial. J Am Coll Cardiol, 21：1142–1144, 1993
7）Park MH, et al：Oral steroid pulse without taper for the treatment of asymptomatic moderate cardiac allograft rejection. J Heart Lung Transplant, 18：1224–1227, 1999
8）Castel MA, et al：Outcome after steroid withdrawal in heart transplantation. Transplant Proc, 41：2253–2255, 2009
9）Baraldo M, et al：Steroid-free and steroid withdrawal protocols in heart transplantation: the review of literature. Transpl Int, 27：515–529, 2014

＜許　俊鋭＞

# 開心術時のステロイド使用の有効性は?

## ❓ クリニカルクエスチョン

開心術症例の体外循環(cardiopulmonary bypass：CPB)と心停止に伴う心臓および全身臓器の虚血再灌流傷害は，術後の心不全と多臓器不全の原因となる．

では，開心術時の予防的ステロイド投与にエビデンスはあるのだろうか．

## エビデンスの実際

多くの研究でステロイドはCPBに伴う炎症反応を抑制する[1]とされてきたが，なお大部分の外科医は，ステロイドの有効性の確証のないことや副作用の心配から周術期ステロイド使用には熱心ではない．開心術時の予防的ステロイド投与の有効性については，2008年のWhitlockらのメタ解析[2]がエビデンスとしてはレベルが高い．このメタ解析は，1977年〜2007年まで人工心肺使用心臓手術を受けた3,205人の患者を無作為化した44の臨床試験(RCT)のメタ解析で，死亡，心筋梗塞，神経学的イベント，新しい心房細動，輸血必要量，手術後の出血，人工呼吸期間，集中治療室(ICU)滞在，入院期間，創部合併症，消化器合併症，および感染の合併症を評価した．予防的ステロイド投与は，新しい心房細動($P=0.001$)，手術後の出血($P<0.0001$)，ICU滞在期間($P=0.006$)，入院期間($P=0.04$)を減少させたがそれほど顕著なものではなかった．また，手術死亡の減少傾向($P=0.20$)がみられたが，死亡率減少を確定的に証明するには10,000例程度の症例によるRCTを必要とすると考えられる．

一方，ステロイドの副作用については，創部合併症，消化器合併症，および感染の合併症の増加はみられていないが確定的ではない．ただし，メタ解析に含まれるRCTの大多数は，低リスク患者〔70％は単独CABG(冠動脈バイパス手術)〕が中心で，さらに，試験の大多数は生化学的炎症マーカーを中心に評価が行われ，

第2の臨床結果の評価はしばしば不十分であった．また，少量（8 mg）のデキサメタゾン投与で術後1～2日の情緒の安定（P＝0.002），肉体的快適性（P＝0.0001-0.006），痛み（P＜0.0001）を改善し，術後の疲労の頻度・程度（P＜0.0001），発熱（P＜0.0001），悪寒戦慄（P＝0.001）を減少させたとするRCTによる検討報告もある[3]．

## エビデンスの使い方

　一方，成人開心術4,494例を対象とした最近のRCTで，術中の1 mg/kgデキサメタゾン投与はプラセボと比較して，術後30日以内の死亡・心筋梗塞・脳卒中・腎不全・呼吸不全を減少させない（7.0％ vs 8.5％，P＝0.07）とする報告[4]や，成人開心術291例を対象としたRCTで術後1～12カ月の認知機能低下を減少させない（1カ月：13.6％ vs 7.2％ P＝0.09，12カ月：7.0％ vs 3.5％ P＝0.24）とする報告[5]もあり，予防的ステロイド投与の有効性について一致していない．

## Point

- ステロイドは体外循環に伴う炎症反応を抑制するとされてきたが，確証のないことや副作用の心配から使用に熱心でない外科医も多い．
- 開心術時の予防的ステロイド投与の有効性については，それほど顕著なエビデンスはない．一方，無効とする報告もある．
- ステロイドの副作用についても，合併症の増加はみられていないが確定的ではない．

### 文献

1 ）Whitlock RP, et al：Pro: Steroids should be used for cardiopulmonary bypass. J Cardiothorac Vasc Anesth, 19：250-254, 2005
2 ）Whitlock RP, et al：Clinical benefit of steroid use in patients undergoing cardiopulmonary bypass: a meta-analysis of randomized trials. Eur Heart J, 29：2592-2600, 2008
3 ）Ottens TH, et al：Effects of dexamethasone on cognitive decline after cardiac surgery: a randomized clinical trial. Anesthesiology, 121：492-500, 2014
4 ）Murphy GS, et al：Small-dose dexamethasone improves quality of recovery scores after elective cardiac surgery: a randomized, double-blind, placebo-controlled study. J Cardiothorac Vasc Anesth, 25：950-960, 2011
5 ）Dieleman JM, et al：Intraoperative high-dose dexamethasone for cardiac surgery: a randomized controlled trial. JAMA, 308：1761-1767, 2012

＜許　俊鋭＞

# 潰瘍性大腸炎に対するステロイド投与のエビデンスは？

## クリニカルクエスチョン

　活動期潰瘍性大腸炎に対して，ステロイド投与が臨床症状を指標とする緩解導入効果をもたらすことを1955年に初めて報告したのはTruelove[1]であった．同じグループ[2]から1974年に強力静注療法が提唱され，重症例に対するステロイド投与方法の改良が提唱された．現在，潰瘍性大腸炎の治療において5-アミノサリチル酸（5-aminosalicylate：5-ASA）製剤と並んでステロイドがキードラッグの1つであることは事実である．現行の治療ガイドライン[3]においても，投与方法は種々あるがあらゆる重症度でステロイドの使用が考慮されている．一方，ステロイドの長期投与が緩解維持効果につながらない可能性もLennard-Jonesら[4]によって早くから指摘されている．長期投与による有害事象の問題もあり，いかに短期間で上手にステロイドを使うかが問われる時代になっていると言えよう．

## エビデンスの実際

### 1）ステロイド投与対象例と投与量の設定

　意外にも，潰瘍性大腸炎に対するステロイド投与量についてのエビデンスは少ない．Baron[5]の古い検討がほぼ唯一の前向き研究である．それによると中等症の場合，プレドニゾロン（PSL）40 mg/日より開始することが推奨され，3週間以内の減量は早期再燃につながり，開始量が15 mg/日以下では効果を期待できないとされる．

　本邦の臨床においては，直腸炎型以外の病型で，中等症に対してPSL 30～40 mg/日の内服（開始後1～2週間で効果判定），重症では入院のうえPSL 1～1.5 mg/kg/日の内服または静注（1～2週間の治療に対する反応でステロイド抵抗性

か否か判断する）が標準的である[3]．この用量は原則的に5-ASA製剤の最大量に加えて投与される．

　海外に目を向けると，欧州のガイドライン〔ECCO（European Crohn's and Colitis Organization：欧州クローン病・大腸炎会議）・BSG（British Society of Gastroenterology：英国消化器病学会）〕と米国のガイドライン〔ACG（American College of Gastroenterology：米国消化器病学会）〕を比較して米国の方がややステロイド導入に慎重な傾向がある．またステロイドの製剤選択として欧州では結腸で放出されるブデソニド（2015年8月現在国内未承認）がより推奨される傾向にある[6]．

### 2）ステロイド治療の目標

　従来，ステロイドに限らず，潰瘍性大腸炎に対する治療反応性は臨床症状を主とするスコアリングにより評価されてきた．これに対して最近，少なくとも内視鏡所見での肉眼所見の改善，場合によっては組織学的な治癒を目標とする考え方が広まりつつある．総論については総説を参照されたい[7]．ここではステロイドに関するエビデンスを簡単に示す．Rizzelloら[8]は活動期潰瘍性大腸炎に対するプラセボ対照の二重盲検試験で119例を対象にして，4週後の判定で，ベクロメタゾン群で31％，プラセボ群で16％の粘膜治癒率を報告している．あくまで短期投与での成績であることに注目すべきであろう．

##  エビデンスの使い方

　上に示した通り，ステロイド低用量の長期投与に有効性がないことのエビデンスは低用量で治療開始した症例におけるものである[4]．ステロイド療法を行う際には適切な初期用量・投与ルートの選択と5-ASA製剤との併用に留意することが重要である．適切なステロイド導入が行われて，しかもステロイド投与を終了できなくなる症例は20％程度あると考えられている[9]が，ステロイド依存例の管理はここでは割愛する．

　近い将来，ステロイド単独投与での粘膜治癒の維持効果を評価するエビデンスが新たに出る可能性は低く，活動期潰瘍性大腸炎の治療選択は主に治療ガイドラインに基づいて行われることになろう．漫然と長期にステロイドを投与して有害

事象を招かないことが求められる．

## !Point

- 活動期潰瘍性大腸炎にステロイドの全身投与を行う場合，5-ASA製剤の最大量の投与が前提となる．
- 投与量／方法の設定は現時点では治療ガイドラインを参照して行うことが望ましい．投与する場合には，重症度に応じた十分量を用いる．
- ステロイド投与は必要最小限の期間に留めることが重要である．

### 文献

1) Truelove SC & Witts LJ：Cortisone in ulcerative colitis; final report on a therapeutic trial. Br Med J, 2：1041-1048, 1955
2) Truelove SC & Jewell DP：Intensive intravenous regimen for severe attacks of ulcerative colitis. Lancet, 1：1067-1070, 1974
3) 渡辺 守（研究代表者），他：平成25年度分担研究報告書，潰瘍性大腸炎・クローン病 診断基準・治療指針 改訂版．厚生労働科学研究費補助金難治性疾患克服研究事業「難治性炎症性腸管障害に関する調査研究」班, 2014
4) Lennard-Jones JE, et al：Prednisone as maintenance treatment for ulcerative colitis in remission. Lancet, 1：188-189, 1965
5) Baron JH：Out-patient treatment of ulcerative colitis. Comparison between three doses of oral prednisone. Br Med J, 2：441-443, 1962
6) Dignass A, et al：Second European evidence-based consensus on the diagnosis and management of ulcerative colitis part 2: current management. J Crohns Colitis, 6：991-1030, 2012
7) 藤谷幹浩，他：潰瘍性大腸炎と粘膜治癒．日本消化器病学会雑誌, 110：1900-1908, 2013
8) Rizzello F, et al：Oral beclometasone dipropionate in the treatment of active ulcerative colitis: a double-blind placebo-controlled study. Aliment Pharmacol Ther, 16：1109-1116, 2002
9) Faubion WA Jr, et al：The natural history of corticosteroid therapy for inflammatory bowel disease: a population-based study. Gastroenterology, 121：255-260, 2001

＜永山和宜，渡辺　守＞

# 第4章 消化器疾患-②

## ステロイドに抵抗性を示す潰瘍性大腸炎重症患者に対する治療は？

 **クリニカルクエスチョン**

「ステロイド抵抗性」は，厳密なステロイド療法にありながら，ステロイド1～1.5 mg/kg/日（プレドニゾロン換算）の1～2週間投与で効果がない状態，として定義される[1]．本邦の治療ガイドラインでは血球成分除去療法・タクロリムス経口・インフリキシマブ点滴静注・アダリムマブ皮下注射（重症ではシクロスポリン持続静注が加わる）が並列に記載されている．当然，手術を決断する時期を逃さないことは前提である．

ここに示されている5つの治療法からどれを選択するか，という問いに解はあるのだろうか．

 **エビデンスの実際**

### 1）血球成分除去療法についてのエビデンス

個々にみてみたい．まず血球成分除去療法である．本邦では3種類の血球成分除去療法が認可されているが，便宜的に3種類の相互の比較はしない．体外循環を要する治療のため，盲検化しにくい治療法であり，エビデンスレベルには制限がかかりやすい．ステロイド抵抗例に近い症例群を対象とした検討として，Hanaiら[2]は中～重症の活動期潰瘍性大腸炎患者を血球成分除去療法と静注ステロイドに割り付け12週での有効率において，血球成分除去療法が優位であったと報告している．二重盲検の検討は規模の小さいものがいくつかあるが，結果は一定せず，特に欧米では受け入れられにくい状況にある．

## 2) タクロリムス経口についてのエビデンス

次にタクロリムス経口である．本邦の後期第Ⅱ相試験で奏効率がトラフ濃度に依存することが示された．これを受けてステロイド抵抗例を対象としたプラセボ対照第Ⅲ相試験で，Ogataら[3]は，臨床的改善率が50.0％ vs 13.3％，粘膜治癒率が43.8％ vs 13.3％の成績を報告している．血中濃度管理が重要になる，という難しさはあるがステロイド抵抗例での緩解導入効果に関して比較的速効性があるというエキスパートオピニオンがある．

## 3) 生物学的製剤（インフリキシマブ点滴静注・アダリムマブ皮下注射）についてのエビデンス

生物学的製剤についてみてみたい．ステロイド抵抗性という定義からやや対象症例が拡大されているがエビデンスレベルの高い報告がなされている．Rutgeertsら[4]はインフリキシマブで，Sandbornら[5]はアダリムマブで，それぞれ対プラセボでの優位な緩解導入効果を示している．一方で，潰瘍性大腸炎に対する生物学的製剤の効果はクローン病の場合とやや様相が異なると考えられていることから，手術になった場合や長期的な薬剤選択の観点から慎重論を唱える向きもある．

## 4) シクロスポリン持続静注についてのエビデンス

シクロスポリン静注は現時点で保険適用から外れる治療であるが，ガイドラインに記載されており，一定の症例蓄積があることは確かである．しかし，高度の専門施設に限定して行われる治療であると考え，ここではステロイド抵抗例に対しての，インフリキシマブとの同等性を示唆するメタ解析を参考として呈示するに留める[6]．

## エビデンスの使い方

概観したように，ステロイド抵抗例に対する内科的な治療選択肢は少なからず存在する．そのことは患者にとっては朗報であるのだが，どういう症例にどの薬剤を選択するか，という判断を直接左右できるエビデンスが，実は少ないのが現状である．

ステロイド抵抗例の定義を満たす活動期潰瘍性大腸炎の症例を診療する施設では，内科と外科との連携体制のもとで，得意とする治療法をもっているのが通例

である．一概にステロイド抵抗例といっても，その内容によって（治療既往歴や粘膜障害の程度など）治療の選択が異なるのでは，という仮説は成り立つ．そういう背景にあれば，施設ごとの優先順位がある程度専門家の見解として用いられる，ということは十分にありうることであるし，また否定すべきことでもない．

ステロイド抵抗例の治療は外科との連携が必須であるし，時として生命予後にかかわる治療的選択を要する．必ずしもエビデンスに基づいた治療で解決する領域でないことをご理解いただきたい．ただし，どの選択をするにしても，緩解維持を視野に入れて，免疫調節薬（チオプリン製剤）を早期から併用することが推奨されることを忘れてはならない．

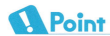

- ステロイド抵抗例では血球成分除去療法，タクロリムス，生物学的製剤，シクロスポリンが選択肢として考慮される．これらの治療法のどれが優れているか，に明確なエビデンスはない．
- いずれの治療を選択するにしても，外科との連携が必須である．
- 同時に，早期から免疫調節薬の併用が必須である．

### 文献

1) 渡辺 守（研究代表者），他：平成25年度分担研究報告書，潰瘍性大腸炎・クローン病 診断基準・治療指針 改訂版．厚生労働科学研究費補助金難治性疾患克服研究事業「難治性炎症性腸管障害に関する調査研究」班，2014
2) Hanai H, et al：Intensive granulocyte and monocyte adsorption versus intravenous prednisolone in patients with severe ulcerative colitis: an unblinded randomised multi-centre controlled study. Dig Liver Dis, 40：433-440, 2008
3) Ogata H, et al：Double-blind, placebo-controlled trial of oral tacrolimus (FK506) in the management of hospitalized patients with steroid-refractory ulcerative colitis. Inflamm Bowel Dis, 18：803-808, 2012
4) Rutgeerts P, et al：Infliximab for induction and maintenance therapy for ulcerative colitis. N Engl J Med, 353：2462-2476, 2005
5) Sandborn WJ, et al：Adalimumab induces and maintains clinical remission in patients with moderate-to-severe ulcerative colitis. Gastroenterology, 142：257-65.e1-3, 2012
6) Chang KH, et al：Infliximab versus cyclosporine as rescue therapy in acute severe steroid-refractory ulcerative colitis: a systematic review and meta-analysis. Int J Colorectal Dis, 28：287-293, 2013

<永山和宜，渡辺　守>

# 活動性クローン病の第一選択薬はステロイド？免疫調節薬？

## クリニカルクエスチョン

　クローン病について，国内では詳細な治療ガイドラインが公表されている[1]．その中では5-アミノサリチル酸（5-ASA）製剤（と栄養療法）をベースとして，その次に「第一選択薬」としてステロイドが選択されている（瘻孔を有する症例に対して，「第一選択薬」として免疫調節薬あるいは生物学的製剤が記載されている）．これを'bottom-up therapy'と表現する場合がある．一方，免疫調節薬および生物学的製剤を早期から用いる'top-down therapy'の考え方が存在する．前述のガイドラインでも括弧つきではあるが，「生物学的製剤で緩解導入された症例では維持療法に生物学的製剤を用いる」という形で言及されている．どういう症例にどちらのアプローチが望ましいか，にかかわるエビデンスの現状を概説する．

## エビデンスの実際

### 1）ステロイド投与についてのエビデンス

　活動期クローン病に対する，ステロイド単独での緩解導入・維持については欧州の大規模な2つの臨床研究が嚆矢である[2)3)]．緩解導入については両者とも支持，維持については結論が分かれた．また，これ以降ステロイドの緩解維持効果を証明した報告はない．また，潰瘍性大腸炎の場合と同様，ステロイドの至適投与量あるいは減量方法に関するエビデンスは存在しない．なお，これもエビデンスとしては存在しないが，クローン病において5-ASA製剤と栄養療法以外の治療に踏み込む際には必ず腸結核（ときにアメーバ赤痢）の除外と肛門周囲膿瘍など感染症のチェックを先行させる．また，ステロイド製剤の中でもブデソニドの優位性を示した報告がある（2015年8月現在国内未承認）[4]．

## 2) 免疫調節薬を用いた場合のエビデンス

　免疫調節薬〔ここではアザチオプリンと6-メルカプトプリン（6-MP）の2種類のチオプリン製剤を指す〕のエビデンスを次に示す．キーとなる論文としてPearson[5]のメタ解析を挙げておく．主な有効性はステロイド減量効果，瘻孔改善効果，緩解維持効果としてまとめられる．一方で効果発現までに3〜4カ月（特にアザチオプリンの場合）と時間がかかることが難点であり，活動性の高い時期にはステロイドなどとの併用が必要とされる．しかし，緩解維持効果と瘻孔改善効果に関するエビデンスが存在することは大きな利点と考えられる．

## 3) 生物学的製剤を用いた場合のエビデンス

　'top-down therapy'の中心となる生物学的製剤（ここでは抗TNF-α抗体製剤であるインフリキシマブとアダリムマブを指す）について検討する．両薬剤についてはそれぞれ緩解導入効果に関して大規模な臨床研究が行われている[6,7]．瘻孔改善効果・緩解維持効果に関しても同様の報告がある．日本では2002年にインフリキシマブが，2010年にアダリムマブが認可されている．なお基本的には免疫調節薬との併用が前提となっている．また，生物学的製剤では臨床的な緩解導入効果に加えて粘膜所見の治癒も報告されていることは興味深い．

## エビデンスの使い方

　すでに述べたように，本邦の治療ガイドラインは自由度の高いものであり，反面，診療にあたる医師の経験が重視されている．冒頭に掲げた，「第一選択薬はステロイド？免疫調節薬？」という問いに対する，現在のコンセンサスに最も近い答えは，免疫調節薬をベースにステロイドあるいは生物学的製剤を選択する，というものではないだろうか．エビデンスから学ぶべき最大のポイントは，ステロイドには単独では緩解維持効果がない（少なくともエビデンスとして示されたものがない）ということであろう．ステロイド・生物学的製剤それぞれに特有の有害事象があり，それぞれへの配慮が必要であることは言うまでもない．個々の症例に即した選択が重要である．なお，エビデンスからの推測であるが，penetrating typeの症例では生物学的製剤がやや優位，ということになるかもしれない．

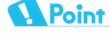

- ステロイド,免疫調節薬,生物学的製剤いずれにも緩解導入効果がある.
- 免疫調節薬を併用しながら適切にステロイド,生物学的製剤を個々例に用いることが求められるようになりつつある.
- 潜在的な感染症(腸結核,アメーバ赤痢,肛門周囲膿瘍,B型肝炎)に対する配慮が治療導入前に必須である.

### 文献

1) 渡辺 守(研究代表者),他:平成25年度分担研究報告書,潰瘍性大腸炎・クローン病 診断基準・治療指針 改訂版.厚生労働科学研究費補助金難治性疾患克服研究事業「難治性炎症性腸管障害に関する調査研究」班,2014

2) Summers RW, et al:National Cooperative Crohn's Disease Study: results of drug treatment. Gastroenterology, 77:847-869, 1979

3) Malchow H, et al:European Cooperative Crohn's Disease Study(ECCDS):results of drug treatment. Gastroenterology, 86:249-266, 1984

4) Rutgeerts P, et al:A comparison of budesonide with prednisolone for active Crohn's disease. N Engl J Med, 331:842-845, 1994

5) Pearson DC, et al:Azathioprine and 6-mercaptopurine in Crohn disease. A meta-analysis. Ann Intern Med, 123:132-142, 1995

6) Targan SR, et al:A short-term study of chimeric monoclonal antibody cA2 to tumor necrosis factor alpha for Crohn's disease. Crohn's Disease cA2 Study Group. N Engl J Med, 337:1029-1035, 1997

7) Hanauer SB, et al:Human anti-tumor necrosis factor monoclonal antibody(adalimumab) in Crohn's disease: the CLASSIC-I trial. Gastroenterology, 130:323-333; quiz 591, 2006

<永山和宜,渡辺 守>

# 自己免疫性肝炎に対するステロイド投与のエビデンスは？

## クリニカルクエスチョン

　自己免疫性肝炎（autoimmune hepatitis：AIH）の疾患像は比較的明確であるが，正確な病因が特定されているわけではない．一部に遺伝的背景もあると考えられている．臓器特異性自己免疫疾患とされるが，時として全身性，あるいは他の臓器特異性自己免疫疾患を伴う場合がある．また，本邦でみられる自己免疫性肝炎はHCV感染合併例を除くと，ほぼすべてが1型に分類される．いずれにせよ，スコアリングに基づいて診断することが一般的である．国内で作成された診断基準（表1）が主に用いられる[1]が，より項目を少なくした簡易型国際診断基準[2]も使用されることがある（肝生検必要）．このようにステロイド治療に対する反応性そのものが診断項目に含まれる疾患であり，ステロイド治療のエビデンスレベルは高いとも言えるし，自己免疫性肝炎に似た病像を示すステロイド治療が有効でない疾患の存在が前提になっているとも言える．以下，やや詳細にみていきたい．

## エビデンスの実際

　自己免疫性肝炎の自然経過は肝硬変・肝不全に至るものであり，治療はこの進展を抑制することが目的となる[3]．ステロイドの有効性については優れた論文[4]があり，「診断された」自己免疫性肝炎に対するステロイドのエビデンスは明確である．有効性と予後の改善の両方が示されている．標準的にはプレドニゾロン（PSL）換算で0.6〜0.8 mg/kg/日から開始し[5]，効果発現を確認してから漸減するが，通常は2年以上の長期にわたって投与する[6]．またステロイド投与終了後も，比較的早期に再燃することが多いため，慎重な経過観察を要する[6]．

### 表1 ● 自己免疫性肝炎の診断指針・治療指針（2013年）（抜粋）

厚生労働省「難治性の肝・胆道疾患に関する調査研究」班　自己免疫性肝炎分科会

| 診断 | 1. 他の原因による肝障害が否定される<br>2. 抗核抗体陽性あるいは抗平滑筋抗体陽性<br>3. IgG高値（＞基準上限値1.1倍）<br>4. 組織学的にinterface hepatitisや形質細胞浸潤がみられる<br>5. 副腎皮質ステロイドが著効する<br><br>典型例：上記項目で1を満たし，2〜5のうち3項目以上を認める．<br>非典型例：上記項目で1を満たし，2〜5の所見の1〜2項目を認める． |
|---|---|

　一方で，軽症例あるいはステロイド減量期におけるUDCA（ursodeoxycholic acid：ウルソデオキシコール酸）投与[7]，あるいは難治例・ステロイド減量困難例に対するチオプリン製剤投与が専門施設で試みられているが，レベルの高いエビデンスが得られているとは言いがたい．なお，UDCA 600 mg/日がおおむねPSL 5 mg/日と等価であると専門医の間では考えられることが多いが，これについても明確に比較されたエビデンスは存在しない．

　なお，しばしば自己免疫性肝炎類縁疾患として捉えられる原発性胆汁性肝硬変（primary biliary cirrhosis：PBC）については，ステロイド投与が自然経過を変えないことが示されている[8]．しかしながら，両者の病像を同時に示す一群（PBC-AIHオーバーラップ症候群）があり，これについてはステロイド（とUDCAの併用）の有効性が示唆されている．しかしこれら混合型の治療は専門医の領域であり，ここでは詳述しない．

## エビデンスの使い方

　ここまで概観したように，自己免疫性肝炎におけるステロイドの捉え方には，治療手段としての位置づけと同様，あるいはそれより強い含意をもって診断手段としての位置づけが大きいことが特色である．初回治療においてステロイドへの反応性をもって積極的に診断の根拠とする疾患は多くない．

　自己免疫性肝炎の診断過程において，その発症様式は多彩であり，薬物性肝障害あるいは非アルコール性脂肪性肝炎（non-alcoholic steatohepatitis：NASH）との鑑別が困難な症例，あるいは急性発症型で治療に一日を争う場合も見受けられる．読者の諸先生方におかれては，ステロイド投与による治療的診断に踏み切る前に，肝臓専門医との連携のもとで可能な限り治療前の肝生検を行うことを推

奨したい．なお，直接にはEBMと関連しないが，今回，自己免疫性肝炎が特定疾患に含まれた．その臨床調査票においては肝生検の所見がかなり重視されていることも付記しておく．

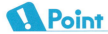

- 診断基準に基づく操作的診断が治療の基本となる．
- （副腎皮質）ステロイドのエビデンスは明確であるが，免疫調節薬あるいはUDCAが併用されることもありうる．
- 病像が経時的に変化することも多く，可能な限り肝生検を施行する．

### 文献

1) 「自己免疫性肝炎（AIH）診断ガイドライン（2013年）」（厚生労働科学研究費補助金難治性疾患克服研究事業「難治性の肝・胆道疾患に関する調査研究」班 研究代表者：坪内博仁），2013
2) Hennes EM, et al：Simplified criteria for the diagnosis of autoimmune hepatitis. Hepatology, 48：169-176, 2008
3) Czaja AJ：Features and consequences of untreated type 1 autoimmune hepatitis. Liver Int, 29：816-823, 2009
4) Lamers MM, et al：Treatment options for autoimmune hepatitis: a systematic review of randomized controlled trials. J Hepatol, 53：191-198, 2010
5) 山本和秀：自己免疫性肝炎の薬物治療と予後に関する調査結果について．「自己免疫性肝炎（AIH）診断ガイドライン（2013年）」（厚生労働科学研究費補助金難治性疾患克服研究事業「難治性の肝・胆道疾患に関する調査研究」班 研究代表者：坪内博仁），pp18-19, 2013
6) Manns MP, et al：Diagnosis and management of autoimmune hepatitis. Hepatology, 51：2193-2213, 2010
7) Czaja AJ, et al：Ursodeoxycholic acid as adjunctive therapy for problematic type 1 autoimmune hepatitis: a randomized placebo-controlled treatment trial. Hepatology, 30：1381-1386, 1999
8) Mitchison HC, et al：A controlled trial of prednisolone treatment in primary biliary cirrhosis. Three-year results. J Hepatol, 15：336-344, 1992

<永山和宜，渡辺　守>

# 急性肝炎（肝不全）・アルコール性肝炎に対するステロイド投与のエビデンスは？

## クリニカルクエスチョン

　本項が射程とする「急性肝炎」は通常，黄疸を伴う急性肝障害で，自然経過では急性肝不全から生命の危険を伴う可能性があるものとする．なお，薬物性肝障害は（大部分の例において）「肝炎」ではないし，術語としても分ける必要があるが便宜的にここでは肝炎に含める．

　さて，かかる定義に基づく肝炎治療におけるステロイド治療のエビデンスを考えるうえでのテーマは，「自然経過に任せてはいけない症例」をいかに見分けるかが一点，もう一つはいかに病因をすみやかかつ正確に見極めるかである．後者は本書の範囲を超えるが，特異的な抗ウイルス療法（特にB型肝炎）が進歩した現在，非常に重要なテーマである．アルコール摂取歴と薬剤（健康食品などを含む）服用歴の詳細な問診，可及的すみやかなB型肝炎（相対的に予後不良で，抗ウイルス薬が存在するものの効果発現にやや時間を要する）の除外が本項の前提となることを銘記いただきたい．

## エビデンスの実際

### 1) 劇症肝炎の予知

　自然経過で回復する急性肝炎として捉えてよいか，に関しては本邦では「与芝の予知式」が現在も広く用いられている[1]．詳細は原報にあたっていただきたいが，$Z = -0.89 + 1.74 \text{(etiology)} + 0.056 \times \text{T-Bil} - 0.014 \times \text{Che}$（ここでetiologyにはA型肝炎，B型肝炎，（薬剤）では1を，その他では2を代入する）なる式でZが正値をとれば「劇症化」を想定して集中治療導入を考慮する．プロトロンビン活性60％程度の段階でこの式を適応してZが正となった場合に積極的治療を開始した場合，「劇症化」は40％程度に抑えられ，全体で90％が救命されるとされており，予知式の利用は少なくとも本邦では標準治療の一部と言える．なお，

岩手医科大学のグループが肝炎に関して劇症化率の予測式を作成しインターネット上で利用することが可能である[2]．

そもそも，急性肝炎においてステロイド（あるいはシクロスポリンなど他の免疫抑制薬）を用いる理由は，原因に対する過度な免疫反応による肝細胞破壊を少しでも抑制することにある．ステロイド自体が病因に対する根本療法でないことを忘れてはいけない．このうえで，それぞれの病因ごとに解説を試みる．

### 2) A型肝炎・E型肝炎

A型肝炎・E型肝炎では通常ステロイドが用いられることはない．特にE型肝炎では，妊婦で内因性ステロイドが高いレベルにあることと重症化の関連が，低いエビデンスレベルながら示唆されている．A型肝炎では，稀に骨髄系の合併症を併発した際にステロイドが用いられることがあるが症例報告のレベルに留まる．

### 3) C型肝炎

C型肝炎においても，きわめて稀に重症肝不全を伴う症例においてステロイド投与が考慮されることがあるが，近年のHCVに対する抗ウイルス療法の進歩に伴い，そのような臨床場面はさらに減少することが予測される．

### 4) B型肝炎

B型肝炎の場合，抗ウイルス薬が用いられるが，効果発現までにやや時間を要するため，初期に短期間，ステロイド投与が併用される場合がある．特にキャリア発症の場合に併用されることが多いが，確立されたエビデンスは存在しない．後ろ向きの検討では，急性肝不全全体の約70％に何らかの形でステロイド療法が行われており，かつパルス療法が主体となっている[3]．

### 5) アルコール性肝炎

一方，アルコール性肝炎ではアルコールそのものによる肝障害のメカニズムが想定されている一方で，特に重症例では炎症性サイトカインの関与が以前から示唆されており，積極的なステロイド投与が行われてきた経緯がある．Maddrey Discriminant Function (DF = 4.6 × ((PT(秒) − control PT(秒)) + T-bil (mg/dL)) が32以上ではステロイド投与による短期予後改善が報告されており，唯一のメタ解析でもある[4]．投与量はPSL（プレドニゾロン）40〜60 mg/日を28日間が標準である[5]．本邦においては，この解析が対象とするような典型的な重症型アルコール性肝炎は比較的少ない[6]が，症例群の存在を知っておくことは重要である．

### 6) 薬物性肝障害

薬物性肝障害の治療におけるステロイドの役割については，いまだ解明されていないのが実情である．被疑薬剤の中止に加えて，急性肝不全例でパルス療法のような大量投与，胆汁うっ滞性肝障害の遷延例で少量投与，と記載されている成書が多いのが現状であるが，症例の個別性が強い疾患でもあり，まとまった検討は存在しない．

## エビデンスの使い方

以上のように，急性肝障害・肝不全におけるステロイドの役割は，主には原因療法が奏効するまでの間，免疫系の過剰反応による肝障害の悪化を予防することにある．実際の臨床では比較的広い場面でさまざまな用量で用いられるが，エビデンスとして確立されたものは乏しい．肝障害の重症化を予知するマーカーを用いつつ，個別に適否を判断していくことが求められる．

## Point

- 急性肝不全において重症化を予知して早期の治療介入を行うことが非常に重要である．
- 特に，B型肝炎ウイルス感染を背景とする場合の迅速な診断が求められる．
- ステロイドのエビデンスに明確なものは少ないのが現状だが，成因によっては奏効することを知っておく必要がある．
- 本項の射程の外にはなるが，急性肝不全の治療においては肝移植の適応について常に考えながら診療することが必要である．

#### 文献

1) Yoshiba M, et al：Accurate prediction of fulminant hepatic failure in severe acute viral hepatitis: multicenter study. J Gastroenterol, 37：916-921, 2002
2) 岩手医科大学医学部消化器・肝臓内科：劇症化予知式
   http://intmed1.iwate-med.ac.jp/calc/calc.html
3) 坪井博仁，他：劇症肝炎及び遅発性肝不全（LOHF：late onset hepatic failure）の全国集計（2006年）．平成19年度研究報告書，厚生労働科学研究費補助金難治性疾患克服研究事業「難治性の肝・胆道疾患に関する調査研究」班，pp83-94，2008
4) O'Shea RS, et al：Alcoholic liver disease. Hepatology, 51：307-328, 2010
5) 石井邦英，他：重症型アルコール性肝炎の治療と予後の推移．肝胆膵，40：69-79，2000
6) 高田 昭，他：アルコール性肝障害に対する新しい診断基準試案の提案．肝臓，34：888-896，1993

&lt;永山和宜，渡辺　守&gt;

# 第4章 消化器疾患 – 6

# 自己免疫性膵炎および類縁疾患に対するステロイド投与のエビデンスは？

## クリニカルクエスチョン

　自己免疫性膵炎は1995年に日本から発信された疾患概念である．その後20年，アジアと欧米でIgG4高値を呈する症例比率，組織所見を中心とした臨床像が多少異なること，合併疾患も異なること，ステロイド治療後の再発率にサブタイプがある可能性があること，などが続々と明らかにされつつある．また，自然軽快する症例があることも知られている．一方で，ステロイド投与が標準治療であることは後述のようにほぼ確立されている．

　研究の進展に伴い診断基準も次々に改訂されており，同時に複雑化の傾向にある．このことは国際診断基準[1]でも国内の診断基準[2]でも同じである．膵癌との鑑別が非常に重要であるため，組織所見が重視されることはやむを得ないが，現在では超音波内視鏡下での生検が行えない施設では確診すること，あるいは病型分類をすることは事実上困難であるし推奨されていない．ステロイドの試験投与（プレドニゾロン0.6～1 mg/kg/日を2週間）についても，膵癌に伴う閉塞性膵炎を改善してしまう可能性があるため，特に慎重であることが求められている．

　本項においては，安易な診断によって起こりうる問題点を指摘したうえで，主に治療効果と再発，膵外病変にかかわるエビデンスの現状について検討したい．

## エビデンスの実際

　まず，本邦の診断ガイドラインに基づくアルゴリズム[2]について触れる．閉塞性黄疸または膵腫瘤がある状況で，膵臓のびまん性腫大があって，①IgG4≧135 mg/dL，②膵外病変，のいずれかまたは両方があれば直接膵管造影を行わなくても自己免疫性膵炎と診断可能であり，診断目的のステロイド投与が許容される．な

お，ここで言う膵外病変とは，①硬化性胆管炎，②硬化性涙腺炎または唾液腺炎，③後腹膜線維症，の3つを指す．これ以外の場合には原則として専門施設でのEUS-FNA（超音波内視鏡下吸引細胞診）や直接膵管造影を行うことが望ましい．くり返すが，これは限局性膵腫大症例での膵臓がん見落としを避けるためである．

自己免疫性膵炎には1型と2型があるが，アジアでは大部分が1型である．すなわち，比較的高齢，男性比率が高い，IgG4上昇例がより高率，潰瘍性大腸炎合併が少なく，前述した「膵外病変」合併率が高い，といった病像が疫学的に報告されている[3]．

ステロイド療法について，きちんと診断された症例に関してみる限り，その奏効率は著しく高く，ほぼ100％に近い（1型99.6％，2型92.3％）[3]．よって，ステロイドの有効性自体に関するcontrolled studyは今後行われないと予想される．

ステロイドの投与量，期間と再燃率は日本と欧米で幾分差があるが，だいたい経口プレドニゾロン20～40 mg/日を2～4週間より開始することが多い（本邦ガイドラインでは0.6 mg/kg/日で2～4週間[4]）．維持療法については必要性に関してコンセンサスが得られていない．大枠では日本では維持療法を行う施設が多く，欧米では3～6カ月で治療中止とする施設が多いようである．現在，国内で維持療法継続群と6カ月での治療中止群を設けて3年間の再発率を検討する臨床研究が進行している．

1型自己免疫性膵炎の再発は胆管炎，膵炎，唾液腺炎の順に高く，2型でほぼ膵炎再発に限定されるのと異なる[3]．再燃例の治療にはステロイドの再投与が用いられることが多く，有効率も高いとされる[3]．難治例に対しては免疫調節薬やリツキシマブの投与が試みられている[3,5]．しかしコントロールされた臨床研究はなく，今後の課題である．

## エビデンスの使い方

自己免疫性膵炎は一方でIgG4関連疾患の一分症として，また他方では膵組織像の異なる2種の亜系をもつ疾患概念として，それぞれの立場から研究が進められてきた．その関係もあって，今なお病因まで視野に入れた疾患概念が十分に明らかではない部分もある．しかし，ステロイドの有効性は確立されており，むしろ安易にステロイドの試験投与を行わないことが強調されている．投与期間につい

ては議論が分かれているが，一般的な症例であればステロイド再投与に対しても良好に治療反応すると考えられている．

診断の段階で，膵腫大が限局的な症例，または2型と考えられる症例（潰瘍性大腸炎合併例など）では専門施設での組織診断確定を考慮する必要がある．

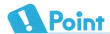

- 典型的な症例に関してはステロイド治療の短期効果についてエビデンスが存在する．
- 診断基準に準拠して分類することが現時点では重要である．
- 少しでも非典型的な部分のみられる症例では，膵癌との鑑別が問題となる．可能な限り専門施設で組織採取を行ってから治療を開始する．安易なステロイドの試験投与を行わない．

### 文献

1) Shimosegawa T, et al：International consensus diagnostic criteria for autoimmune pancreatitis: guidelines of the International Association of Pancreatology. Pancreas, 40：352-358, 2011
2) 日本膵臓学会・厚生労働省難治性膵疾患に関する調査研究班：報告 自己免疫性膵炎臨床診断基準 2011．膵臓，27：17-25，2012
3) Hart PA, et al：Long-term outcomes of autoimmune pancreatitis: a multicentre, international analysis. Gut, 62：1771-1776, 2013
4) Kamisawa T, et al：Amendment of the Japanese Consensus Guidelines for Autoimmune Pancreatitis, 2013 Ⅲ. Treatment and prognosis of autoimmune pancreatitis. J Gastroenterol, 49：961-970, 2014
5) Hart PA, et al：Treatment of relapsing autoimmune pancreatitis with immunomodulators and rituximab: the Mayo Clinic experience. Gut, 62：1607-1615, 2013

<永山和宜，渡辺　守>

# 第5章 腎疾患-❶

# ネフローゼ症候群に対するステロイド療法のエビデンスは？

## クリニカルクエスチョン

　ネフローゼ症候群は尿蛋白3.5 g/日以上，血清アルブミン3.0 g/dL以下で定義される症候群であるが，疾患は幅広く，おのおのの治療法が異なるため，ここではネフローゼ症候群の代表疾患である微小変化型ネフローゼ症候群（minimal change nephrotic syndrome：MCNS），巣状分節性糸球体硬化症（focal segmental glomerulosclerosis：FSGS），膜性腎症（membranous nephropathy：MN）について下記をクリニカルクエスチョン（CQ）として述べることとする．

・CQ 1：微小変化型ネフローゼ症候群に対するステロイド療法は尿蛋白減少・腎機能低下抑制に推奨されるか
・CQ 2：巣状分節性糸球体硬化症に対するステロイド療法は尿蛋白減少・腎機能低下抑制に推奨されるか
・CQ 3：膜性腎症に対するステロイド単独治療は尿蛋白減少・腎機能低下抑制に推奨されるか

## エビデンスの実際

　ここでは，平成22年度の進行性腎障害に関する調査研究班による「ネフローゼ症候群診療指針」[1]，2012年の糸球体腎炎のためのKDIGO（Kidney Disease Improving Global Outcomes）診療ガイドライン[2]，「エビデンスに基づくネフローゼ症候群診療指針2014」[3] に従って述べる．

　「エビデンスに基づくネフローゼ症候群診療ガイドライン2014」では推奨グレードを，A（強い科学的根拠があり，行うよう強く勧められる），B（科学的根拠が

あり，行うよう勧められる），C1〔科学的根拠はない（あるいは弱い）が，行うように勧められる〕，C2〔科学的根拠がなく（あるいは，弱く），行わないよう勧められる〕，D（無効性あるいは害を示す科学的根拠があり，行わないよう勧められる）の5段階に分けて記載されている．

また，KDIGOガイドラインでは，推奨レベルを1（推奨する），2（望ましい），推奨グレードなしの3つのグレードに分け，エビデンスの質をA（高い），B（中等度），C（低い），D（最も低い）の4段階に分け記載されている．

### 1) 微小変化型ネフローゼ症候群

- 推奨グレードB：MCNSに対する経口ステロイドは，初回治療において尿蛋白減少に有効であり推奨する[3]．
- 推奨グレードC1：MCNSに対する経口ステロイド単独使用は，急性腎障害の悪化抑制に有効であり考慮される[3]．

MCNSは，一次性ネフローゼ症候群の約40％を占め，ステロイドに対する反応性は良好であり，90％以上の症例で，不完全寛解Ⅰ型に至るが，約30〜70％程度に再発がみられ，頻回再発やステロイド依存性を示す症例が存在することが知られている[4]．

ステロイド治療に対するRCT[5]〜[7]のうち，成人例の報告[6][7]では，腎機能に差はみられなかったが，尿蛋白は有意に減らしたとしている．

### 2) 巣状分節性糸球体硬化症

- 推奨グレードC1：FSGSに対するステロイド療法は，初回治療において尿蛋白減少・腎機能低下抑制に有効であり推奨する[3]．

FSGSは，ネフローゼ症候群の約8％を占め，腎生存率（透析非導入率）は，20年で33.5％と長期予後は膜性腎症よりも不良である．ネフローゼ症候群から脱しきれない症例の予後がきわめて不良であるのに対して，不完全寛解Ⅰ型以上まで改善した症例の予後は比較的良好であることから，尿蛋白1g/日未満をめざして積極的な治療を行う必要がある[8]．

初期治療による尿蛋白減少および腎機能低下抑制のRCTはないが，観察研究が

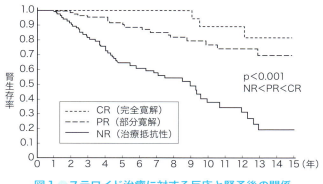

**図1 ●ステロイド治療に対する反応と腎予後の関係**
文献9より引用

数多くある．それらの報告のうち，特に成人の場合では，初回治療において副腎皮質ステロイド療法による完全寛解は20〜50％台に達し，不完全寛解も合わせると50〜60％台となる．

　Troyanovは，ステロイドの治療効果を完全寛解（complete response：CR），部分寛解（partial remission：PR），治療抵抗性（non-responder：NR）に分けた腎予後の結果，CR＞PR＞NRの順に有意に腎生存率が長期であったことを報告している（図1）[9]．腎機能予後の改善には，尿蛋白を減少させることが非常に重要である[9)〜11]．

### 3）膜性腎症

- 推奨グレードC1：MNに対するステロイド単独治療は，支持療法と比較して腎機能低下抑制に有効である可能性があり推奨する[3]．

　MNには，自然寛解が得られる症例もあり，比較的腎予後が良好な疾患と思われがちである．しかし20年長期腎生存率は，約60％と決して良好とは言えない．蛋白尿の経過と腎予後との間に密接な関係があり，不完全寛解Ⅱ型およびネフローゼ症候群は，完全寛解と不完全寛解Ⅰ型と比較して，有意に予後不良である．よって，尿蛋白1 g/日以上の蛋白尿が遷延し，腎不全に至るリスクが高い症例では，積極的な治療を行うべきと思われる[12]．

　MNに対して，ステロイド単独治療の有効性を無作為化前向き比較研究（RCT）

で評価した論文は少ないが，Cattran，Cameron らの論文がある．Cattran らは，6 カ月間プレドニゾロン 45 mg/m² を隔日投与したステロイド単独治療群と無治療群による RCT を実施している．その結果，両群を比較して，8 年間の経過観察では蛋白尿の寛解率と腎機能低下速度には有意差はみられなかったとしている[13]．Cameron らは，約 50 名ずつの症例をプレドニゾロン隔日 6 カ月間投与群と無治療群による RCT を実施し，3 年間の経過観察をしているが，やはり蛋白尿の寛解率と腎機能低下速度に関して，両群間に有意差はなかったと報告している[14]．

　Shiiki らの厚生労働省研究班によるわが国の膜性腎症 1,066 例の後ろ向き調査では，ステロイド単独治療群（357 例），ステロイド＋シクロホスファミド併用群（257 例），支持療法群（161 例）の 3 群間で寛解率，腎予後を比較検討している．最終観察時では 3 群間における完全寛解，不完全寛解，無効例の比率には有意差は認められなかった．しかし，末期腎不全に至る腎予後を比較すると，ステロイド単独治療群とステロイド＋シクロホスファミド併用群は支持療法群より末期腎不全に至る症例が有意に少なかった．ただし，ステロイド単独治療群とステロイド＋シクロホスファミド併用群の両者における腎予後の差は認められなかった[15]．

##  エビデンスの使い方

### 1）微小変化型ネフローゼ症候群[1]

　通常プレドニゾロン（PSL）0.8〜1 mg/kg/日相当（最大 60 mg/日）で開始され，成人の場合小児より反応性は緩徐であるものの，早ければ 2〜4 週間程度で尿蛋白量減少の効果が現れ，また腎機能低下抑制に有効であるとしている．その後は 2〜4 週ごとに 5〜10 mg/日ずつ漸減し 5〜10 mg/日に達したら最少量で 1〜2 年程度継続中止する．

　再発例では，初回治療と同量・同投与期間の治療，あるいは初回治療より減量したプレドニゾロン 20〜30 mg/日を投与する．頻回再発例，ステロイド依存例，ステロイド抵抗性ではプレドニゾロンに加えて，免疫抑制薬を追加投与する．

　図 2 に MCNS の治療アルゴリズムを示す[1]．

### 2）巣状分節性糸球体硬化症[1]

　通常初期治療としてプレドニゾロン 1 mg/kg/日相当（最大 60 mg/日）または

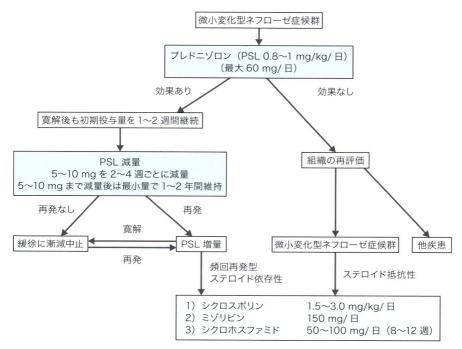

**図2 ● 微小変化型ネフローゼ症候群の治療アルゴリズム**
文献1より引用

隔日2 mg/kg/日相当（最大120 mg/日）を少なくとも4週間投与することを推奨している．

再発例ではプレドニゾロン治療とシクロスポリンの併用を選択する．また頻回再発例，ステロイド依存例，ステロイド抵抗例ではシクロスポリン2.0～3.0 mg/kg/日を副作用がない限り6カ月間使用し，少なくとも1年は使用，あるいはミゾリビン150 mg/日を副作用がない限り2年間使用する，またはシクロホスファミド50～100 mg/日を副作用がない限り3カ月間使用可能とする．

図3にFSGS治療アルゴリズムを示す[1]．

### 3）膜性腎症

ネフローゼ症候群診療指針[1]では，「わが国では，ステロイド単独による寛解例が少なくないので，ステロイドを第一選択薬として考えるべきである．」とされて

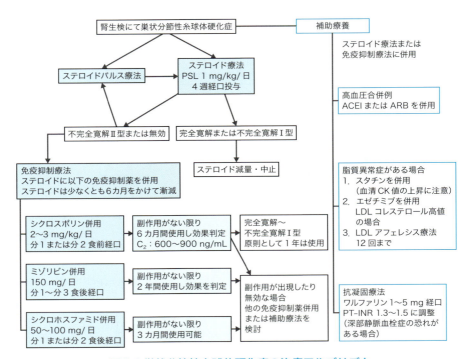

**図3 ● 巣状分節性糸球体硬化症の治療アルゴリズム**
文献1より引用

いるが，欧米ではステロイド単独治療の有効性は臨床試験において十分なエビデンスが得られておらず，KDIGO糸球体ガイドラインでは，二次性膜性腎症を除外したうえで，ネフローゼ症候群患者のみに初期治療（ステロイドを中心とした治療）行うことを推奨している[2]．

糸球体腎炎のためのKDIGO診療ガイドライン[2]では，初期治療としてさらに，以下のような状態では，ステロイド治療を考慮することを推奨している．

① 少なくとも6カ月間の観察期間中に，降圧療法や抗蛋白尿治療（ステロイド以外の）を行っても，4 g/日を超える尿蛋白が持続し，初期の尿蛋白の50％を超える蛋白尿が残る場合（1B）
② ネフローゼ症候群に関連する重篤な症状，機能障害を伴う症状，生命予後に関係する症状がある場合（1C）
③ 6～12カ月間に血清クレアチニン値（SCr）が診断時に比較して30％以上増加

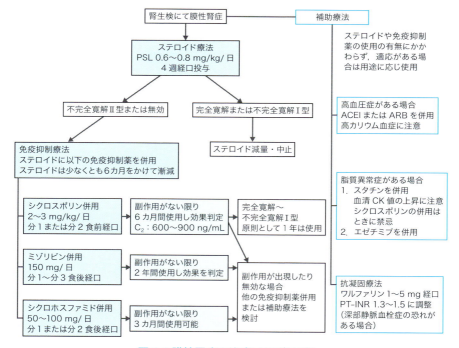

**図4 ● 膜性腎症の治療アルゴリズム**
文献1より引用

するが，eGFR 25〜30 mL/分/1.73 m²以下にはならず，かつ，この変化が合併症では説明できない場合（2C）

初期治療としてステロイドを用いる際は，副腎皮質ステロイドパルス療法に継続した経口ステロイドと経口アルキル化薬を各月ごとに交互に6カ月間くり返す治療を推奨している（1B）[16]．

ネフローゼ症候群診療指針では，「MNでのステロイドの初期投与量は他のネフローゼ症候群と比較してやや少なく，プレドニゾロン換算で0.6〜0.8 mg/kg/日の服用が妥当で，年齢や合併症を考慮して増減が必要である．」とされている[1]．

図4にMNの治療アルゴリズムを示す[1]．

KDIGO糸球体腎炎ガイドラインでは，「アルキル化薬と副腎皮質ステロイドによる治療に抵抗性の患者には，カルシニューリンインヒビターによる治療を行う

ことが望ましい（2C）．」また，「再発例では，初期治療と同じ治療を再度行うことが望ましい（2D）．」とされている[2]．

### 4) 高齢者のネフローゼ症候群

高齢者ネフローゼ症候群に対して，副作用の発現に十分に注意して使用することを推奨する（ただし，高齢者ネフローゼ症候群に関しては，免疫抑制薬の有効性と安全性のバランスは十分に明らかではない）（推奨グレードC1）[1]．

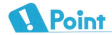

- MCNSに対して，ステロイド療法は寛解導入に有効性が高く，90％以上の反応率を示す．通常プレドニゾロン0.8〜1 mg/kg/日相当で開始し，その後は2〜4週ごとに5〜10 mg/日ずつ漸減し5〜10 mg/日に達したら最少量で1〜2年程度継続中止する．
- MCNS再発例では，初回治療と同量・同投与期間の治療，あるいは初回治療より減量したプレドニゾロン20〜30 mg/日を投与する．MCNS頻回再発例，ステロイド依存例，ステロイド抵抗性でステロイドに加えて，免疫抑制薬を併用する．
- FSGSに対して，プレドニゾロン1 mg/kg/日相当を少なくとも4週間の投与が推奨されているが，RCTによるエビデンスはない．
- ステロイド抵抗性のFSGSに対しては，免疫抑制薬を早期に併用し，すみやかなステロイドの減量を図るべきである．
- MNに対して，ステロイド療法は初回治療において有効であるが，ステロイド単独治療は無治療群と比較して尿蛋白減少効果に関して有意差を認めていない．自然寛解もありうるため，数カ月から半年間ステロイドなしで経過をみて，ネフローゼが続いている場合にステロイドを考慮するのが妥当と思われる．
- ステロイド抵抗性のMNには，免疫抑制薬の使用を検討する．
- 高齢者に対しては，副作用の発現に十分に注意して使用する．

## 文献

1) 「ネフローゼ症候群診療指針」（松尾清一/監，厚生労働省難治性疾患克服研究事業進行性腎障害に関する調査研究班難治性ネフローゼ症候群分科会/編），東京医学社，2012
2) KDIGO Clinical Practice Guideline for Glomerulonephritis：Kidney International（suppl 2），2012
3) 「エビデンスに基づくネフローゼ症候群診療ガイドライン2014」（厚生労働科学研究費補助金難治性疾患克服研究事業「進行性腎障害 に関する調査研究」班 研究代表者：松尾清一，他/著），東京医学社，2014
4) 「臨床に直結する腎疾患治療のエビデンス 第2版」（小林正貴，他/編），p41，文光堂，2012
5) Hodson EM, et al：Corticosteroid therapy for nephrotic syndrome in children. Cochrane Database Syst Rev, 17：CD001533, 2007
6) Black DA, et al：Controlled trial of prednisone in adult patients with the nephrotic syndrome. Br Med J, 3：421–426, 1970
7) Coggins CH：Adult minimal change nephropathy: experience of the collaborative study of glomerular disease. Trans Am Clin Climatol Assoc, 97：18–26, 1986
8) 「臨床に直結する腎疾患治療のエビデンス 第2版」（小林正貴，他/編），p47，文光堂，2012
9) Troyanov S, et al：Focal and segmental glomerulosclerosis: definition and relevance of a partial remission. J Am Soc Nephrol, 16：1061–1068, 2005
10) Korbet SM, et al：Primary focal segmental glomerulosclerosis: clinical course and response to therapy. Am J Kidney Dis, 23：773–783, 1994
11) Cattran DC & Rao P：Long-term outcome in children and adults with classic focal segmental glomerulosclerosis. Am J Kidney Dis, 32：72–79, 1998
12) 「臨床に直結する腎疾患治療のエビデンス 第2版」（小林正貴，他/編），p37，文光堂，2012
13) Cattran DC, et al：A randomized controlled trial of prednisone in patients with idiopathic membranous nephropathy. N Engl J Med, 320：210–215, 1989
14) Cameron JS, et al：The Medical Research Council trial of short-term high-dose alternate day prednisolone in idiopathic membranous nephropathy with nephrotic syndrome in adults. The MRC Glomerulonephritis Working Party. Q J Med, 74：133-156, 1990
15) Shiiki H, et al：Prognosis and risk factors for idiopathic membranous nephropathy with nephrotic syndrome in Japan. Kidney Int, 65：1400–1407, 2004
16) Ponticelli C, et al：Controlled trial of monthly alternated courses of steroid and chlorambucil for idiopathic membranous nephropathy. Proc Eur Dial Transplant Assoc, 19：717–723, 1983

<白井小百合，木村健二郎>

# 第5章 腎疾患-❷

## IgA腎症に対するステロイド療法は長期予後を改善するか?

### クリニカルクエスチョン

　IgA腎症は最も高頻度な原発性糸球体腎炎で，20年の経過で約40％が末期腎不全に至る予後不良の疾患である．IgA腎症は腎炎徴候（糸球体性血尿，蛋白尿）を呈し，メサンジウム細胞増多・基質の拡大，糸球体メサンジウムにIgAの沈着を認める．本症の病因はいまだ明らかでないが，上気道感染時に悪化する例を認め，粘膜免疫が病因に関与すると考えられる[1]．

　IgA腎症は進行が緩徐であるため，組織診断で予後が良さそうな症例でもステロイドを使用しないで経過をみられて30年後に透析療法に至っている例が少なくない．RA系阻害薬，抗血小板薬，経口ステロイド，ステロイドパルス療法，口蓋扁桃摘出術，魚油，免疫抑制薬の投与が行われているが，確立された治療法はなく，それぞれの治療効果の検証が行われている．

　厚生労働省難治性疾患克服研究事業進行性腎障害に関する調査研究班IgA腎症分科会が主体となって行った多施設共同研究によって集積されたデータを解析し作成された「IgA腎症診療指針 第3版」[2]では，組織学的重症度に臨床的重症度を加味した新たな予後分類（透析導入リスクの層別化）が提唱されている．この診療指針では，予後判定基準を明確化し，その基準に従った治療指針を提示している．

　一方，国際的には，KDIGO（Kidney Disease Improving Global Outcomes）[3]より糸球体腎炎のための臨床ガイドラインが発表された．糸球体腎炎のためのKDIGO診療ガイドラインでは，推奨レベルや，その推奨強度決定の根拠になるエビデンスの質も明記され，IgA腎症についても述べられている．最近，わが国独自のIgA腎症の診療ガイドラインとして厚生労働省進行性腎障害に関する調査研究

班と日本腎臓学会により「エビデンスに基づく IgA 腎症診療ガイドライン 2014」[4]）が作成された．本項では，それらに従い「IgA 腎症に対するステロイド療法は腎予後を改善させるか？」に関して述べることとする．

## エビデンスの実際

　Kobayashi らは，世界に先駆けて IgA 腎症の経口ステロイド治療の効果を，10 年間という長期観察において報告した．尿蛋白 1～2 g/日かつ治療開始時のクレアチニンクリアランス（Ccr）70 mL/分以下，腎生検での組織障害が中等度の IgA 腎症において，プレドニゾロン 40 mg/日より開始し，約 19 カ月間継続する経口ステロイド治療は，腎機能障害を抑制した．その後さらに 2 g/日以上の群でも Ccr 70 mL/分以上で治療を開始した場合には，腎予後を改善できる可能性も報告されている[5]．

　尿蛋白 ≧ 1 g/日かつ主に CKD ステージ G1～2 の IgA 腎症に対するステロイドの効果の報告として，Lv らの中国の研究グループ[6]と Manno らのイタリアの研究グループ[7]による，短期間高用量経口ステロイド（プレドニゾン 0.8～1.0 mg/kg/日を約 2 カ月間，その後漸減し約 6 カ月間で投与中止）＋ ACE 阻害薬（ラミプリル）併用投与と ACE 阻害薬単独投与の腎機能予後を比較したランダム化並行群間比較試験がある．いずれの試験も，あらかじめ計画された中間解析において，併用投与群の腎機能予後（エンドポイントはそれぞれ血清クレアチニンの 1.5 倍化と 2 倍化）が良好であった．図 1 は，ラミプリル単独群と，ラミプリル＋プレドニゾン併用群の 5 年以上の長期予後を比較したものであるが，イベント発生率〔Cr 倍化，もしくは末期腎不全（ESKD）〕は，ラミプリル単独群で有意に高かった．

　Pozzi らのイタリアの研究グループは，同様の条件の症例に対し，ステロイドパルス療法の有効性を検討した唯一のランダム化並行群間比較試験を行い[8)9]，メチルプレドニゾロン 1 g/日 3 日間を隔月で 3 回＋プレドニゾロン 0.5 mg/kg 隔日で 6 カ月間という治療プロトコールによって，血清クレアチニンの 1.5 倍化および 2 倍化の発症率が抑制されたことを報告した（図 2）．

　プレドニゾロン 20 mg/日を初期投与量とする無作為化比較試験（RCT）の成績では，尿蛋白減少効果は認められるものの腎機能障害進展抑制に対する有効性は認められなかった[10]．腎機能低下例（eGFR 60 mL/分/1.73 m$^2$ 未満）における

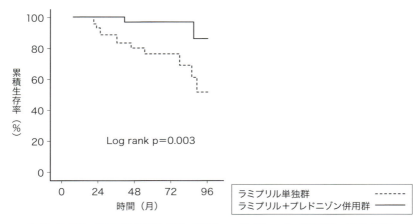

**図1 ● ラミプリル単独群とラミプリル＋プレドニゾン併用群の腎生存率**
文献7より引用

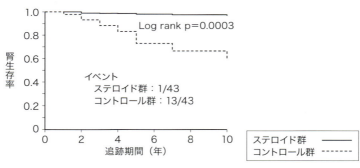

**図2 ● 血清Crの2倍化をエンドポイントとした腎生存率**
文献9より引用

腎機能障害進展抑制効果も明らかにされていない[11)12)]．

　IgA腎症診療指針 第3版[2)]では，「尿蛋白0.5 g/日以上かつeGFR 60 mL/分/1.73 m²以上の症例が良い適応となる．組織学的に急性病変を含む症例を対象とする[13)]．」とし，急性病変における治療奏効性も付記されている．

　Hottaらは後ろ向きコホート研究で，口蓋扁桃摘出術（扁摘）＋ステロイドパルス療法が尿所見の正常化[14)15)]および末期腎不全への進行抑制[16)]の予測因子であることを報告した．

なお最近，扁摘＋ステロイドパルス療法がステロイドパルス単独療法に比して高率に臨床的寛解に導入できるかという点に関して，わが国で多施設共同RCTが行われ，治療介入1年の時点で，扁摘＋ステロイドパルス療法は，ステロイドパルス単独療法より尿蛋白減少率に優位性が認められ，IgA腎症に対する治療法の選択肢となりうることが示唆された[17]．しかし，この検討は観察期間が短いため，腎予後に関しては差が出ておらず，今後は長期間の比較試験が必要と思われる．

##  エビデンスの使い方

エビデンスに基づくIgA腎症診療ガイドライン2014[4]では推奨グレードを，A（強い科学的根拠があり，行うよう強く勧められる），B（科学的根拠があり，行うよう勧められる），C1〔科学的根拠はない（あるいは弱い）が，行うように勧められる〕，C2〔科学的根拠がなく（あるいは，弱く），行わないよう勧められる〕，D（無効性あるいは害を示す科学的根拠があり，行わないよう勧められる）の5段階に分けて用いている．

### 1) 尿蛋白 0.5〜1.0 g/日かつCKDステージG1〜2のIgA腎症に対するステロイド療法

ステロイド療法は，尿蛋白0.5〜1.0 g/日かつCKDステージG1〜2のIgA腎症の尿蛋白を減少させる可能性があり，治療選択肢として検討してもよい（推奨グレードC1）．

ステロイドが尿蛋白を減少させる可能性はあるが，腎機能障害の進行を抑制するために，ステロイドが必要か否かに関するエビデンスはない．

### 2) 尿蛋白≧1.0 g/日かつCKDステージG1〜2のIgA腎症に対するステロイド療法

尿蛋白≧1.0 g/日かつCKDステージG1〜2のIgA腎症の腎機能障害の進行を抑制するため，下記1，2を推奨する（推奨グレードB：科学的根拠があり，行うように勧められる）．

- **1. 短期間高用量経口ステロイド療法**

プレドニゾロン0.8〜1.0 mg/kg/日を約2カ月，その後漸減して約6カ月間投与．

### ● 2. ステロイドパルス療法

メチルプレドニゾロン1 g/日3日間点滴静注（あるいは静脈内投与）を隔月で3回＋プレドニゾロン0.5 mg/kg隔日を6カ月間投与.

CKDステージG3以上の症例に関するエビデンスはない.

### 3) 口蓋扁桃摘出術＋ステロイドパルス療法（扁摘パルス療法）

口蓋扁桃摘出術＋ステロイドパルス療法はIgA腎症の尿所見を改善し，腎機能障害の進行を抑制する可能性があり，使用してもよい（推奨グレードC1）.

Hottaらの扁摘パルス療法原法は，両側口蓋扁桃摘出術から7日以降に，メチルプレドニゾロン500 mg/日を3日間点滴静注，その後0.6 mg/kg/日の経口プレドニゾロン4日間投与を1クールとし，連続して3クール施行するものである．後療法として，0.6 mg/kg/隔日投与を2カ月行い，その後2カ月ごとに5 mgを減量して1年以内でステロイドを中止するものである．ステロイドパルスは何回が妥当なのか，間隔はどれくらいが適切か，経口ステロイドが必要なのかなどについて今後検討する必要があると思われる．

いまだ扁摘＋ステロイドパルス療法に関しては，長期予後を検討したRCTがなく，海外での評価は低い．しかし，わが国では多くの施設で行われ，比較的良い成績が得られており，治療選択肢の一つになりうると思われる．

### 4) 治療介入の適応

下記に，成人IgA腎症の腎機能障害の進行抑制を目的とした治療介入の適応についての推奨治療を示す（図3）[4]．

実際の診療では，腎機能と尿蛋白に加えて，腎病理組織学的所見や年齢なども考慮して，上記治療介入の適応を慎重に判断すべきである．

KDIGOガイドライン[3]では以下のように推奨している．

「3〜6カ月間の至適な保存的治療（ACE阻害薬またはARBの投与と血圧コントロール）にもかかわらず，尿蛋白1 g/日以上が持続する患者で，GFR＞50 mL/分/1.73 m$^2$であれば，6カ月間のステロイドによる治療を行うことが望ましい．」とされており，わが国のガイドラインと大きな相違はない．

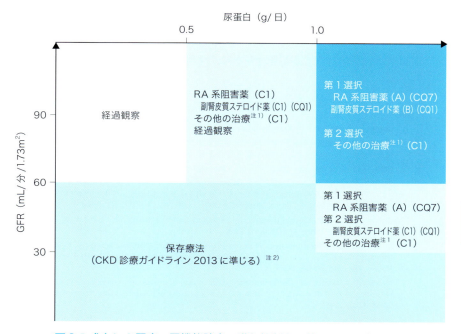

**図3** 成人IgA腎症の腎機能障害の進行抑制を目的とした治療介入の適応

注1) その他の治療：口蓋扁桃摘出術（＋ステロイドパルス併用療法），免疫抑制薬，抗血小板薬，n-3系脂肪酸（魚油）
注2) その他の治療：保存療法を行う
文献4より引用

## !Point

- 尿蛋白≧1.0 g/日かつCKDステージG1～2のIgA腎症に対し，腎機能障害の進行を抑制するため，以下の治療法を推奨する[4]．

  ①短期間高用量経口ステロイド療法（プレドニゾロン0.8～1.0 mg/kg/日を約2カ月，その後漸減して約6カ月間投与）

  ②ステロイドパルス療法（メチルプレドニゾロン1 g/日3日間を隔月で3回＋プレドニゾロン0.5 mg/kg隔日を6カ月間投与）

- 尿蛋白0.5～1.0 g/日かつCKDステージG1～2のIgA腎症に対するステロイド療法は，尿蛋白を減少させる可能性があり，治療選択肢として検討してもよい[4]．

- 口蓋扁桃摘出術＋ステロイドパルス療法はIgA腎症の尿所見を改善し，腎機

能障害の進行を抑制する可能性があり，使用してもよい[4]．

## 文献

1) Coppo R, et al：Innate immunity and IgA nephropathy. J Nephrol, 23：626-632, 2010
2) 厚生労働科学研究費補助金難治性疾患克服研究事業 進行性腎障害に関する調査研究班 IgA 腎症分科会（班長：松尾清一）：IgA 腎症診療指針 第3版．日本腎臓学会誌, 53：123-135, 2011
3) KDIGO Clinical Practice Guideline for Glomerulonephritis：Kidney International（suppl 2), 2012
4)「エビデンスに基づく IgA 腎症診療ガイドライン 2014」(松尾清一/監，厚生労働省難治性疾患克服研究事業進行性腎障害に関する調査研究班/編), pp76-77, 東京医学社, 2014
5) Kobayashi Y, et al：Steroid therapy in IgA nephropathy: a prospective pilot study in moderate proteinuric cases. Q J Med, 61：935-943, 1986
6) Lv J, et al：Combination therapy of prednisone and ACE inhibitor versus ACE-inhibitor therapy alone in patients with IgA nephropathy: a randomized controlled trial. Am J Kidney Dis, 53：26-32, 2009
7) Manno C, et al：Randomized controlled clinical trial of corticosteroids plus ACE-inhibitors with long-term follow-up in proteinuric IgA nephropathy. Nephrol Dial Transplant, 24：3694-3701, 2009
8) Pozzi C, et al：Corticosteroids in IgA nephropathy: a randomised controlled trial. Lancet, 353：883-887, 1999
9) Pozzi C, et al：Corticosteroid effectiveness in IgA nephropathy: long-term results of a randomized, controlled trial. J Am Soc Nephrol, 15：157-163, 2004
10) Katafuchi R, et al：Controlled, prospective trial of steroid treatment in IgA nephropathy: a limitation of low-dose prednisolone therapy. Am J Kidney Dis, 41：972-983, 2003
11) Kobayashi Y, et al：Steroid therapy during the early stage of progressive IgA nephropathy. A 10-year follow-up study. Nephron, 72：237-242, 1996
12) Moriyama T, et al：The effectiveness of steroid therapy for patients with advanced IgA nephropathy and impaired renal function. Clin Exp Nephrol, 8：237-242, 2004
13) Shoji T, et al：Early treatment with corticosteroids ameliorates proteinuria, proliferative lesions, and mesangial phenotypic modulation in adult diffuse proliferative IgA nephropathy. Am J Kidney Dis, 35：194-201, 2000
14) Hotta O, et al：Tonsillectomy and steroid pulse therapy significantly impact on clinical remission in patients with IgA nephropathy. Am J Kidney Dis, 38：736-743, 2001
15) Kawaguchi T, et al：Clinical effectiveness of steroid pulse therapy combined with tonsillectomy in patients with immunoglobulin A nephropathy presenting glomerular haematuria and minimal proteinuria. Nephrology (Carlton), 15：116-123, 2010
16) Sato M, et al：Cohort study of advanced IgA nephropathy: efficacy and limitations of corticosteroids with tonsillectomy. Nephron Clin Pract, 93：c137-c145, 2003
17) Kawamura T, et al：A multicenter randomized controlled trial of tonsillectomy combined with steroid pulse therapy in patients with immunoglobulin A nephropathy. Nephrol Dial Transplant, 29：1546-1553, 2014

＜白井小百合，木村健二郎＞

# 第5章 腎疾患-❸

## 尿細管間質性腎炎にステロイドは有効か?

### ❓ クリニカルクエスチョン

　尿細管間質性腎炎〔ここでは急性尿細管間質性腎炎（acute tubulo-interstitial nephritis：ATIN）を扱うこととする〕の原因はさまざまであるが，薬物に対するアレルギー反応，感染症が原因の大半を占める．主な発生機序としてはアレルギー機序が考えられており，Ⅰ～Ⅳ型まですべてが関与する可能性がある．原因薬剤としては，抗生物質，NSAIDs，利尿薬，$H_2$受容体拮抗薬，アロプリノール，カプトプリルなど多岐にわたる[1]．ATINは，腎間質に炎症細胞浸潤と浮腫が認められ，しばしば数日～数カ月で発症する．急性腎障害を起こしても，原因除去により回復する例もあるが，治療が遅れると慢性化し，不可逆的な変化を呈する例もあり，その見極めが重要である．ATINの中，どのような症例に，どのタイミングでステロイドを使用すべきであろうか．

### ✒ エビデンスの実際

#### 1）グルココルチコイドの有効性についてのエビデンス

　免疫抑制系の薬剤は，原因薬剤を中止してもATINが続いている場合に使用する．しかしながら，治療の有効性に関するRCTはないため，有効性に関しては結論が出ていない．

　ATINに対し，グルココルチコイド（glucocorticoid：GC）を使用し，腎機能が改善したという3報の非対照試験を紹介する．

　Galpinらの報告では，メチシリンによるATINの14症例（平均Cr 8 mg/dL）のうち，GCを使用した8例は使用しなかった6例にくらべ，より早期に腎機能が改善し（9 vs 54日），最終CrもよりGC低値（1.4 vs 1.9 mg/dL）であった[2]．

Buysenらの報告では，腎生検でATINと診断された27症例（15例が薬剤性，9例が感染症に合併，3例は特発性）のうち薬剤中止や感染症治療を行っても改善しなかった10例に対し，GCを投与（3 g/日を3日間静注，もしくは40～60 mg/日のプレドニゾロンを3～4週内服）した結果，6例で1カ月以内にCrが正常化し，残る4例は部分的に改善した[3]．

　腎生検で薬剤性ATINと診断された52症例におけるGCの治療効果を，無治療の9例と比較した後ろ向き多施設研究もある．対象症例が少ないにもかかわらず，18カ月までの透析導入率が有意に少なく（4 vs 44％），Crも有意に低下した（2.1 vs 3.7 mg/dL）．GC治療群のうち原因薬剤中止後7日以内にGCを開始した症例は，それ以降に開始した症例と比較し有意に腎機能が回復しやすかった（オッズ比6.6，95％信頼区間1.3-33.6）[4) 5)]．

　一方，GCが有用ではないという報告もある．腎生検でATINと診断された42症例のうち，メチルプレドニゾロンのパルス療法＋後療法でプレドニゾロン（0.75 mg/kg/日を3～6週かけて漸減）内服を継続した26例と治療をしなかった16例で，1，6，12カ月後のCrは有意差がなかった（1年後のCr値は両群とも1.6 mg/dLであった）．しかし，GC群の症例には，GCの反応性が良くないNSAIDs関連ATINの割合が多く，より高度腎障害例が含まれていたため，結果に影響を与えた可能性は否めない[6]．

## 2）ATINの鑑別診断[7]

　ATINの大部分が薬剤性であるが，感染症や全身性疾患や特発性などによる場合もあることを常に鑑別する必要がある．表1にATINの鑑別疾患を示す．

## エビデンスの使い方

　明確なエビデンスがないが，Up To Date®での推奨では，1 mg/kg/日（Max 40～60 mg/日）を最短でも1～2週間投与し，Cr値がほぼベースラインに近づいてから漸減し，トータル2，3カ月投与する．ほとんどの症例で最初の1，2週間で改善が見込まれる．

　より重篤なARF（acute renal failure：急性腎不全）をきたしている症例では，

## 表1 ● ATINの鑑別疾患

| | 腎障害の形式 | 感度の高い所見 | 腎外症状 | 腎組織所見 | 治療 | 予後 |
|---|---|---|---|---|---|---|
| 薬剤性 | AKI（100％），ネフローゼではない蛋白尿（90％），白血球尿や白血球円柱（80％），血尿（70％） | 抗生剤によるものがよく見られ，NSAIDs，PPI，アミノサリチル酸によるものは稀 | GOT，GPTの上昇を伴う関節痛 | 間質にリンパ球，マクロファージ，好酸球，形質細胞の浸潤あり．時に，間質に肉芽腫が認められる | 原因薬剤の早期中止．コルチコステロイドの早期開始が腎機能の回復の一助になる | さまざまであるが，主に診断や治療の遅れと関係がある |
| 感染症 | 薬剤性AKIに類似 | なし | 高熱，原因となる感染症の臨床像 | 間質に好中球の浸潤あり | 原因と思われる感染症の治療 | 感染症が改善すれば予後がいい |
| サルコイドーシス | 薬剤性AKIに類似 | なし | 肺への浸潤，リンパ節腫張，高カルシウム血症 | 菌や寄生生物の中に肉芽腫が認められる | コルチコステロイド | 良いが，再発がしばしば認められる |
| TINU症候群 | 薬剤性AKIに類似 | なし | ぶどう膜炎の先行，同時または引き続き起こるAIN | 間質に肉芽腫がよく認められる | コルチコステロイド | 良いが，再発がしばしば認められる |
| IgG4関連疾患 | 薬剤性AKIに類似 | なし | 膵炎，唾液腺炎，後腹膜線維症，肺間質疾患 | 間質に，IgG4陽性の形質細胞が多いパターンの炎症細胞浸潤が認められる | コルチコステロイド | 良いが，再発がしばしば認められる |
| DRESS症候群 | 薬剤性AKIに類似 | とても高頻度で，重篤なものとして，剥脱性皮膚炎に進行する皮疹 | 肝炎，肺炎，心筋炎 | 薬剤性AINに類似 | 原因薬剤の早期中止．コルチコステロイドの早期開始が腎機能の回復の一助になる | 5〜10％で死に至る．再発もよく見られる |

TINU症候群：tubulointerstitial nephritis and uveitis syndrome（間質性腎炎・ぶどう膜炎症候群）
AIN：acute interstitial nephritis（急性間質性腎炎）
DRESS症候群：drug rash with eosinophilia and systemic syndrome（薬剤過敏症症候群）
文献7より引用

　メチルプレドニゾロン（0.5〜1 g/日，3日間）の静注で開始してもよい．
　投与期間は12週をエンドポイントとして，それまでに腎機能の正常化が認められた場合や高血糖などの副作用が出現した場合は，早めに中止すべきである[8]．

## 12 de Octubre病院における薬剤性ATINに対する最新治療プロトコール[6]

スペインの12 de Octubre病院で用いられている最新のプロトコールを下記に示す．

(1) 早期診断と原因の除去．
(2) 軽症例では，もし原因薬剤を中止しても腎機能の早期回復がなければ，早期にGCの内服開始を開始する（診断から5日以内）．
(3) GCのレジメン：
   ①連日3日間のメチルプレドニゾロン静注パルス療法（250 mg/日）を行う．
   ②ステロイドパルス療法後，プレドニゾロン1 mg/kg/日の内服を1〜2週間継続する．
   ③4〜6週間でGCを漸減する．
(4) 治療開始2週間後に改善がなければ，GCはより早期に中止する．
(5) （ATINの他の原因が除外された後）GC中止後再発する症例では，MMF（mycophenolate mofetil：ミコフェノール酸モフェチル）を1.5〜2 g/日で開始し，12〜24カ月以上かけて漸減する．GCは極力少ない量を内服もしくは，内服中止とする．

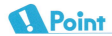

- 薬剤によるATINは，原因薬剤を中止し，早期にCr値が正常化しない場合GCを開始すべきである．
- 腎機能が改善しない場合は，診断確定や今後の治療方針に役立てるために，腎生検を行うことを推奨する．
- 腎生検で慢性病変のみられないATINの症例や腎生検未施行でも過去にATINと思われる既往のある症例では，GCを推奨する．
- NSAIDsによるATINでは，GCに対する反応性が乏しいため，推奨しない．

**文献**

1 ) 武井 卓，他：薬剤性腎障害 腎機能低下をきたす薬剤性腎障害．The Japanese journal of nephrology, 54：985-990, 2012
2 ) Galpin JE, et al：Acute interstitial nephritis due to methicillin. Am J Med, 65：756-765, 1978
3 ) Buysen JG, et al：Acute interstitial nephritis: a clinical and morphological study in 27 patients. Nephrol Dial Transplant, 5：94-99, 1990
4 ) González E, et al：Early steroid treatment improves the recovery of renal function in patients with drug-induced acute interstitial nephritis. Kidney Int, 73：940-946, 2008
5 ) Appel GB：The treatment of acute interstitial nephritis: More data at last. Kidney Int, 73：905-907, 2008
6 ) Clarkson MR, et al：Acute interstitial nephritis: clinical features and response to corticosteroid therapy. Nephrol Dial Transplant, 19：2778-2783, 2004
7 ) Praga M, et al：Changes in the aetiology, clinical presentation and management of acute interstitial nephritis, an increasingly common cause of acute kidney injury. Nephrol Dial Transplant, 2014
8 ) Rossert J：Drug-induced acute interstitial nephritis. Kidney Int, 60：804-817, 2001

＜白井小百合，木村健二郎＞

# 第 5 章 腎疾患 - 4

## 急速進行性腎炎症候群（ANCA関連血管炎を含む）に対するステロイド療法のエビデンスは？

### クリニカルクエスチョン

　急速進行性腎炎症候群（rapidly progressive glomerulonephritis：RPGN）に対する初期治療としての，ステロイドの適応と推奨度を検証する．RPGNの原疾患はさまざまで，ANCA（anti-neutrophil cytoplasmic antibody：抗好中球細胞質抗体）関連腎炎，抗GBM（glomerular basement membrane：糸球体基底膜）抗体型腎炎のほか，免疫複合体型RPGNのなかに，ループス腎炎，IgA腎症（第5章❷参照），感染症による腎炎などが含まれる．ループス腎炎については他項（第1章❸，❹参照）で述べられるため，ここではエビデンスの比較的多い前2者についてのみ述べる[1]．

### エビデンスの実際

#### 1) ANCA陽性RPGN

　これまで，ANCA陽性RPGNを対象とし，ステロイド使用群と非使用群を直接比較したRCTは見当たらない．しかしながら，ANCA関連血管炎を含む血管炎において，古くからステロイドの有効性が認識され，初期治療として使用されてきた．血管炎に対するステロイドの有効性を指摘したのは1967年Frohnertらの報告に遡る[2]．彼らは，結節性動脈周囲炎150人について無治療群とステロイド使用群を比較し，生存率，腎機能，尿所見いずれも後者がより良好であることを示した．RPGNを対象としたものとしては，1979年Boltonらが，pauci-immune型，抗GBM抗体型，免疫複合体沈着型を含む9名のRPGNにステロイドを投与し，うち6名で腎機能の改善を認めたと報告している[3]．1982年Couserは，この報告を含む58例のRPGN患者の治療について解析し（うち38例が特発性），ステロイド

によりうち45例（78％）で腎機能の改善を認めている[4]．

わが国では，厚生労働省のRPGN分科会アンケート調査があり，ステロイドを中心とする治療により24カ月の時点で70％以上の腎生存率を観察している．

以上のように，直接の比較試験はないものの，RPGNの多くは未治療では腎生存を期待できないことから，ANCA陽性RPGNに対するステロイド療法の有効性は疑いないと考えられる．

### 2) 抗GBM抗体型RPGN

抗GBM抗体型RPGNの腎予後はRPGNのなかでも最も悪く，1963年のBenoitらの報告では，無治療の場合の腎予後は2％，生命予後は4％と著しく不良であった．それ以後，ステロイド，免疫抑制薬，および血漿交換の併用療法が行われるようになり，腎予後は13〜31％，生命予後も42〜84％と大幅な改善がみられるが，今なお不良であることに変わりない[5]．ステロイドの有効性に関しては，ステロイド治療群を無治療群と直接比較したRCTはない．最近，Cuiらは中国の1施設における抗GBM抗体型糸球体腎炎およびGoodpasutre症候群の221名を対象に，ステロイド単独投与群，シクロホスファミド併用群，シクロホスファミドおよび血漿交換併用群の効果を比較している[6]．結果は，1年後の腎予後，生命予後はステロイド単独群でそれぞれ約5％，約40％，シクロホスファミド/血漿交換併用群で29％,76％といずれも併用群で勝っており，生命予後はシクロホスファミド併用のみでもより有効であったという．

最近発表されたKDIGOのガイドラインでは，初期治療として大量ステロイド，シクロホスファミド，血漿交換の併用が推奨されており[7]，日本における実態調査でもこれらの併用が標準治療となっている[5]．抗GBM抗体型腎炎は活動性が非常に高いため，病勢をコントロールするには，強い抗炎症効果（ステロイド）と同時に，病因である抗GBM抗体の除去（血漿交換），抗体産生の抑制（免疫抑制療法）を可及的すみやかに行うことが重要と考えられる．

## エビデンスの使い方

### 1) ANCA陽性RPGN

#### ● ステロイド単独療法と免疫抑制薬の併用のいずれを選択するか？

　ANCA陽性RPGNに対する初期治療としては，多くの場合，ステロイド単独よりも免疫抑制薬との併用の方が有効性が高く，併用療法が原則である．したがって，ステロイド単独治療は，RPGNの回復が期待できるか，全身の血管炎症状が強いため積極的治療の適応があり，かつ免疫抑制薬の使用が好ましくない場合，すなわち，感染症が存在するかリスクのある症例，透析患者，高齢者（特に70歳以上），白血球減少・肝機能障害など免疫抑制薬の禁忌事項がある症例，などに適応となる．最終的には，感染症の種類と程度，年齢などを考慮し，ステロイド単独治療の有益性が，無治療の場合よりも大きいと予想される場合にのみ投与する．

#### ● ステロイド投与時の治療反応性と予後の予測

　治療開始にあたっては治療反応性ないし腎予後の予測が重要となる．腎生検上，活動性病変がある場合，すなわち，細胞性または線維細胞性半月体，糸球体壊死病変，細動脈におけるフィブリノイド壊死病変，のうちいずれかが存在すれば，ステロイドを含む免疫抑制療法が有効である可能性がある．

　逆に，①治療開始時の腎機能が悪い[8)9)]，②慢性変化（線維性半月体，糸球体硬化，間質線維化）が主体で腎動脈硬化の強い場合[9)～11)]，③臨床経過上，緩徐に高度腎不全に至った場合（特に透析導入後），はいずれも治療抵抗性の可能性が高い．しかしながら，いったん透析導入になっても治療により離脱できる例もあり，GFR 10 mL/分未満でも積極的治療により57％で改善がみられたとの報告もある[10)]．一方，たとえ腎機能の回復は期待できなくても，全身の血管炎症状が強ければ中等量以上のステロイドを用いる必要がある．

### 2) 抗GBM抗体型RPGN

　上述のように，初期治療として大量ステロイド，シクロホスファミド，血漿交換の併用が標準的な治療である．しかしながら，重症の腎炎，例えば，治療開始時の血清Cr濃度5.7 mg/dL以上および透析を要する場合，あるいは腎生検で半月体が全糸球体にみられる場合には，積極的な治療によっても腎機能回復は期待できない[12)]．したがって，肺出血を伴わない腎症単独型の症例では，腎炎の程度を慎

重に見極め，積極的治療の適応を判断する．一方，肺出血を合併するGoodpasture症候群では，生命予後改善のためステロイドパルス療法を含む強力な免疫抑制療法が必須となる．

　すなわち，①腎予後に対する効果の期待できる症例（透析を要さず，腎生検上，半月体形成の程度が重篤でない場合），②肺出血を伴う症例（Goodpasture症候群），では大量ステロイド療法を含む強力な免疫抑制療法を考慮する．この際，免疫抑制薬（シクロホスファミド）の併用が望ましいが，感染症がコントロールできない場合や白血球減少，肝障害などの禁忌事項がある場合は，まずステロイド単独（ステロイドパルス療法：次項第5章❺参照）で開始し，血漿交換を併用することが推奨される．

## !Point

- ANCA陽性RPGNに対する初期治療として，中等量以上の経口または静注ステロイド療法は，腎予後・生命予後を改善する．しかし，免疫抑制薬との併用療法がより有効であるため，ステロイド単独療法は，免疫抑制薬の併用が好ましくない場合に行うことを推奨する．

- 抗GBM抗体型RPGNに対するステロイド単独治療は，腎予後および生命予後を改善する可能性がある．免疫抑制薬の併用が望ましいが，免疫抑制薬の投与が好ましくない場合は，ステロイドと血漿交換の併用が推奨される．

### 文献

1）「エビデンスに基づく急速進行性腎炎症候群（RPGN）診療ガイドライン2014」（松尾清一/監，厚生労働科学研究費補助金難治性疾患等克服研究事業（難治性疾患克服研究事業）「進行性腎障害に関する調査研究」班/編），pp43-47，2014
2）Frohnert PP & Sheps SG：Long-term follow-up study of periarteritis nodosa. Am J Med, 43：8-14, 1967
3）Bolton WK & Couser WG：Intravenous pulse methylprednisolone therapy of acute crescentic rapidly progressive glomerulonephritis. Am J Med, 66：495-502, 1979
4）Couser WG：Idiopathic rapidly progressive glomerulonephritis. Am J Nephrol, 2：57-69, 1982
5）Hirayama K, et al：Anti-glomerular basement membrane antibody disease in Japan: part of the nationwide rapidly progressive glomerulonephritis survey in Japan. Clin Exp Nephrol, 12：339-347, 2008
6）Cui Z, et al：Anti-glomerular basement membrane disease: outcomes of different therapeutic regimens in a large single-center Chinese cohort study. Medicine (Baltimore)，90：

303-311, 2011
7) KDIGO Clinical Practice Guideline for Glomerulonephritis：Kidney International（suppl 2）：240-242, 2012
8) Bolton WK, et al：Treatment response and relapse in antineutrophil cytoplasmic autoantibody-associated microscopic polyangiitis and glomerulonephritis. J Am Soc Nephrol, 7：33-39, 1996
9) Hogan SL, et al：Predictors of relapse and treatment resistance in antineutrophil cytoplasmic antibody-associated small-vessel vasculitis. Ann Intern Med, 143：621-631, 2005
10) Hogan SL, et al：Prognostic markers in patients with antineutrophil cytoplasmic autoantibody-associated microscopic polyangiitis and glomerulonephritis. J Am Soc Nephrol, 7：23-32, 1996
11) de Lind van Wijngaarden RA, et al：Clinical and histologic determinants of renal outcome in ANCA-associated vasculitis: A prospective analysis of 100 patients with severe renal involvement. J Am Soc Nephrol, 17：2264-2274, 2006
12) Levy JB, et al：Long-term outcome of anti-glomerular basement membrane antibody disease treated with plasma exchange and immunosuppression. Ann Intern Med, 134：1033-1042, 2001

＜要　伸也＞

# 第5章 腎疾患-5

# 急速進行性腎炎症候群（ANCA関連血管炎を含む）に対するステロイドパルス療法のエビデンスは？

## クリニカルクエスチョン

RPGN（前項参照）に対する初期治療としてステロイド療法を行う場合，経口薬と静注ステロイドパルス療法のいずれが望ましいかを，ANCA陽性，および抗GBM抗体型RPGNについて検証する[1]．

## エビデンスの実際

### 1）ANCA陽性RPGN

　高用量のステロイド経口薬とステロイドパルス療法の比較については，ANCA関連腎炎を含むpauci-immune型RPGNを対象としたRCTは見当たらない[2]．両者はほぼ同等の効果が期待できるが，疾患活動性の高い場合など，症例によってはステロイドパルス療法の追加により早期に効果が得られる可能性がある．

　Aduらはプレドニゾロンおよびシクロホスファミドの両者の点滴パルス療法と経口投与を比較し，同等の効果を認めているが，ステロイドの投与方法による比較とは言えない[3]．Boltonらは，pauci-immune型RPGNおよび血管炎症例に対し，プレドニゾロン単独経口治療（5例）では改善率40％で透析離脱例はなかったのに対し，メチルプレドニゾロンによる大量ステロイドパルス療法群（25例）では80％で改善，74％が透析を離脱したと報告している[4]．Jayneらは，血清Cr濃度5.8 mg/dL以上のANCA陽性の半月体形成性RPGN患者を対象に，経口ステロイドおよび血漿交換の併用群とステロイドパルス療法併用群の比較試験を行い，腎予後改善効果は血漿交換併用群がやや勝っていると報告した．ただし，両群いずれもプレドニゾロン1 mg/kg/日が投与されており，ステロイドパルス療法の効果は不明である[5]．わが国のANCA陽性RPGNに関するアンケート調査では，ス

テロイドパルス療法が経口ステロイド療法と比べて治療効果が優れるとの結果は得られていない[6]．

### 2) 抗GBM抗体型RPGN

抗GBM抗体型糸球体腎炎において，経口ステロイドとステロイドパルス療法を直接比較したRCTはない．わが国の報告では大量経口ステロイドとステロイドパルス療法のいずれもが使用されている[7]．海外においては，71例の抗GBM抗体病の長期予後を調べたLevyらの報告では経口ステロイド（プレドニゾロン1 mg/kg/日）が用いられているが[8]，血漿交換の有効性などを検証する多くの比較試験では，初期治療として静注ステロイドパルス療法が選択されている[9][10]．KDIGOのガイドラインでも，メチルプレドニゾロン0.5～1.0 g/日連続3日間のステロイドパルス療法を標準治療として示している[11]．

##  エビデンスの使い方

### 1) ANCA陽性RPGN

上述のように，ステロイドパルス療法が大量経口ステロイドよりも有効であるとのエビデンスはないが，一般に，大量ステロイドパルス療法は経口薬に比べて短期間で強い免疫抑制効果および抗炎症効果が期待できることから，肺出血などの全身血管炎症状を伴う重症度の高い症例，急速な腎機能悪化のみられるRPGN患者，特に腎生検で細胞性または線維細胞性半月体を中心とする活動性の高い病変を多数認める場合は，ステロイドパルス療法を考慮してよい．ステロイドパルス療法は，メチルプレドニゾロン500～1,000 mg/日点滴を3日間連続で行う．1日点滴量としてメチルプレドニゾロン1,000 mgが500 mgより勝っているとのエビデンスはなく，抵抗力の低い高齢者や他の免疫抑制療法を行う場合は500 mg/日が選択されることが多い．ステロイドパルス療法後の後療法としては，わが国ではプレドニゾロン0.6～0.8 mg/kg/日が経口投与される．

### 2) 抗GBM抗体型RPGN

一般に抗GBM抗体型糸球体腎炎は活動性が高く，腎不全の進行も早いため，強い抗炎症効果と抗GBM抗体産生のすみやかな抑制が，腎炎および肺出血の治療のために必要となると考えられる．特に肺出血を合併するGoodpasture症候群では，

生命予後の改善を期待して，ステロイドパルス療法，血漿交換を含む強力な免疫抑制療法が行われる．

## !Point

- ANCA陽性RPGNにおいては，腎炎の進行が速く早期の効果を得たい場合，あるいは肺出血などの重篤な全身合併症を伴う場合に，静注ステロイドパルス療法の経口ステロイドへの追加を考慮してもよい．

- 抗GBM抗体型RPGNにおいては，肺出血を伴うGoodpasture症候群では，生命予後を改善させるため，腎炎の程度にかかわらず静注ステロイドパルス療法を推奨する．肺出血を伴わない腎炎単独型では，一般に腎炎の進行は急速であるため，腎機能回復が期待できない場合を除いて，静注ステロイドパルス療法の経口ステロイドへの追加を推奨する．

### 文献

1) 「エビデンスに基づく急速進行性腎炎症候群（RPGN）診療ガイドライン2014」（松尾清一/監，厚生労働科学研究費補助金難治性疾患等克服研究事業（難治性疾患克服研究事業）「進行性腎障害に関する調査研究」班/編），pp48-50，2014
2) KDIGO Clinical Practice Guideline for Glomerulonephritis：Kidney International（suppl 2）：233-242, 2012
3) Adu D, et al：Controlled trial of pulse versus continuous prednisolone and cyclophosphamide in the treatment of systemic vasculitis. QJM, 90：401-409, 1997
4) Bolton WK & Sturgill BC：Methylprednisolone therapy for acute crescentic rapidly progressive glomerulonephritis. Am J Nephrol, 9：368-375, 1989
5) Jayne DR, et al：Randomized trial of plasma exchange or high-dosage methylprednisolone as adjunctive therapy for severe renal vasculitis. J Am Soc Nephrol, 18：2180-2188, 2007
6) 厚生労働省特定疾患進行性腎障害に関する調査研究班（班長：松尾清一）：急速進行性腎炎症候群の診療指針 第2版．The Japanese journal of nephrology，53：509-555，2011
7) Hirayama K, et al：Anti-glomerular basement membrane antibody disease in Japan: part of the nationwide rapidly progressive glomerulonephritis survey in Japan. Clin Exp Nephrol, 12：339-347, 2008
8) Levy JB, et al：Long-term outcome of anti-glomerular basement membrane antibody disease treated with plasma exchange and immunosuppression. Ann Intern Med, 134：1033-1042, 2001
9) Johnson JP, et al：Therapy of anti-glomerular basement membrane antibody disease: analysis of prognostic significance of clinical, pathologic and treatment factors. Medicine (Baltimore)，64：219-227, 1985
10) Cui Z, et al：Anti-glomerular basement membrane disease: outcomes of different therapeutic regimens in a large single-center Chinese cohort study. Medicine (Baltimore)，90：303-311, 2011
11) KDIGO Clinical Practice Guideline for Glomerulonephritis：Kidney International（suppl 2）：240-242, 2012

&lt;要　伸也&gt;

# 腎移植におけるステロイドの使い方は？
## ①導入免疫抑制療法

## クリニカルクエスチョン

　動物実験を経て，1950年代にステロイド単独の腎移植が行われ，1961年にキードラッグとしてアザチオプリンとプレドニゾロン（PSL）が用いられたのが腎移植の多剤併用免疫抑制療法の始まりである[1]．当初の免疫抑制プロトコールは，免疫抑制薬の調節が困難で，投与量が少なければ拒絶反応を発症し，多ければ感染症を発症し，結果的に腎移植成績は満足のいくものではなかった．その後，免疫抑制薬の開発が進み，1980年代にカルシニューリン阻害薬（CNI），2000年代に抗体製剤であるバシリキシマブ，新たな代謝拮抗薬であるミコフェノール酸モフェチルが臨床応用され，各薬剤の副作用を最小限にし，最大限に拒絶反応を抑えることが可能になった．現在はCNI，ステロイド，代謝拮抗薬，抗体製剤の多剤併用療法が一般的である．このような時代背景の中で，免疫抑制療法の中心であったステロイドの合併症を回避するため，早期に離脱もしくはステロイド投与を回避するプロトコールが試されている．ステロイドなくして腎移植は可能なのだろうか？

## エビデンスの実際

　導入免疫抑制療法はCNIであるシクロスポリンもしくはタクロリムスとステロイドに代謝拮抗薬，抗体製剤を併用するプロトコールが世界的にも一般的であり，強力な免疫抑制薬の開発により，ステロイドの投与量は減量されてきた．腎移植に用いられるステロイドは，ミネラルコルチコイド作用が少ないPSLもしくはミネラルコルチコイド作用がなく，半減期が短いメチルプレドニゾロン（mPSL）である．ステロイドの副作用は糖尿病，高血圧，脂質異常症，骨障害，白内障など

さまざまであるが，これらを回避するために，CNIが臨床応用されてから，免疫学的リスクの低い症例に限り，ステロイドの早期離脱，投与回避のプロトコールが試されるようになった．しかしながら，ステロイドの早期離脱，投与回避は急性拒絶反応の発現率が高く，長期的には慢性拒絶反応のリスクがあると考察されている[2]．抗体製剤が臨床応用された最近のメタ解析でも急性拒絶反応の頻度が高く，また術後合併症に関しても有意差は見出せていない[3]．腎移植後3年間の観察期間でステロイド早期離脱群とステロイド投与回避群では拒絶反応の発現率に差はない結果を示したものの，ステロイド早期離脱群の約半数とステロイド投与回避群の3分の1の症例がプロトコールを離脱し，ステロイド治療が必要になったことも事実である[4]．実臨床において，ステロイド投与量は減量されてきたものの，本邦における腎移植領域でのステロイド使用状況では，ステロイド未使用は1％にすぎない[5]．

##  エビデンスの使い方

前述したようにステロイド早期離脱，投与回避はいまだ，一定の見解が得られておらず，ステロイドが導入免疫抑制療法に必要な一剤であることは変わっていない．KDIGOガイドラインでは免疫学的リスクの低い症例に限り，腎移植後1週間でステロイド離脱を推奨（2B）しているものの，プロトコールの設定上に問題があり，既出のステロイド早期離脱，投与回避の臨床研究結果の解釈を難しくしている[6]．

当科の腎移植導入時のステロイド投与方法は，術中にmPSL 5〜10 mg/kgを点滴静注で投与し，術後からmPSL 20 mg/日の内服に移行したのち，1〜2カ月で維持量4 mg/日に漸減している．血液型不適合腎移植患者では血液型適合腎移植患者に比して拒絶反応の頻度が多かったため，ステロイドは2倍の期間をかけて漸減している．小児腎移植例やステロイド合併症を認めた症例，HLA適合の組合わせ症例ではステロイドを隔日投与にした後，プロトコール腎生検の結果によっては，ステロイド中止を試みている．

また移植腎に再発が予測される腎炎（IgA腎症，巣状糸球体硬化症，膜性増殖性腎炎など）を原疾患とする症例やループス腎炎をはじめとする膠原病による腎炎を原疾患とする症例では通常ステロイドを中止しない．

各施設の免疫抑制についての考え方が異なるため，併用する免疫抑制薬，症例ごとの免疫学的リスクの違いなどをそれぞれ各施設が十分考慮したうえで，ステロイドの投与法を工夫している．画一的な投与法は存在しないが，ステロイドを減量し，最少量（mPSL 4 mg/日またはPSL 5 mg/日など）で維持することが一般的である．

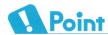

- 導入免疫抑制療法はCNI，ステロイド，代謝拮抗薬，抗体製剤を併用し，症例の免疫学的リスクにより，ステロイド投与量，期間は，施設ごとに工夫，調節されている．
- ステロイド早期離脱，ステロイド投与回避のプロトコールが試されているが一定の見解はない．

### 文献

1 ) Starzl TE, et al：The reversal of rejection in human renal homografts with subsequent development of homograft tolerance. Surg Gynecol Obstet, 117：385-395, 1963
2 ) Hricik DE, et al：Steroid-free immunosuppression in cyclosporine-treated renal transplant recipients: a meta-analysis. J Am Soc Nephrol, 4：1300-1305, 1993
3 ) Pascual J, et al：Very early steroid withdrawal or complete avoidance for kidney transplant recipients: a systematic review. Nephrol Dial Transplant, 27：825-832, 2012
4 ) Thierry A, et al：Three-year outcomes in kidney transplant patients randomized to steroid-free immunosuppression or steroid withdrawal, with enteric-coated mycophenolate sodium and cyclosporine: the infinity study. J Transplant, 2014：171898, 2014
5 ) 日本移植学会・日本臨床腎移植学会：腎移植臨床登録集計報告（2014）2013年実施症例の集計報告と追跡調査結果．移植，49：240-260，2014
6 ) Kidney Disease Improving Global Outcomes (KDIGO) Transplant Work Group：DIGO clinical practice guideline for the care of kidney transplant recipients. Am J Transplant, 9 (Suppl 3)：S6-S9, 2009

<板橋淑裕，相川　厚>

# 腎移植におけるステロイドの使い方は？
## ②拒絶反応治療

## クリニカルクエスチョン

　ステロイド大量療法は1969年，Kountzらが腎移植の導入療法および拒絶反応の治療として報告後[1]，1978年，Grayらは注射および経口のステロイド大量療法が拒絶反応に対しておよそ60％の有効性を示すと報告した[2]．拒絶反応は免疫学的，病理組織学的解明により，Tリンパ球関連型拒絶反応（T cell mediated rejection：TCMR）と抗体関連型拒絶反応（antibody mediated rejection：AMR）に大別され，その診断は移植腎生検の病理組織学的所見をBanff分類[3]で行うことがゴールデンスタンダードだが，病理組織学的診断までのタイムラグがあり，臨床所見や血清学的所見によって診断する場合もある．そのため，拒絶反応に対する第一選択薬はステロイド大量療法である．実臨床ではステロイド大量療法抵抗性の拒絶反応も認める．ステロイド大量療法の有効性は，合併症も含めどのように評価されているのだろうか？

## エビデンスの実際

　ステロイド大量療法は，TCMRに最も採用される治療法であり，その有効性も周知の事実であるが，治療の用量および治療期間は，無作為化比較試験によって定義されていない．参考として，Websterらのメタ解析では，TCMRの治療での抗体製剤〔OKT3（ムロモナブCD3），ATG（抗ヒトT細胞グロブリン）またはALG（抗ヒトリンパ球グロブリン）〕とステロイド大量療法を比較している．抗体製剤はステロイド大量療法より，移植腎機能を回復し，移植腎喪失の予防に有効であるが，抗体製剤を用いた治療は，より多くの有害事象と関連していると結論付けた．しかしながら，ステロイド大量療法に対する抗体製剤の全体的な利益が

害を上回るかどうかは，不明である[4]．

 **エビデンスの使い方**

　前述したようにステロイド大量療法の有効性は，認知されているものの，投与量や治療期間の定義はない．一般的なステロイド大量療法はメチルプレドニゾロン（mPSL）250 mg〜1 g/日を3日間行い，治療の反応性を確認して追加治療，拒絶反応治療薬の変更，併用，また維持免疫抑制療法に戻すか検討する．本邦で保険適用されている抗拒絶反応薬はmPSL，塩酸塩グスペリムス，ウサギ抗ヒト胸腺細胞グロブリンであるが，拒絶反応はTCMRとAMRに大別され，それぞれ標的細胞が異なるため，標的細胞の免疫応答に見あった治療選択が肝要である．

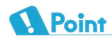

- 急性拒絶反応に対する第一選択療法はステロイド大量療法であるが，治療の用量および治療期間は，無作為化比較試験によって定義されていない．

### 文献

1) Kountz SL & Cohn R：Initial treatment of renal allografts with large intrarenal doses of immunosuppressive drugs. Lancet, 1：338-340, 1969
2) Gray D, et al：Oral versus intravenous high-dose steroid treatment of renal allograft rejection. The big shot or not? Lancet, 1：117-118, 1978
3) Sis B, et al：Banff '09 meeting report: antibody mediated graft deterioration and implementation of Banff working groups. Am J Transplant, 10：464-471, 2010
4) Webster AC, et al：Monoclonal and polyclonal antibody therapy for treating acute rejection in kidney transplant recipients: a systematic review of randomized trial data. Transplantation, 81：953-965, 2006

<板橋淑裕，相川　厚>

# 腎移植におけるステロイドの使い方は？
## ③腎移植後再発性腎炎

### クリニカルクエスチョン

　移植腎への原疾患の再発は，疾患により再発頻度は異なるが，移植腎廃絶にかかわる重要な因子である．腎移植後再発リスクが多数報告されている疾患は巣状糸球体硬化症（focal segmental glomerulosclerosis：FSGS），IgA腎症，膜性増殖性糸球体腎炎，溶血性尿毒症症候群，ANCA関連腎炎や抗GBM抗体型腎炎であるが[1]，特に，腎移植患者の原疾患数が多いFSGS，IgA腎症は実臨床で再発を経験する．免疫抑制下で再発する活動性の疾患に対してステロイドは有効なのだろうか？

### エビデンスの実際

　再発性腎炎に関して，その病因が明らかでないこともあり，治療法は確立していないが，腎移植維持期のステロイド中止が，腎炎再発の可能性をより高めることが示唆されている[2]．

#### 1）FSGSの再発

　FSGSは再発した場合，30〜50％が移植腎喪失に陥るため，腎移植後の再発を最も懸念する原疾患である．特に腎移植後早期に再発した場合，移植腎予後は不良である．

　再発時の治療は血漿交換や高用量シクロスポリン（CYA）が一般的であるが，最近ではリツキシマブが有効であるという報告が散見される．これらの治療法に対する無作為化比較試験は行われていない．ステロイド大量療法が有効であることは2013年，当科から10症例の経験で報告している[3]．腎移植導入療法はCYA，

ミコフェノール酸モフェチル，メチルプレドニゾロン（mPSL），バシリキシマブの4剤併用療法を採用している．

FSGS再発時は，CYAのAUC$_{0-4}$レベルを1カ月間，4,500〜5,500 ng・時間/mLになるようにし，その後2カ月間，4,000 ng・時間/mL，その後3,000 ng・時間/mLを目標にコントロールし，ステロイド大量療法〔mPSL 20 mg/kg/日（最大量1 g）を3日間〕を0，1，3，5週に行い，その後は1カ月おきに6カ月間行う．完全緩解または部分緩解が得られた場合，ステロイド大量療法は移植後24カ月まで3カ月おきに施行する．経口ステロイドはmPSL 2 mg/kg/日で開始し，2週間おきに3カ月間で4〜8 mg/日まで漸減し，隔日投与への変更は移植後6カ月以降に行う．この治療法で2例に血漿交換を併用しているが，90％の完全緩解，あるいは部分緩解が得られている[3]．

## 2）IgA腎症の再発

IgA腎症は世界的に頻度が高い末期腎不全の原疾患である．腎移植後の13〜60％で再発すると報告され，再発性IgA腎症は長期移植腎予後の不良因子として推察されている．

Visgerらの報告では，ステロイド維持群75例（15例は維持期にステロイド離脱）と，ステロイドフリー群49例を平均6.86±5.4年間観察し，Cox比例ハザードモデル多変量解析を行った結果，IgA腎症再発の危険性リスク（HR）は，ステロイドフリー群で有意に高く（HR 8.59：3.03 vs 24.38，P＜0.001），移植腎廃絶した35例のサブ解析で，IgA腎症再発群の移植腎生着期間が有意に短かった（IgA腎症再発群：116.6±20.4 vs IgA腎症非再発群：273.5±31.4カ月）と報告している[4]．

IgA腎症の治療はWangらのメタ解析で，扁桃腺摘出とステロイド内服もしくはステロイド大量療法が有効であると報告しているが[5]，再発性IgA腎症に関しては扁桃腺摘出＋ステロイド大量療法が行われているものの，堀田らは，扁桃腺摘出単独群7例と扁桃腺摘出＋ステロイド大量療法群8例の病理組織を比較し，ステロイド大量療法が組織学的所見の改善に関連していなかったと報告している[6]．

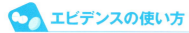 エビデンスの使い方

　上述の通り，免疫抑制下で再発する腎炎の病因は不明であり，治療法は確立されていないが，ステロイド中止が腎炎再発の可能性を高めることは推察されている．当科では，原疾患が移植腎に再発することが予測される場合，ステロイドを中止せず，mPSL 4 mg/日を維持している．FSGSが再発した場合は上述のように高用量CYAとステロイドで治療し，無尿あるいは蛋白尿3 g/日以上の場合は血漿交換およびリツキシマブを併用している．IgA腎症が再発した場合は，扁桃腺摘出にステロイド大量療法（mPSL 500 mg/日/3日間）を3クール行っている．

　再発性腎炎は移植腎廃絶の3番目の原因であり，その治療法の確立が望まれるが，一定の見解がなく，既出の知見を確認するためにさらなる臨床研究が必要である．

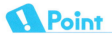 Point

- 再発性腎炎の治療法は確立していないが，維持期のステロイド中止が，腎炎再発の可能性を高めていると推察されている．

### 文献

1) Kidney Disease Improving Global Outcomes (KDIGO) Transplant Work Group：DIGO clinical practice guideline for the care of kidney transplant recipients. Am J Transplant, 9 (Suppl 3)：S33-S37, 2009
2) Kukla A, et al：Recurrent glomerulonephritis under rapid discontinuation of steroids. Transplantation, 91：1386-1391, 2011
3) Shishido S, et al：Combination of pulse methylprednisolone infusions with cyclosporine-based immunosuppression is safe and effective to treat recurrent focal segmental glomerulosclerosis after pediatric kidney transplantation. Clin Transplant, 27：E143-E150, 2013
4) Von Visger JR, et al：The risk of recurrent IgA nephropathy in a steroid-free protocol and other modifying immunosuppression. Clin Transplant, 28：845-854, 2014
5) Wang Y, et al：A meta-analysis of the clinical remission rate and long-term efficacy of tonsillectomy in patients with IgA nephropathy. Nephrol Dial Transplant, 26：1923-1931, 2011
6) Hotta K, et al：Tonsillectomy ameliorates histological damage of recurrent immunoglobulin A nephropathy after kidney transplantation. Nephrology (Carlton), 18：808-812, 2013

＜板橋淑裕，相川　厚＞

# 第 6 章 神経疾患 - ①

## 脳血管障害にステロイドは有効か？

### クリニカルクエスチョン

神経疾患においてステロイドを使用する機会はしばしばある．中枢神経疾患でいうと脳腫瘍では浮腫改善にステロイドが有効とされる．しかし，脳血管障害における有効性の報告は実験的なものに限られる．本邦のガイドラインでもステロイドの使用は推奨されていない[1]．はたして脳血管障害においてステロイドを使用する機会があるのだろうか．

### エビデンスの実際

#### 1）脳血管障害

脳血管障害はかつて悪性腫瘍，心疾患につぐ日本人の死因第3位であった．平成23年に肺炎が死因の第3位となり脳血管障害は死因の第4位となったが，脳血管障害は肺炎の大きな原因の一つである．また寝たきりになる原因では第1位を占める重要な疾患でもある．脳血管障害はNINDS（National Institute of Neurological Disorders and Stroke：米国国立神経疾患・脳卒中研究所）分類により脳梗塞，脳出血，くも膜下出血に分けられる[2]．それぞれの疾患におけるステロイドのエビデンスに関して述べる．

#### 2）脳梗塞

動物実験においては，ステロイドの有効性を示唆する結果が散見される[3]．局所脳虚血の猫モデルでデキサメタゾン投与により脳梗塞を生じた部位の浮腫を軽減させた．また中大脳動脈閉塞を生じさせた猫に高用量のメチルプレドニゾロンを早期投与すると平均脳梗塞サイズが6倍小さくなったという報告がある[4]．

しかし臨床における有効性の報告はなく，8試験・466症例に対してメタ解析が行われたが，1年以内の死亡率の減少は得られず機能予後も改善しなかった[5]．脳卒中治療ガイドライン2015において，「ステロイド療法は脳梗塞急性期に有効とする明確な科学的根拠がないので，勧められない（グレードC2）」と記載されている[1]．

### 3) 脳血管炎による脳梗塞

通常の脳梗塞時にステロイドを使用することはないが，特殊な脳梗塞の場合にはステロイド治療が必要になる．膠原病・血管炎による脳梗塞の場合である[6]．脳に血管炎を起こす自己免疫疾患には，結節性多発動脈炎，高安動脈炎，側頭動脈炎，Wegener肉芽腫症，中枢神経系の巨細胞性肉芽腫性血管炎，全身性エリテマトーデス，ベーチェット病がある．脳梗塞だけでなく，脳出血・くも膜下出血も起こりうる．

脳脊髄のみに病変を生じる中枢神経限局性血管炎（primary angiitis of the central nervous system：PACNS）は原因不明の稀な血管炎であり，治療にはステロイドとシクロホスファミドを使用する[7]．

### 4) 脳出血

脳出血に対するステロイド治療のスタディは数少ない．CTで脳出血と診断された93症例をデキサメタゾン治療群とプラセボ群に割り付けたスタディでは，生存率と神経学的予後に関して差がなく中間分析で試験中止となっている[8]．また，最近では26症例をデキサメタゾン治療群とプラセボ群に割り付けたスタディがある．良好な神経学的予後を得た率は同等で，有害事象の割合も同等であった[9]．

脳卒中治療ガイドライン2015において，ステロイドは脳出血急性期に有効とする明確な科学的根拠はないと記載されている（グレードC2）．頭蓋内圧亢進を伴う大きな脳出血の場合には高張グリセロール静脈内投与が考慮される（グレードC1）．

### 5) くも膜下出血

現在のところくも膜下出血時にステロイド治療が有効であるというデータはない[3]．くも膜下出血で副腎不全になる場合があり，ステロイド補充が必要になることがある．

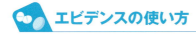 エビデンスの使い方

通常の脳梗塞および脳出血，くも膜下出血時にステロイド使用は推奨されない．膠原病・脳血管炎による脳梗塞時の使用は，それぞれの疾患の治療に準じる．

中枢神経限局性血管炎の場合，最初にシクロホスファミド 2 mg/kg/日とコルチコステロイド（通常はプレドニゾロン 1 mg/kg/日）を投与する．重篤な場合にはステロイドパルス治療（メチルプレドニゾロン 1,000 mg/日　3日間）を併用する．プレドニゾロンは 1 mg/kg/日を 1 カ月続けたあとに，12 カ月かけて漸減していく[7]．

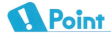 Point

- 脳梗塞，脳出血，くも膜下出血においてステロイドの使用は推奨されない．
- 膠原病・血管炎による脳梗塞時にはステロイド治療が行われる．

### 文献

1) 「脳卒中治療ガイドライン 2015」（日本脳卒中学会，脳卒中ガイドライン委員会/編），協和企画，2015
2) National Institute of Neurological Disorders and Stroke：Classification of cerebrovascular disease Ⅲ. Stroke, 21：564-616, 1990
3) Gomes JA, et al：Glucocorticoid therapy in neurologic critical care. Crit Care Med, 33：1214-1224, 2005
4) de Courten-Myers GM, et al：Efficacious experimental stroke treatment with high-dose methylprednisolone. Stroke, 25：487-492; discussion 493, 1994
5) Qizilbash N, et al：Corticosteroids for acute ischaemic stroke. Cochrane Database Syst Rev：CD000064, 2002
6) 「脳卒中診療：こんなときどうする Q&A 第2版」（棚橋紀夫，他/編），pp317-320, 中外医学社，2012
7) Birnbaum J & Hellmann DB：Primary angiitis of the central nervous system. Arch Neurol, 66：704-709, 2009
8) Poungvarin N, et al：Effects of dexamethasone in primary supratentorial intracerebral hemorrhage. N Engl J Med, 316：1229-1233, 1987
9) Desai P：Dexamethasone is not necessarily unsafe in primary supratentorial intracerebral haemorrhage. J Neurol Neurosurg Phychiatry, 65：799-800, 1998

<藤澤恵津子，福武敏夫>

# 多発性硬化症に対するステロイドの使い方は？

## クリニカルクエスチョン

多発性硬化症（multiple screlosis：MS）は，病変が時間的・空間的に多発する自己免疫性，炎症性脱髄疾患である．病因はいまだ不明である．日本では寛解と再発をくり返す再発寛解型が85〜90％を占める．ステロイドは主に急性増悪期の治療に使用され，慢性期に使用されることは少ない．急性増悪期にはステロイドパルス療法を行うことが一般的であるが，頻回な外来通院や入院治療は患者の生活の支障になりかねない．このため実際の臨床では，再発時の症状が感覚障害のみのときなどに外来通院で経口ステロイドパルスが行われることがある．それぞれの投与方法の優位性・安全性に関して，どのようなエビデンスがあるだろうか．

## エビデンスの実際

### 1）再発時のステロイドパルス療法

Filippiniらによる2000年のコクラン・レビューでは，メチルプレドニゾロンあるいはACTH（副腎皮質刺激ホルモン）の多発性硬化症急性増悪に対する治療効果を検討した無作為化二重盲検プラセボ対照試験として6つの試験（メチルプレドニゾロン4試験，ACTH 2試験）を解析している[1]．全体として治療後5週以内の段階では実薬投与群（メチルプレドニゾロンあるいはACTH）の方がプラセボ投与群に比べて重症度が治療開始前より増悪あるいは不変だった症例の割合が有意に少なかった（オッズ比0.37，95％信頼区間0.24-0.57）（エビデンスレベルⅠ）．メチルプレドニゾロンの投与期間として5日と15日では治療効果に有意な差はみられなかった．またMillerらの無作為化比較試験のメタ解析でも，メチルプレドニゾロンを少なくとも500 mg/日を5日間，点滴静注あるいは経口投与すれ

ば多発性硬化症の再発からの改善を促進することが示された（エビデンスレベルⅠ）[2]．

オーストリア，ドイツ，スイスのMS治療コンセンサスグループは，MSの急性増悪時にはすみやかにCS（ステロイド）パルス療法（メチルプレドニゾロン1 g/日5日間）を実施するが，この第1クールの治療で2週間以内に改善が得られない場合には，第2クールの治療として倍量の2 gを5日間投与することを推奨している（エビデンスレベルⅣ）[3]．しかしながら，第1クールのCSパルス療法が無効の場合に第2クールの治療が有効であるかどうかについてのエビデンスはない．

### 2）点滴静注療法と経口療法の比較

Ramo-Telloらによる無作為化二重盲検化比較試験で，急性増悪期における経口治療と点滴治療の比較がされている[4]．15日以内に生じた中等度〜重症の再発症例59症例を対象とし，経口治療群（メチルプレドニゾロン 経口1,250 mg/日 3日間）と点滴治療群（メチルプレドニゾロン 点滴静注 1,000 mg/日 3日間）で比較した．治療4週後の時点で重症度〔EDSS（expanded disability status scale：総合障害度評価尺度）で評価〕，Gd造影効果を受ける病変の数・体積において経口治療群は点滴治療群に対し非劣性を示した．

メタ解析としては，2012年のコクラン・レビューがあり5つの無作為化比較試験（患者215名）が含まれている[5]．ステロイド経口投与と点滴治療間を比較し，第4週における重症度に有意差は認められなかった（平均差 –0.22, 95％信頼区間 0.71–0.26, P＝0.20）．ただし，5つの無作為化比較試験のうち2つのみが現代的な手法を用いており結果の解釈には注意が必要である．新たな無作為化比較試験として，現在OMEGA試験およびCOPOUSEP試験が進行中である[5]．

以上より，多発性硬化症の急性増悪時には経口投与は点滴治療のよい代替手段になりうると考えられる．

##  エビデンスの使い方

### 1）ステロイドパルス療法

本邦では2010年に多発性硬化症治療ガイドラインが出された[6]．再発時にステロイドパルス療法として，メチルプレドニゾロン 500 mg/日以上を3〜5日間点滴静注する．通常1,000 mg/日を3日間投与することが多い．効果が不十分であ

れば通常ステロイドパルス療法を1～2回追加する．症状の改善が乏しい場合には，血漿交換療法を検討する．

後療法として経口プレドニゾロンを漸減投与することがあるものの，その意義に関してエビデンスはない．

### 2）経口ステロイドパルス

経口投与と点滴投与では生体内有効利用率が違う．メチルプレドニゾロンでの経口投与の生体内有効利用率は80％である．このため前述の無作為化比較試験ではメチルプレドニゾロン経口投与1,250 mg/日3日間が選択されている[4]．ただし，高用量のメチルプレドニゾロンを含む錠剤は国内で活用できないことからまだ現実的ではない．外来にてベタメタゾン0.5 mg 9錠/日 1回3錠1日3回を4日間経口投与を行う施設もある[7]．

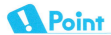

- 多発性硬化症の急性増悪では，機能改善を目的としてステロイドパルス療法を行う．
- 急性増悪時のパルス療法としては通常メチルプレドニゾロン1,000 mg/日3日間点滴投与を行う．効果が不十分であれば1～2回追加する．
- 外来通院困難時には経口ステロイドパルスが選択肢となる．

#### 文献

1）Filippini G, et al：Corticosteroids or ACTH for acute exacerbations in multiple sclerosis. Cochrane Database Syst Rev：CD001331, 2000
2）Miller DM, et al：A meta-analysis of methylprednisolone in recovery from multiple sclerosis exacerbations. Mult Scler, 6：267-273, 2000
3）Rieckmann P, et al：Escalating immunotherapy of multiple sclerosis--new aspects and practical application. J Neurol, 251：1329-1339, 2004
4）Ramo-Tello C, et al：A randomized clinical trial of oral versus intravenous methylprednisolone for relapse of MS. Mult Scler, 20：717-725, 2014
5）Jodie M Burton：Oral versus intravenous steroids for treatment of relapses in multiple sclerosis. Cochrane Database Syst Rev：CD006921, 2012
6）「多発性硬化症治療ガイドライン2010」（日本神経学会，他/監，多発性硬化症治療ガイドライン作成委員会/編），医学書院，2010
7）「最新アプローチ 多発性硬化症と視神経脊髄炎　アクチュアル 脳・神経疾患の臨床」（吉良潤一/専門編集，辻 省次/総編集），中山書店，2012
8）「神経疾患最新の治療2012-2014」（小林祥泰，他/編），南江堂，2012
9）「免疫性神経疾患ハンドブック」（楠 進/編），南江堂，2013

＜藤澤恵津子，福武敏夫＞

第 6 章　神経疾患-❸

# 視神経脊髄炎に対するステロイドのエビデンスは？

## クリニカルクエスチョン

　視神経脊髄炎は，視神経と脊髄を選択的におかす自己免疫性炎症性疾患である．視神経炎は両側性となることが多く重度になりやすい．脊髄炎も横断性で重度になることが多い．多発性硬化症の亜型であるのか独立した疾患であるのか，長年にわたり議論されてきたが，最近視神経脊髄炎に特異的な AQP4 抗体が発見されそれぞれの疾患の相違点が明らかになってきた．

　視神経脊髄炎の急性増悪期の治療としては多発性硬化症の治療に準じてステロイドパルス療法が行われる．また，再発予防のためステロイド少量内服を継続する．しかし視神経脊髄炎は疾患概念として確立してまだ日が浅く有病率が低いため，治療において有効なエビデンスは数少ない．ステロイド投与に関してどのようなエビデンスがあるだろうか．

## エビデンスの実際

### 1) 急性増悪期

　現在までのところ，視神経脊髄炎増悪の治療に関する前向き研究はない[1]．このため至適な投与用量，投与期間や投与の順序に関してエビデンスは確立していない．しかし臨床現場において，その有効性は広く認識されている．多発性硬化症では急性期の症状増悪からの回復を促進する効果が証明されていることから，視神経脊髄炎でも同様の効果を得られると考えられている（グレード C1）[2]．重症例では，ステロイドパルス療法で症状が改善しないことや治療中に症状がさらに進行することも稀ではなく，このような場合には早期から血漿交換療法を施行することが望ましい．少数例の後向き研究とケースシリーズにおいて，血漿交換療

法により視力および神経所見が著明に改善することが報告されている[6]．

### 2）再発の予防

視神経脊髄炎の再発予防には少量ステロイドまたは免疫抑制薬が有効とされる．低用量のステロイド内服（2.5～20.0 mg/日）の効果に関して，後向きに25症例で観察期間中央値19.3カ月において評価した報告がある[3]．治療の成功には用量依存性の関係があり，10 mg/日以上ではそれ以下の用量より効果が高かった．また，低用量ステロイド内服により年間再発率の中央値は1.48から0.49へと減少した．ほかに，ステロイドとアザチオプリンまたはステロイドとシクロスポリンの併用療法に関して年間再発率の減少が報告されている[4)5)]．

##  エビデンスの使い方

### 1）急性増悪期

炎症の抑制，浮腫の軽減を目的としてステロイドを使用する[2]．メチルプレドニゾロン1,000 mg 1日1回3～5日間点滴投与を行う．症状改善が不十分な場合にはさらに1～2クール追加する．1回あたり2,000 mg/日を使用する，いわゆるメガパルスを行ったという報告もある．ステロイドが無効あるいは効果不十分なことがしばしばある．その場合には血漿交換療法を検討する．

### 2）再発の予防

通常，急性増悪期のステロイドパルス療法のあと，プレドニゾロン1 mg/kg/日から開始し漸減する[6]．発症早期で再発回数も少ない場合は，10 mg/週くらいの割合で漸減し，0.3 mg/kg/日（15 mg/日）程度で少なくとも半年間は維持する．再発回数が多い場合は0.5 mg/kg/日（25 mg/日）程度での維持が必要なこともある．半年間再発がなければ，さらに1 mg/月あるいは10％/月くらいの割合で漸減する．

維持量として0.1 mg/kg/日（5 mg/日）程度での維持を目標とする[7]．ステロイドは長期投与により副作用が現れやすいので，投与量は最小限に抑えアザチオプリンなどの免疫抑制薬を併用する．

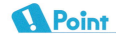

- 視神経脊髄炎の急性増悪期にはステロイドパルス療法を行う．効果が乏しい場合も多く，ステロイドが無効であれば早期に血漿交換療法を開始する．
- 急性増悪期の治療後に再発予防のためステロイドの経口投与を開始する．維持量としてプレドニゾロン5 mg 2～3錠1日1回を継続する．長期投与によりステロイドの副作用が出やすいため，アザチオプリンやシクロスポリンなどの免疫抑制薬を併用する．

**文献**

1) Papadopoulos MC, et al：Treatment of neuromyelitis optica: state-of-the-art and emerging therapies. Nat Rev Neurol, 10：493-506, 2014
2) 「多発性硬化症治療ガイドライン2010」（日本神経学会，他/監，「多発性硬化症治療ガイドライン」作成委員会/編），医学書院，2010
3) Watanabe S, et al：Low-dose corticosteroids reduce relapses in neuromyelitis optica: a retrospective analysis. Mult Scler, 13：968-974, 2007
4) Costanzi C, et al：Azathioprine: tolerability, efficacy, and predictors of benefit in neuromyelitis optica. Neurology, 13：659-666, 2011
5) Kageyama T, et al：Combination of cyclosporine A with corticosteroids is effective for the treatment of neuromyelitis optica. J Neurol, 260：627-634, 2013
6) 「標準的神経治療：視神経脊髄炎（NMO）」（日本神経治療学会治療指針作成委員会/編），日本神経治療学会，2013
7) 「最新アプローチ 多発性硬化症と視神経脊髄炎 アクチュアル 脳・神経疾患の臨床」（吉良潤一/専門編集，辻 省次/総編集），中山書店，2012

＜藤澤恵津子，福武敏夫＞

# 急性散在性脳脊髄炎に対するステロイドのエビデンスは？

## クリニカルクエスチョン

　急性散在性脳脊髄炎は急性，あるいは亜急性に発症する脳症で，画像検査では主に白質に限局性または多巣性の病変を生じ，それによる神経症状を生じる[1]．予後は概してよく，治療後平均1〜6カ月で回復する．標準的治療法はないが，ステロイド，免疫抑制薬，免疫グロブリン大量点滴静注療法，血漿交換療法などの免疫療法を行う．ステロイド治療に関してのエビデンスにはどのようなものがあるだろうか．

## エビデンスの実際

　これまでに小児および成人の急性散在性脳脊髄炎に対する治療の無作為化比較臨床試験は行われていない．急性散在性脳脊髄炎では無治療で自然に回復することが報告されている．しかし，免疫療法を受けていない場合にはその回復は不十分である．ステロイドパルス療法が第一選択であり，その後経口ステロイドを開始する．最近の報告では，完全回復は57〜92％であるが，未治療でも50〜70％の症例が回復するという報告がある[2]．メチルプレドニゾロンとデキサメタゾンでの治療を比較すると，メチルプレドニゾロンで治療した患者の方が予後がよかった[3]．

## エビデンスの使い方

　ステロイドパルス療法として，メチルプレドニゾロン1,000 mg/日，小児では20〜30 mg/kg/日を3〜5日間点滴投与する[4]．パルス療法に引き続いて経口ステロイドに切り替える．プレドニゾロンを成人60 mg/日，または1 mg/kg/日を

投与し，4～6週間で漸減・中止する．

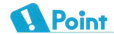

- 急性散在性脳脊髄炎ではステロイドが第一選択となる．メチルプレドニゾロンによるパルス療法後に，経口ステロイドを開始し漸減する．

### 文献

1) 「神経疾患最新の治療2012-2014」（小林祥泰，水澤英洋/編），南江堂，2012
2) Tenembaum S, et al：Acute disseminated encephalomyelitis. Neurology, 68：S23-S36, 2007
3) Sakakibara R, et al：Micturitional disturbance in acute disseminated encephalomyelitis（ADEM）. J Auton Nerv Syst, 60：200-205, 1996
4) Sonneville R, et al：Post-infectious encephalitis in adults: diagnosis and management. J Infect, 58：321-328, 2009

＜藤澤恵津子，福武敏夫＞

# Duchenne 型筋ジストロフィーに対するステロイドのエビデンスは？

## クリニカルクエスチョン

　Duchenne 型筋ジストロフィーは小児において最も多い遺伝性筋疾患である．筋萎縮から歩行障害をきたし 13 歳までには車椅子生活となる．ジストロフィン遺伝子の変異によるジストロフィン欠損により発症する．エキソン・スキッピング治療やリードスルー治療などの遺伝子治療の開発が進んでおり臨床試験も行われている．しかし根本的な治療法はまだなく，このため歩行可能な期間を延ばすことが治療の主な目標となる[1]．

　近年ステロイド内服による筋力と歩行の改善が報告されている．内服方法とその改善効果に関してどのようなことがわかっているだろうか．

## エビデンスの実際

　2008 年のコクラン・レビューにおいてステロイド治療に関してメタ解析が行われており，6 つの無作為化比較試験が含まれている[2]．その中の 4 つの無作為化比較試験・249 症例の解析で，6 カ月〜2 年間という短期間の治療において筋力と機能改善効果を示した．最も有効なプレドニゾロン投与法は 0.75 mg/kg/日連日投与であった．有害事象として体重増加，行動異常，クッシング顔貌，過剰な毛髪成長がプラセボ群と比較してみられたが重症ではなかった．

　長期投与においても，近年 2 つのコホート研究が行われ，歩行可能期間の延長，側弯伸展の抑制，呼吸機能の維持などの有効性が報告された[3]〜[5]．本邦の患者登録システム（registry of muscular dystrophy：Remudy）のデータ解析からも長期投与における歩行可能期間の延長効果が示されている[6]．

　投与開始時期に関して現在のところガイドラインは存在しない[1]．しかし，Duchenne型筋ジストロフィーにおいてはおおよそ4〜6歳までは運動機能の発達がみられ，その後停滞・運動機能喪失のフェーズに移ることを考えると，運動機能が停滞するフェーズを見極めステロイドの導入を行うことがよいと考えられる．

 エビデンスの使い方

通常4〜8歳の間で運動機能が停滞または悪化しはじめた時期に，ステロイド内服を開始する[1]．プレドニゾロン0.75 mg/kg/日が最適な用量と考えられている[2]．副作用のモニタリングが必要であるが，副作用が生じなければ成長による体重増加に伴いプレドニゾロン投与量を増やしていく．副作用が生じ，そのコントロールが困難な場合には，用量を25〜33％減らし1カ月後に再評価する．プレドニゾロンが効果を示す最小の用量は0.3 mg/kg/日であり，副作用の状態にあわせて減量していく．

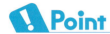

- Duchenne型筋ジストロフィーの薬物療法においてステロイドが重要な役割を果たしている．
- ステロイド内服により歩行機能可能期間の延長，側弯伸展の抑制，呼吸機能悪化の抑制効果が得られる．
- 運動機能が停滞または悪化しはじめた時期にプレドニゾロン0.75 mg/kg/日を導入する．

### 文献

1) Bushby K, et al：Diagnosis and management of Duchenne muscular dystrophy, part 1: diagnosis, and pharmacological and psychosocial management. The Lancet Neurology, 9：77-93，2010
2) Manzur AY, et al：Glucocorticoid corticosteroids for Duchenne muscular dystrophy. Cochrane Database Syst Rev, 23：CD003725, 2008
3) Bushby K, et al：Diagnosis and management of Duchenne muscular dystrophy, part 2: implementation of multidisciplinary care. Lancet Neurol, 9：177-189, 2010
4) Ishikawa Y, et al：Duchenne muscular dystrophy: survival by cardio-respiratory interventions. Neuromuscul Disord, 21：47-51, 2011
5) 砂田芳秀：筋疾患の治療の進歩．神経治療学，31：416-420, 2014
6) Takeuchi F, et al：Prednisolone improves walking in Japanese Duchenne muscular dystrophy patients. J Neurol, 260：3023-3029, 2013

<藤澤恵津子，福武敏夫>

# 第6章 神経疾患-6

# 重症筋無力症に対するステロイドのエビデンスは？

## クリニカルクエスチョン

　重症筋無力症（myasthenia gravis：MG）は，神経筋接合部のシナプス後膜上にあるいくつかの標的抗原に対する自己抗体の作用により，神経筋接合部の刺激伝達が障害されて生じる自己免疫疾患である．病因としてその病原性が認められている自己抗体には，抗アセチルコリン受容体（AChR）抗体と抗筋特異的受容体型チロシンキナーゼ（MuSK）抗体の2種類がある[1]．

　治療法は重症度，陽性となる抗体，年齢，胸腺腫の合併の有無などによって異なり，ステロイドの使用方法も少しずつ異なる．では，どのようなエビデンスに基づき使用されているのだろうか．

## エビデンスの実際

### 1）ステロイドによる治療

　1970年代まで重症筋無力症は致死的な疾患であった．1970～1980年代，漸増漸減投与法による高用量（1 mg/kg/日または50～60 mg/日）経口ステロイド治療が普及し，全身型MGによる重症例，死亡例は減少し，生命予後は改善した．寛解が30％に得られ，また50％において症状の著明な改善効果を示した[2) 3)]．

　実臨床における有効性は明らかであるが，観察研究によりその治療効果が示されている．無作為化比較試験のデータは限られているが，2005年のコクラン・レビューでも短期間の症状改善に関して，プラセボ群と比較して著明な改善を示した[4]．このメタ解析は2つの二重盲検化試験が含まれており，患者数はそれぞれ13例，20例であった．

　高用量による治療法は症状の改善に有効であるが，ステロイドの副作用が高率

に生じた．いまだ重症筋無力症の完全寛解率は低いまま（15％）であり，現在も多くの患者はステロイドの内服を長期間余儀なくされている．長期経口ステロイドは容姿の変化，糖尿病，骨粗鬆症などに加え，抑うつの原因としても重要であり，QOL阻害因子となる[2)5)6)]．完全寛解を得ることが難しいことから，長期経口ステロイドは少量にする努力がなされるようになった[6)]．

## 2) 投与方法の変化

本邦では2003年に「重症筋無力症の治療ガイドライン」が作成され，2014年に改訂された．2003年時には，成人発症全身型重症筋無力症の治療として胸腺摘除と高用量ステロイド療法が推奨されていた．しかし，2014年の改訂版では治療方法は変化し，患者のQOLを重視した治療目標として，「経口ステロイド5 mg/日以下で軽微症状（minimal manifestations）レベル」が推奨されるようになった．この治療目標を達成するために，免疫抑制薬としてカルシニューリン阻害薬を併用することが多く，投与初期に血漿交換，ステロイドパルス療法，免疫グロブリン大量療法などの強力な治療を追加することもある[7)]．投与方法に関して，プレドニゾロンは隔日投与のほうが副作用の発生頻度が少ないという考え方があるが，エビデンスはない[8)]．胸腺腫がある場合にステロイド投与を手術前から行うか，手術後より行うかに関しては議論がある．

## 3) クリーゼと漸増漸減法

重症筋無力症患者においては，常にクリーゼの危険性を念頭において治療する必要がある．クリーゼとは呼吸筋の筋無力症状により呼吸困難に至った状態をいう．その誘因にはさまざまなものがあり，感染症，手術や外傷，妊娠や出産，精神的ストレス，不十分な治療などのほか，薬剤投与に起因するものが8％ある．薬剤関連のなかには，ステロイドの減量（2％）のみならず同薬の投与開始（2％）も誘因とされている[1)]．

ステロイド投与開始に伴う症状の悪化を初期増悪といい，クリーゼに至ることもある．初期増悪に伴う危険性を最小限とする方法として漸増法が提唱された．

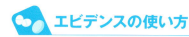 **エビデンスの使い方**

### 1）慢性期の治療：漸増漸減法と高用量ステロイド療法

　ステロイド治療では，初期増悪によりクリーゼになることがあり，重症例ではプレドニゾロン 5 mg/ 日から開始し徐々に増量する．初期増悪が安定してから効果が不十分な場合には漸増するが，眼筋型では 10 mg/ 日，全身型では 20〜30 mg/ 日を超えないようにすることが望ましい．

　歴史的には，1〜2 カ月かけて漸増したあと，高用量（1 mg/kg/ 日または 50〜60 mg/ 日）を十分な改善が得られるまで 1〜3 カ月維持し，改善後は症状の再燃を避けるためゆっくり漸減（1 カ月あたり投与量の 5〜10％減）とする高用量経口ステロイド療法が行われてきた[8]．しかし，現在は後述のような他の治療選択が可能となっており，高用量経口ステロイドの適応は慎重に考えるべきである．行う場合には確実なステロイド減量を試みる．

### 2）慢性期の治療：免疫抑制薬の併用および早期強力治療戦略

　プレドニゾロン 5 mg/ 日以下の治療目標を達成する戦略として，近年ではカルシニューリン阻害薬を早期から併用し，残存する症状にはステロイドパルス療法や血漿交換療法などの強力で速効性のある治療を用い短期間に改善させる治療方法（早期強力治療戦略）が用いられている．

　プレドニゾロンは 5〜10 mg/ 日の少量投与に留め，副作用を最小限に抑える．本邦で重症筋無力症に対して保険適用のあるカルシニューリン阻害薬はシクロスポリンとタクロリムスである．シクロスポリンは 5 mg/kg/ 日を 1 日 2 回，タクロリムスは 3 mg を 1 日 1 回夕食後投与とする．ともに血中トラフ値を測定し投与量を調整する[1]．

### 3）重症〜クリーゼ時の治療

　初期増悪に気をつけながらメチルプレドニゾロン 1,000 mg/ 日 点滴投与を行う．神経免疫疾患では通常メチルプレドニゾロン 1,000 mg/ 日 点滴投与を 3 日間行うことが多いが，重症筋無力症では初期増悪があるため単回投与にする，あるいは 500 mg/ 日に減量する，免疫グロブリン投与や血液浄化療法のあとに行うなどの工夫が必要である[8]．

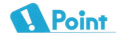

- ステロイドの開始時には重症筋無力症の初期増悪に気をつける．
- 2014年に重症筋無力症のガイドラインが改訂され，治療目標が「経口ステロイド5 mg/日以下でminimal manifestationsレベル」と設定された．
- 歴史的に漸増漸減法による高用量ステロイド投与が行われていた．近年ではカルシニューリン阻害薬の併用や初期にステロイドパルス療法や血漿交換療法などを施行する早期強力治療戦略を行うことでステロイドの副作用を避ける工夫がなされている．

### 文献

1）「免疫性神経疾患ハンドブック」（楠 進/編），南江堂，2013
2）槍沢公明，他：新ガイドライン：治療の基本方針．Clinical Neuroscience，32：1033-1036，2014
3）津田笑子，他：副腎皮質ステロイド．Clinical Neuroscience，32：1046-1048，2014
4）Schneider-Gold C, et al：Corticosteroids for myasthenia gravis. Cochrane Database Syst Rev：CD002828, 2005
5）Masuda M, et al：The MG-QOL15 Japanese version: validation and associations with clinical factors. Muscle Nerve, 46：166-173, 2012
6）Utsugisawa K, et al：Health-related quality-of-life and treatment targets in myasthenia gravis. Muscle Nerve, 50：493-500, 2014
7）Nagane Y, et al：Early aggressive treatment strategy against myasthenia gravis. Eur Neurol, 65：16-22, 2011
8）「重症筋無力症診療ガイドライン2014」（日本神経学会/監，重症筋無力症診療ガイドライン作成委員会/編），南江堂，2014

<藤澤恵津子，福武敏夫>

# 頭痛にステロイドは有効か？

## クリニカルクエスチョン

　頭痛を主訴に神経内科を受診する患者は多く，その原因にはさまざまなものがある．国際頭痛分類第3版β版（The International Classification of Headache Disorders 3rd β Edition：ICHD-Ⅲβ）において，頭痛は「一次性頭痛」，「二次性頭痛」，「頭部神経痛および中枢性・一次性顔面痛」の3部に分けられる[1]．二次性頭痛は器質的疾患に起因する頭痛であり，くも膜下出血，脳出血，脳腫瘍，側頭動脈炎など見逃すと生命に危険が及ぶような頭痛が含まれており積極的な診断が重要である[2]．一方，片頭痛，筋緊張型頭痛，群発頭痛などの一次性頭痛は生活支障度が高く治療を要する場合も多い．生命には危険が及ばないが，軽視はできない．

　これらの頭痛の治療に関して，ステロイドが使用されることがあるが，有効性についてどのようなエビデンスがあるのだろうか．

## エビデンスの実際

　二次性頭痛として側頭動脈炎に対してはステロイド使用が標準的である．一次性頭痛としては片頭痛の重積状態時と群発頭痛にステロイドが使用されることがある．本項では日常診療でみる機会の多い一次性頭痛について述べることとする．

### 1）片頭痛の重積状態

　ステロイド（デキサメタゾン）静注は，無作為化比較試験（RCT）レベルで十分な根拠がなく，近年のRCTでは急性発作期治療において有意差がないという報告もある[3]．このため急性発作期治療の第一選択薬とはなりにくい．ただし，数日

間の片頭痛重積時の再発予防において標準治療に比べて有意差を認めた報告[4]や再発頻度が減少する報告[5]がある．2008年のColmanらによるメタ解析では，標準的な鎮痛薬に加えてデキサメタゾン静注を併用すると72時間以内の頭痛再発率に関して相対リスクを26％減少させた（NNT＝9）[4]．また，2013年のHuangらによるメタ解析では，中等度から重度の片頭痛患者に鎮痛薬に加えてデキサメタゾン静注を行うと，24〜72時間以内の再発率が減少していた（相対リスク＝0.71，95％信頼区間0.59-0.86）[6]．

### 2）群発頭痛

群発頭痛の治療法は，個々の発作を軽減・消失させることを目的とした急性期治療と，群発期間中の頭痛発作出現を防ぐことを目的とした予防療法に分けられる．予防療法として抗不整脈薬のベラパミルが推奨されるが，効果は一般的に2〜3週間以内に発現するとされており少し時間がかかる．このため効果発現までの予防薬として即効性のあるステロイドを併用することで患者のQOL向上につながる（推奨グレードB）[2]．

適切な二重盲検無作為化比較試験は行われていないが，2006年EFNS（European Federation of Neurological Societies：欧州神経学会）ガイドラインではグレードAにランクされている[7]．

##  エビデンスの使い方

### 1）片頭痛の重積状態

NSAIDsやトリプタン製剤などの鎮痛薬とともに片頭痛の急性期にデキサメタゾン10〜24 mgを静注することがある[4]．ステロイドの副作用に関しては軽度のめまいに注意が必要である．

### 2）群発頭痛

ステロイドは服用開始日から予防効果が期待できるほど即効性があるが，長期投与による副作用の問題を考慮し，ベラパミルやリチウムが効果を示すまでの初期治療として2週間程度の短期間に用いる．プレドニゾロン30〜40 mg/日を1日2回またはデキサメタゾン8 mg/日を1日2回投与する[2]．急性期治療として，スマトリプタン皮下注射，純酸素吸入などを併用する．

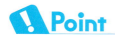

- 重症の片頭痛ではデキサメタゾン静注を通常の治療に組合わせることで，片頭痛の再発率が減少するという報告がある．
- 群発頭痛においてステロイドの予防効果には即効性があるため，ベラパミルが予防効果を示すまでの2週間程度の短期間に，プレドニゾロン30〜40 mg/日 1日2回を使用してもよい．

### 文献

1）「国際頭痛分類第3版β版」（日本頭痛学会，国際頭痛分類委員会/訳），医学書院，2014
2）「識る 診る 治す 頭痛のすべて アクチュアル 脳・神経疾患の臨床」（鈴木則宏/専門編集，辻省次/総編集），中山書店，2011
3）「慢性頭痛の診療ガイドライン2013」（日本神経学会，日本頭痛学会/監，慢性頭痛の診療ガイドライン作成委員会/編），医学書院，2013
4）Colman I, et al：Parenteral dexamethasone for acute severe migraine headache: meta-analysis of randomised controlled trials for preventing recurrence. BMJ, 336：1359-1361, 2008
5）Kelly AM, et al：Impact of oral dexamethasone versus placebo after ED treatment of migraine with phenothiazines on the rate of recurrent headache: a randomised controlled trial. Emerg Med J, 25：26-29, 2008
6）Huang Y, et al：Steroids for preventing recurrence of acute severe migraine headaches: a meta-analysis. Eur J Neurol, 20：1184-1190, 2013
7）May A, et al：EFNS guidelines on the treatment of cluster headache and other trigeminal-autonomic cephalalgias. Eur J Neurol, 13：1066-1077, 2006

＜藤澤恵津子，福武敏夫＞

# 再生不良性貧血にステロイドは有効か？

## クリニカルクエスチョン

　再生不良性貧血は，末梢血での汎血球減少症と，骨髄の低形成を特徴とする症候群である．成因によって，Fanconi 貧血をはじめとする先天性と，後天性とに分けられる．後天性の再生不良性貧血には原因不明の特発性と，クロラムフェニコール，ベンゼンなどの薬剤や有機溶媒，放射線被曝などによる二次性に分類される．わが国では特発性が約 90 ％と大部分を占め，特発性再生不良性貧血の約 70 ％は抗胸腺細胞グロブリン（anti-thymocyte globulin：ATG）やシクロスポリンなどの免疫抑制療法によって改善することから，免疫学的機序による造血幹細胞の破壊・抑制が関与していると考えられている[1]．ATG 投与の際など，再生不良性貧血に対しステロイドの併用がしばしば行われるが，そのエビデンスはあるのだろうか．

## エビデンスの実際

　従来，再生不良性貧血に対しステロイド単剤による加療が行われたが，その副作用に比して有効性が低く，またそれに替わる治療が存在することから，現在では推奨されていない[2]．現在では末梢血の網赤血球数，好中球数，血小板数と赤血球輸血依存性の有無によって定義される stage1 〜 5 まで 5 段階の重症度分類（表1）ならびに移植適応の有無に応じた治療指針が定められており[3]，stage3 〜 5（やや重症〜最重症）の 40 歳未満で，HLA 一致同胞のいない患者と 40 歳以上の患者に対する治療として ATG とシクロスポリンの併用療法が推奨される．その際，ATG によるアレルギーを予防する目的で，ATG 投与中はメチルプレドニゾロンまたはプレドニゾロン 1 〜 2 mg/kg/ 日を併用することが推奨されている．プレドニゾロ

**表1 ● 再生不良性貧血の重症度分類** （文献3より引用）

| stage1 | 軽症 | 下記以外 |
|---|---|---|
| stage2 | 中等症 | 以下の2項目以上を満たす<br>　網赤血球　60,000/μL未満<br>　好中球　　 1,000/μL未満<br>　血小板　　50,000/μL未満 |
| stage3 | やや重症 | 以下の2項目以上を満たし，毎月2単位以上の定期的な赤血球輸血を必要とする<br>　網赤血球　60,000/μL未満<br>　好中球　　 1,000/μL未満<br>　血小板　　50,000/μL未満 |
| stage4 | 重症 | 以下の2項目以上を満たす<br>　網赤血球　20,000/μL未満<br>　好中球　　　500/μL未満<br>　血小板　　20,000/μL未満 |
| stage5 | 最重症 | 好中球200/μL未満に加えて，以下の1項目以上を満たす<br>　網赤血球　20,000/μL未満<br>　血小板　　20,000/μL未満 |

ンの併用量は1 mg/kg/日と5 mg/kg/日の比較試験が行われており，1 mg/kg/日で十分であることが示されている[4]．ATGは，1日目〜5日目の5日間投与を行う．ATGの投与と並行し，2 mg/kg/日のメチルプレドニゾロンを1日目〜5日目に併用，その後，1 mg/kg/日の経口プレドニゾロンを6日目〜14日目，0.5 mg/kg/日を15日目〜21日目，0.2 mg/kg/日を22日目〜28日目というように漸減し投与することが一般的であるが，発熱，発疹などの血清病の徴候が出現した際には漸減の速度を緩めることにより対応を行う．重症再生不良性貧血においては，ATGとプレドニゾロンの投与を行うよりもシクロスポリンを併用したほうが，寛解導入率が高いことが示されている[5]ことから，ATGとシクロスポリンの併用療法は重症再生不良性貧血における標準的な治療法である．このほか，骨髄移植適応症例では治療法として骨髄移植の選択も検討事項であるが，特に20歳以上の患者では同胞ドナーからの移植であっても，骨髄移植に伴う治療関連死亡のリスクが10〜20％と免疫抑制療法よりも高いことから，個々の症例により適応を慎重に判断する必要がある．

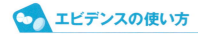
## エビデンスの使い方

　以前は，再生不良性貧血に対しステロイド単剤による加療が行われたが，有効性が低く，現在ではそれに替わる治療が存在していることから推奨されず，現在では重症度分類に応じてstage3～5（やや重症～最重症）の症例に対し，ATGを投与する際のアレルギーを予防する目的で用いられることがほとんどである．

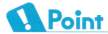

- 現在では再生不良性貧血に対する，ステロイドの単剤療法は推奨されない．
- 重症例に対するATG療法の際にアレルギーを予防する目的で，ATG投与中の2 mg/kg/日のメチルプレドニゾロンの併用，その後漸減が行われる．

### 文献

1) Teramura M, et al：Treatment of severe aplastic anemia with antithymocyte globulin and cyclosporin A with or without G-CSF in adults: a multicenter randomized study in Japan. Blood, 110：1756-1761, 2007
2) Marsh JC, et al：Guidelines for the diagnosis and management of aplastic anaemia. Br J Haematol, 147：43-70, 2009
3) 再生不良性貧血の診断基準と診療の参照ガイド改訂版作成のためのワーキンググループ：再生不良性貧血診療の参照ガイド 平成22年度改訂版．「特発性造血障害疾患の診療参照ガイド 平成22年度改訂版」（小澤敬也/編），厚生労働科学研究費補助金難治性疾患克服研究事業特発性造血障害に関する調査研究班（研究代表者：小澤敬也），2011
4) Marsh JC, et al：Avascular necrosis after treatment of aplastic anaemia with antilymphocyte globulin and high-dose methylprednisolone. Br J Haematol, 84：731-735, 1993
5) Frickhofen N, et al：Antithymocyte globulin with or without cyclosporin A: 11-year follow-up of a randomized trial comparing treatments of aplastic anemia. Blood, 101：1236-1242, 2003

＜富川武樹，木崎昌弘＞

# 自己免疫性溶血性貧血に対するステロイド療法のエビデンスは？

## クリニカルクエスチョン

　自己免疫性溶血性貧血（autoimmune hemolytic anemia：AIHA）は，赤血球膜上の抗原と反応する自己抗体が産生され，抗原抗体反応により赤血球が破壊され，溶血をきたすことにより生じる貧血である．抗赤血球自己抗体が赤血球と反応する温度により，体温である37℃付近を至適温度とする温式と4℃を至適温度とする冷式とに分類される．温式抗体によるAIHAの相対頻度が圧倒的に高く，単にAIHAと呼ばれることが一般的である．

　AIHAの診断基準は厚生労働省研究班により作成され，貧血や黄疸，網赤血球の増加，血清間接グロブリンの上昇，血清ハプトグロビンの低下など，溶血性貧血の診断基準を満たすことを前提とし，直接Coombs試験が陽性であれば確定診断されるが，Coombs陰性AIHAと呼ばれるCoombs試験が陽性化しない自己抗体の結合量でも溶血を示す場合が存在する[1]．温式AIHAの治療では，ステロイド，摘脾術，免疫抑制薬が古くから3本柱であり，ステロイドが第一選択とされているが[1)2)]，そのエビデンスはあるのだろうか．

## エビデンスの実際

　温式AIHAに対しステロイドが用いられるようになってから50年以上が経過しているが，ステロイドについて無作為化比較試験から得られた知見は少ない．後方視的解析では，AIHAの80〜90％はステロイド単剤での管理が可能であると報告され[1)〜3)]，高い有効性が期待されるが，逆に過量投与や長期投与により副作用や合併症を招くリスクが高いことにも注意を要する．ステロイド使用に対する重大な禁忌条件がなければ，プレドニゾロン1 mg/kg/日にて投与開始し，4週間を

目安に初期治療を行い，その後，最初の1カ月で初期量の約半量まで漸減し，さらに病勢の状態評価を行いながら2週間に5 mgくらいのペースで減量し，10〜15 mg/日にて維持量とすることが一般的である．後方視的解析では，4週間の1 mg/kg/日初期投与により，約40％の症例が血液学的寛解状態に達すると報告されている[1)〜3)]．標準量以上のステロイドの大量投与がより優れた効果をもたらすか否かについては確立しておらず，またメチルプレドニゾンやデキサメタゾンによるステロイドパルス療法の治療効果についても検証されていない．逆に，プレドニゾロン0.5 mg/kg/日と1 mg/kg/日との比較も十分には行われておらず，年齢や合併症に応じて，症例ごとに減量投与を検討すべきである．

## エビデンスの使い方

上述の一般的な投与量にてステロイドの投与を行うが，増悪時には，いったん0.5 mg/kg/日への増量などにて対応を行う[3)]．10〜15 mg/日の維持量に達した後は，溶血所見の再燃がなければさらに減量を試み，最小限の用量で維持すること，もしくはステロイドの中止が可能ならば中止を考慮する．これらにて病勢管理が難しい場合には摘脾術や，シクロホスファミド，シクロスポリンなどの免疫抑制薬による管理を検討する．日本で摘脾術が行われる割合は15％で欧米に比べると低いが，摘脾術の有効性は免疫抑制薬と比べ高く，ステロイドや免疫抑制薬の長期投与が不要となり，薬剤の長期投与による副作用を考慮すると有用な選択である．近年では，抗CD20モノクローナル抗体であるリツキシマブのステロイド難治例に対する高い有効性も報告されている[4)5)]．

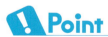

- プレドニゾロン1 mg/kg/日を初期投与とし漸減，最小限の用量で維持すること，もしくは中止を目標とする．
- ステロイドの無効例では摘脾術や免疫抑制薬による管理を行う．

### 文献
1）厚生労働科学研究費補助金難治性疾患克服研究事業特発性造血障害に関する調査研究班（主任研

究者:小峰光博),他:自己免疫性溶血性貧血診療の参照ガイド,臨床血液,47:pp116-136,2006
2) 前川 正,他:自己免疫性溶血性貧血のプロスペクティブ研究集計成績:昭和59〜60年度追加解析.厚生省研究班昭和60年度報告書.pp343-350, 1986
3) 前川 正,他:自己免疫性溶血性貧血のプロスペクティブ研究集計成績:厚生省研究班昭和59年度報告書.pp447-465, 1985
4) Zecca M, et al:Rituximab for the treatment of refractory autoimmune hemolytic anemia in children. Blood, 101:3857-3861, 2003
5) Webster D, et al:Prompt response to rituximab of severe hemolytic anemia with both cold and warm autoantibodies. Am J Hematol, 75:258-259, 2004

<富川武樹,木崎昌弘>

# 第 7 章 血液疾患-3

# 白血病治療におけるステロイド併用にエビデンスはあるか？

## クリニカルクエスチョン

　白血病は発症様式と病態から，急性骨髄性白血病（acute myeloid leukemia：AML）と急性リンパ性白血病（acute lymphoblastic leukemia：ALL），慢性骨髄性白血病（chronic myelogenous leukemia：CML）と慢性リンパ性白血病（chronic lymphocytic leukemia：CLL）とに大別される．急性および慢性骨髄性白血病の治療を目的としてステロイドが併用されることはほとんどない．急性前骨髄球性白血病（acute promyelocytic leukemia：APL）では全トランス型レチノイン酸（all-trans retinoic acid：ATRA）や亜ヒ酸をベースとした分化誘導療法，APL以外のAMLにおいては，イダルビシンやダウノルビシンなどアントラサイクリン系薬剤とシタラビンを併用した寛解導入療法が初回治療であり，CMLに対しては，イマチニブに代表されるチロシンキナーゼ阻害薬の経口投与が標準的治療である．

　リンパ系腫瘍であるCLLについては病期分類であるRai分類に基づいて治療開始の必要性を判断するが，無症状で貧血や血小板減少を認めない場合では，早期治療が生命予後を改善するエビデンスはなく，経過観察を行う．血球減少の進行や症状の出現により治療の必要性を判断するが，その場合でも第1選択はフルダラビン，シクロホスファミド，リツキシマブの単剤療法またはそれらを組合わせた多剤併用療法であり，最初からステロイドが組合わせられることは稀である．CLLに対する第2選択治療として，R-CHOP療法（リツキシマブ，シクロホスファミド，ドキソルビシン，ビンクリスチン，プレドニゾロン）など悪性リンパ腫に対する多剤併用化学療法の施行を検討されることがあり，その場合にステロイドの投与が行われる．

一方，同じリンパ系腫瘍であるALLに対して行われる多剤併用化学療法においては，ステロイドが併用されるものがほとんどであるが，そのエビデンスはあるのだろうか．

## エビデンスの実際

　ALLの治療は，まず完全寛解をめざした寛解導入療法を行い，寛解を得た後に地固め療法，さらに維持療法／強化療法を行い白血病細胞の根絶をめざすのが原則である．どのような薬剤をどのようなスケジュールで組合わせ投与を行うかはプロトコールによって異なり，標準的治療は確立していない．

　ALLの治療における中心的薬剤は，ビンクリスチン，ステロイド，アントラサイクリン系，L-アスパラギナーゼの4剤が最も広く用いられているが，さらに治療強度を高めるべく，これらにシクロホスファミドを加えた5剤併用化学療法が寛解導入療法として用いられることが多い．さらに，メトトレキサートやシタラビン大量療法に，ステロイドを含む前述の4剤を組合わせた多剤併用療法が地固め療法としてくり返し行われる．ALLにおいては古典的にステロイド併用療法が用いられており，ステロイド併用の是非を検討する臨床試験は行われておらずエビデンスは確立されていないが，多くのプロトコールでは寛解導入療法の最初1週間はステロイドの単独投与が行われ，この期間のステロイドに対する反応性が予後因子となることがこれまでの臨床試験から明らかとされた[1]～[3]．Philadelphia染色体陽性のALL（Ph＋ALL）に対しては，CMLに対し使用されるイマチニブなどチロシンキナーゼ阻害薬が著効することが知られており，現在ではPh＋ALLに対してはそれらチロシンキナーゼ阻害薬とステロイドを含むその他の薬剤を併用した治療を行うことが一般的である．

## エビデンスの使い方

　ステロイドを単独で急性白血病に使用することは前述の通り稀である．ALLに対する各プロトコールに準拠したうえで，他の薬剤と併用にて投与が行われる．

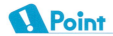

- ALL初発時のステロイド反応性は予後因子となることが知られている．
- ALLに対しプロトコールに準拠する形でステロイドの投与が行われるが，ステロイド併用の是非についての検討は行われていない．

### 文献

1) Reiter A, et al：Chemotherapy in 998 unselected childhood acute lymphoblastic leukemia patients. Results and conclusions of the multicenter trial ALL-BFM 86. Blood, 84：3122-3133, 1994
2) Schrappe M, et al：Improved outcome in childhood acute lymphoblastic leukemia despite reduced use of anthracyclines and cranial radiotherapy: results of trial ALL-BFM 90. German-Austrian-Swiss ALL-BFM Study Group. Blood, 95：3310-3322, 2000
3) Annino L, et al：Treatment of adult acute lymphoblastic leukemia (ALL)：long-term follow-up of the GIMEMA ALL 0288 randomized study. Blood, 99：863-871, 2002

<富川武樹，木崎昌弘>

# 多発性骨髄腫治療における ステロイド併用にエビデンスはあるか?

## クリニカルクエスチョン

多発性骨髄腫は高齢者に多い血液腫瘍であり,治癒が困難である.1960年代に多発性骨髄腫に対しMP(メルファラン,プレドニゾロン)療法が登場し,以後VAD(ビンクリスチン,ドキソルビシン,デキサメタゾン)療法が1980年代に登場,近年ではボルテゾミブ,レナリドミド,サリドマイドなどの新規治療薬とステロイド,アルキル化薬を代表とする抗がん薬を組合わせた治療が行われるようになり治療成績の向上が著しいが,依然として治癒は難しく,実臨床においては,病勢コントロールによって高いQOLを維持し,長期生存を得ることを目標とした治療を行っている.

このように,ステロイドと抗がん薬,新規治療薬の組合わせによる治療により治療成績の改善が得られており,ステロイドは多発性骨髄腫の治療に欠くことのできない薬剤であるが,そのエビデンスはあるのだろうか?

## エビデンスの実際

MP療法は1960年代に開発された古い多発性骨髄腫治療のレジメンで,現在でも65歳以上で自家末梢血幹細胞移植の適応のない高齢者を中心に行われることのある治療であるが,新規治療薬を組合わせたMPT(MP+サリドマイド)療法が開発されるまでは[1],自家末梢血幹細胞移植の適応のない症例に対する治療成績においてMP療法をしのぐ治療法が開発されず,40年以上にわたりMP療法が標準治療であった[2].MP療法は40年以上前に登場した古典的な治療法であり,経験的蓄積によって得られたことから,無作為化比較試験が行われておらず,エビデンスとして確立されていない.

2000年以後のMP療法に新規治療薬を組合わせた治療レジメンの治療成績はMP療法との比較によって示され，前述のMPT療法のほか，MPB（MP＋ボルテゾミブ）療法についても有意な生存率の延長が示された[3]．65歳以下で，自家移植適応のある年齢層に対する治療も，1980年代よりVAD療法を移植前の寛解導入療法として用いた自家移植併用大量化学療法が行われるようになったが[4]，新規治療薬を組合わせたBD（ボルテゾミブ＋デキサメタゾン）療法やCBD（シクロホスファミド，ボルテゾミブ，デキサメタゾン）療法のほうがVADよりも有効であることが臨床試験で示されており，現在では移植適応症例についても新規治療薬ベースの寛解導入療法が標準治療である．

　このように，ステロイドの併用の是非を検討する無作為化比較試験が行われていないことから，そのエビデンスについては確立していないが，新規治療薬とステロイド，抗がん薬の併用により移植適応症例，非適応症例ともに治療成績の向上が示されたことから，現在ではステロイドを含んだ多剤併用療法が標準治療である．

##  エビデンスの使い方

　デキサメタゾン大量療法（デキサメタゾン10〜40 mg/日，4日間間欠投与）を多発性骨髄腫に対して行う以外は，レジメンにしたがって，ステロイドと新規治療薬，抗がん薬などの多剤併用療法が基本である．多発性骨髄腫自体が免疫力低下をきたす疾患であり，治療目的にデキサメタゾン大量投与を行うことで，しばしば致命的な敗血症などを合併することから，年齢や全身状態に応じて投与量の減量を行うことが重要である．近年では新規治療薬の登場により治療成績が向上していることから，デキサメタゾン併用量を減らす方向で臨床試験が行われている．

## Point

- 多発性骨髄腫に対するステロイドは，抗がん薬，新規治療薬との併用により有効な薬剤である．
- 新規治療薬の登場により治療成績が改善しており，ステロイドの投与量を減

量する試みも行われている.

### 文献

1） Fayers PM, et al：Thalidomide for previously untreated elderly patients with multiple myeloma: meta-analysis of 1685 individual patient data from 6 randomized clinical trials. Blood, 118：1239-1247, 2011
2） Myeloma Trialists' Collaborative Group：Combination chemotherapy versus melphalan plus prednisone as treatment for multiple myeloma: an overview of 6,633 patients from 27 randomized trials. J Clin Oncol, 16：3832-3842, 1998
3） San Miguel JF, et al：Persistent overall survival benefit and no increased risk of second malignancies with bortezomib-melphalan-prednisone versus melphalan-prednisone in patients with previously untreated multiple myeloma. J Clin Oncol, 31：448-455, 2013
4） Attal M, et al：A prospective, randomized trial of autologous bone marrow transplantation and chemotherapy in multiple myeloma. Intergroupe Français du Myélome. N Engl J Med, 335：91-97, 1996

＜富川武樹，木崎昌弘＞

# 第7章 血液疾患-5

# 血球貪食症候群に対するステロイドの使い方は？

## クリニカルクエスチョン

　血球貪食症候群（hemophagocytic syndrome：HPS）は全身の炎症性疾患であり，高熱，汎血球減少症，肝機能障害，凝固異常，肝脾腫などを呈し，リンパ網内系組織で組織球が活性化し，血球貪食像を呈する疾患の総称である．その原因は多彩であり，さまざまな基礎疾患に起因する高サイトカイン血症が関連することが知られており，日常臨床では高サイトカイン血症による臓器障害の予防を目的とした，ステロイドの投与がしばしば行われているが，そのエビデンスはあるのだろうか．

## エビデンスの実際

　HPSは基礎疾患によって，大きく遺伝性（家族性）と続発性に分類される．HPSの治療には基礎疾患を鑑別診断し，その治療を行うことが最も重要である．遺伝性HPSは通常2歳以下で発症するが，一部成人発症の例もあることから，原因不明の成人HPSでは家族性血球貪食性リンパ組織球症の可能性も考慮すべきである．
　わが国における解析から，続発性HPSの基礎疾患が年齢層により異なることが明らかとなった[1]．幼児から若年成人ではウイルス，特にEBウイルスなどヘルペスウイルス感染によるものが多く，virus-associated HPS（VAHS）と呼ばれる．一方，成人においては悪性リンパ腫に合併する割合が高く，lymphoma-associated HPS（LAHS）と呼ばれる．悪性リンパ腫では特に，血管内大細胞型B細胞リンパ腫（intravascular large B-cell lymphoma：IVL）の頻度が高いことが知られている．IVL以外にも，びまん性大細胞型B細胞リンパ腫（diffuse large B-cell lymphoma：DLBCL）やT/NK細胞性リンパ腫が原因となることが多い[2)3)]．IVLの亜型である，Asian variant IVLは本邦を含む東アジア地域に多く，汎血球減少

症，肝脾腫，骨髄病変とHPSを高率で合併することが知られている．このほか，全身性エリテマトーデスや成人Still病をはじめとする，自己免疫疾患が続発性HPSの原因疾患として多く認められる．

　重症化症例の予後は不良であることから，迅速な対応が求められる疾患であり，高サイトカイン血症を是正する目的で，ステロイドパルス療法を筆頭とした免疫抑制療法を行うが，あくまでも対症療法であり，基礎疾患に対する治療が第一選択である．このほか，感染症や肝障害，播種性血管内凝固症候群（disseminated intravascular coagulation：DIC）など合併症の管理も治療戦略として重要である．ステロイドパルスは支持療法として重要と考えられるが，そのエビデンスは確立していない．

## エビデンスの使い方

　早期診断と早期治療に加え，高サイトカイン血症に伴う合併症に対する支持療法がHPSの予後改善のための治療戦略として重要である．IVLは血管壁に沿った進展形式で，腫瘤形成をしないことが特徴であることから，診断が難しく，死後病理解剖にて診断が確定することも稀ではない．まず疑うことが診断の第一歩である．診断技術が向上し，HPSについての症例報告は増えてきているが，症例数が少なく，全身状態が不良で急激な経過をたどる例が多いことから前向き臨床研究は困難であるため，標準的な治療はいまだ確立しておらず，各施設の判断により化学療法，支持療法が選択されているのが実情である．

## Point

- HPSは基礎疾患を早期に鑑別し，基礎疾患の治療を早急に行うことが治療戦略上重要である．
- 基礎疾患の診断が困難なHPSも存在することから，ステロイドパルス療法も支持療法として行われるがエビデンスは確立していない．

### 文献

1) Ishii E, et al：Nationwide survey of hemophagocytic lymphohistiocytosis in Japan. Int J Hematol, 86：58-65, 2007
2) 高橋直人，中鉢明彦：成人リンパ腫関連血球貪食症候群全国集計からみた臨床病理像．臨床血液，40：96-98, 1999
3) 高橋直人，他：本邦における成人リンパ腫関連血球どん食症候群．臨床血液，40：542-549, 1999

＜富川武樹，木崎昌弘＞

# 第7章 血液疾患-6

## 特発性血小板減少性紫斑病に対するステロイド療法のエビデンスは?

### クリニカルクエスチョン

特発性血小板減少性紫斑病（idiopathic thrombocytopenic purpura：ITP）は，膠原病や薬剤など他の血小板減少の原因が明らかでないにもかかわらず，血小板の破壊が亢進し血小板減少をきたす後天性疾患である．近年では，immune thrombocytopenic purpura という表現が用いられることも多い．日本におけるガイドライン，米国血液学会による診療ガイドラインともに，一次治療としてステロイドが挙げられているが，そのエビデンスはあるのだろうか．

### エビデンスの実際

ITPの治療は長らく経験的に発展してきており，1960年代からITPの初期治療としてステロイドが用いられている．本邦においても，「厚生労働省科学研究費補助金　難治性疾患克服研究事業　血液凝固異常症に関する調査研究班」の研究事業の一環として，特発性血小板減少性紫斑病の治療ガイドライン作成が行われたが，高いエビデンスに基づいた治療法は少なく，多くが血液内科医の経験を背景に進められる治療であり，エビデンスの高い治療ガイドラインとするには問題があることから，「治療の参照ガイド」として公表されている[1]．

ITPの治療はその病態から，大きく分類して①抗血小板抗体の産生抑制，②抗血小板抗体が結合した血小板の貪食部位の除去あるいは貪食能の抑制，③血小板産生能の刺激，である．歴史の長いステロイドを中心とした免疫抑制療法と脾臓摘出（脾摘）術は，現在でも重要な治療である．これらに加え，ガンマグロブリン大量療法，トロンボポエチン受容体作動薬などが治療法として挙げられるが，これらのITP治療は，トロンボポエチン受容体作動薬を除き，無作為化比較試験か

ら得られた知見は少なく，今日，ITPに対し広く使われているステロイドも経験的蓄積によって得られた治療法である．このほか，本邦の治療の参照ガイドにおいてはピロリ菌陽性患者においてはヘリコバクター・ピロリの除菌療法が約60％に有効であることから第一選択とされている．また，シクロスポリンやシクロホスファミドといった免疫抑制薬も治療効果が認められることが知られており治療の参照ガイドにも記載されているが，本邦においては保険承認されていない．欧米では約10年前から抗CD20モノクローナル抗体であるリツキシマブが摘脾術に替わる治療として用いられるようになった．本邦においても医師主導型臨床試験が行われ，間もなく承認が得られる見込みである[2]．

 ## エビデンスの使い方

ITPに対する治療のコンセプトは血小板数の正常化ではなく，出血症状を抑えることである．ITPの診断で血小板数が低値であっても，出血症状がなければ治療は不要である．ステロイドを治療として用いる場合は，プレドニゾロン換算0.5〜1 mg/kg/日にて開始し，2〜4週間後から漸減し，出血症状が抑えられる最低の用量を維持量として投与を継続し，中止しても出血症状が再燃しない場合は，中止することも可能である．維持療法中あるいは中止後に出血傾向が出現する場合にはステロイドの増量または再投与や，他治療の併用を検討する．

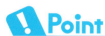 ## Point

- ITPに対するステロイドは第一選択薬として重要な薬剤であるが，そのエビデンスは確立していない．
- プレドニゾロン換算 0.5〜1 mg/kg/日にて投与を開始し漸減，出血症状が再燃しない最低投与量を維持量として継続する．

### 文献

1) 厚生労働省難治性疾患克服研究事業血液凝固異常症に関する調査研究ITP治療の参照ガイド作成委員会（研究代表者：藤村欣吾）：成人特発性血小板減少性紫斑病治療の参照ガイド 2012年版．臨床血液，53：433-442，2012
2) Kikuchi K, et al：Cost-effectiveness of adding rituximab to splenectomy and romiplostim for treating steroid-resistant idiopathic thrombocytopenic purpura in adults. BMC Health Serv Res, 15：2, 2015

＜富川武樹，木崎昌弘＞

# 第7章 血液疾患-7

# 血栓性血小板減少性紫斑病に対するステロイドの使い方は？

## クリニカルクエスチョン

血栓性血小板減少性紫斑病（thrombotic thrombocytopenic purpura：TTP）は微小血管障害性の溶血性貧血と消費性の血小板減少の所見を呈して，また微小血栓による中枢神経や腎臓の臓器障害の症状を特徴とする症候群である．血漿交換の導入により，90％を超える致死率が10〜20％にまで減少したことから，TTPの治療において血漿交換はその中心的役割を果たしている．一般臨床ではステロイドパルス療法やステロイドが血漿交換に併用されることが多いが，そのエビデンスはあるのだろうか．

## エビデンスの実際

TTPの症状として，①血小板減少，②溶血性貧血，③腎障害，④精神神経症状，⑤発熱の5徴候がTTPの古典的5徴として認識されている[1]．

TTP患者においては，現在では血漿中のADAMTS13と呼ばれる酵素の活性が低下することが知られている[2]．ADAMTS13はvon Willebrand因子（VWF）切断酵素とも呼ばれ，VWFを切断することにより血小板凝集を制御する役割を担っていることから，活性低下によりTTP患者では全身性に微小血栓が引き起こされると考えられている．

TTPにはADAMTS13遺伝子の変異による活性の低下が原因で起こる先天性TTPと，後天性TTPとに分けられる．後天性のTTPは薬剤，妊娠，感染症，膠原病，悪性腫瘍，造血幹細胞移植などが誘発因子となる続発性と，誘発因子の存在が明らかではない特発性TTPとに大別されるが，多くは特発性である．年間の発症率は人口百万人あたり3.7人とされているが，本邦も含め正確な統計が少ないのが現

状である[3]．TTPは従来，致死率が90％と高い疾患であったが，血漿交換の導入によりその致死率は10〜20％にまで減少した．血漿交換によりADAMTS13が補充され，インヒビターが除去されると考えられている．後天性TTPにおいてADAMTS13のインヒビター陽性は60％であったと本邦からも報告されており[4]，これらの群に対してはステロイドパルス療法の効果は期待されると考えられるが，元来，症例数の少ない疾患であり来院時に重症度が高いことが多く，血漿交換にステロイドを併用することで治療成績を改善するか否かについては十分なデータが存在しない．

## エビデンスの使い方

一般的には，後天性TTPに対し，血漿交換と併用し，メチルプレドニゾロンパルス療法またはプレドニゾロン（1 mg/kg/日にて投与開始後，急速に漸減）の併用が行われるが，前述の通り，十分なデータは存在しない．これらの治療に対して治療抵抗性を示すTTP症例に対しては，免疫抑制薬（シクロスポリンやタクロリムス）や少量の抗がん薬（シクロホスファミドやビンクリスチン）が有効であったとの報告もあるが，いずれも少数例での検討であり十分なエビデンスは確立されていない．抗CD20モノクローナル抗体であるリツキシマブを難治性TTPに対し投与することでADAMTS13活性の回復とインヒビターの低下が得られたとの報告がされているが[5]，本邦ではいずれも保険適用とされておらず，今後の検討が必要である．

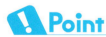

- TTPに対する血漿交換と併用したステロイドパルス療法のエビデンスは確立していない．
- ADAMTS13インヒビターの存在も明らかとなっており，免疫抑制薬やリツキシマブ療法とともにステロイドの効果は期待されるが，今後の検証が必要である．

**文献**

1) Singer K, et al：Thrombotic thrombocytopenic purpura; hemorrhagic diathesis with generalized platelet thromboses. Blood, 2：542-554, 1947
2) Furlan M, et al：Partial purification and characterization of a protease from human plasma cleaving von Willebrand factor to fragments produced by in vivo proteolysis. Blood, 87：4223-4234, 1996
3) Török TJ, et al：Increasing mortality from thrombotic thrombocytopenic purpura in the United States--analysis of national mortality data, 1968-1991. Am J Hematol, 50：84-90, 1995
4) 藤村吉博：TTPの診断と治療. 血栓止血誌, 19：358-362, 2008
5) Scully M, et al：A phase 2 study of the safety and efficacy of rituximab with plasma exchange in acute acquired thrombotic thrombocytopenic purpura. Blood, 118：1746-1753, 2011

<富川武樹, 木崎昌弘>

# 第8章 内分泌疾患・代謝疾患 – ❶

# バセドウ病でステロイドを使う病態は？

##  クリニカルクエスチョン

バセドウ病は自己免疫性疾患であるので，ステロイドの有効性が考えられる．しかしながら，他の治療法（抗甲状腺薬，放射性ヨウ素治療，甲状腺摘除術）に比して有効性と副作用の観点から通常使用されない．ただし，バセドウ病眼症と甲状腺クリーゼにおいてステロイドが使用されているが，そのエビデンスにはどのようなものがあるのだろうか．

## エビデンスの実際

### 1) バセドウ病眼症

重症のバセドウ病眼症の治療法としてステロイドパルス療法はファーストラインかつ最も有効性を期待されている[1]．また，バセドウ病の放射性ヨウ素治療によって眼症悪化が懸念されるが，その予防のために経口ステロイドがしばしば使用される．無作為化比較試験において，ステロイドパルス療法の有効性は82％であり，経口ステロイド投与の53％に比して有意に優れている[2]．そのメタ解析の例を図1に示す[3]．副作用に関してもステロイドパルス療法での発生率が42.6％であるのに対し，経口ステロイド投与では72.8％とステロイドパルス療法の方が良好であった．ステロイドパルス療法に放射線外照射療法を加えるかどうかについては論議のあるところであり，無作為化比較試験が待たれている．ステロイドパルス療法による死亡と合併症の発症はそれぞれ0.6％と6.5％であった．特に重症肝障害で数名死亡しており，ステロイド総投与量8ｇを超えると危険性が高まるとの報告がある[4]．その危険性は脂肪肝や糖尿病との関連はなかったが，B型肝炎ウイルス既感染と関連があった．

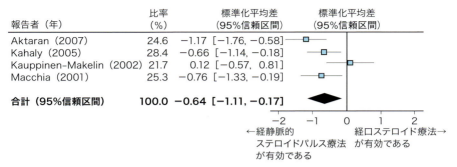

**図1● ステロイドパルス療法と経口ステロイド療法のバセドウ病眼症活動性スコア（CAS）改善効果のメタ解析**

異質性：$Tau^2 = 0.14$；$Chi^2 = 7.91$, $df = 3$（$P = 0.05$）；$I^2 = 62\%$
統合効果の検定：$Z = 2.68$（$P = 0.007$）
CAS：clinical activity score
文献3より引用

### 2）甲状腺クリーゼ

　甲状腺クリーゼでは強いストレス下にあるので，経静脈的ステロイド投与が行われる．また，ステロイドには甲状腺ホルモンのT4からT3への変換を阻害する作用がある．

　全国疫学調査において，ステロイド使用例は51例（63%）あり，ヒドロコルチゾン36例，デキサメタゾン3例，プレドニゾロン3例であった[5]．ヒドロコルチゾンの平均投与量は455.5±267 mg/日であった．

##  エビデンスの使い方

### 1）バセドウ病眼症

　重症かつ活動性のあるバセドウ病眼症患者に対して，まずステロイドパルス療法（メチルプレドニゾロン：ソル・メドロール®）を行う．リスクの高い患者では，総投与量が8 gを超えないようにする．具体的には，ミニステロイドパルス療法（総投与量4.5 g）を行う．なおステロイドパルス療法前に必ず感染症，糖尿病，高血圧，消化性潰瘍，肝障害などの有無をチェックし，加療中も血糖や血圧などをモニターする．

## 2）甲状腺クリーゼ

ヒドロコルチゾン（コートリル®）300〜500 mg/日を静注投与する．

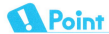

- 重症かつ活動性のあるバセドウ病眼症治療のファーストラインはステロイドパルス療法である．
- リスクの高い患者では，ミニステロイドパルス療法を行う．
- 甲状腺クリーゼでは十分量のヒドロコルチゾンを静注投与する

### 文献

1) Bartalena L, et al：Consensus statement of the European Group on Graves' orbitopathy (EUGOGO) on management of GO. Eur J Endocrinol, 158：273-285, 2008
2) Zang S, et al：Clinical review: Intravenous glucocorticoids for Graves' orbitopathy: efficacy and morbidity. J Clin Endocrinol Metab, 96：320-332, 2011
3) Stiebel-Kalish H, et al：Treatment modalities for Graves' ophthalmopathy: systematic review and metaanalysis. J Clin Endocrinol Metab, 94：2708-2716, 2009
4) Le Moli R, et al：Determinants of liver damage associated with intravenous methylprednisolone pulse therapy in Graves' ophthalmopathy. Thyroid, 17：357-362, 2007
5) 佐藤哲郎，他：甲状腺診療Update 甲状腺クリーゼの治療指針．ホルモンと臨床，61：31-37, 2013

＜赤水尚史＞

# 第8章 内分泌疾患・代謝疾患-②

# 橋本病でステロイドを使う病態は?

## クリニカルクエスチョン

橋本病もバセドウ病と同様に自己免疫性疾患であるが，有効性と副作用の観点からステロイドは通常使用されない．

## エビデンスの実際と使い方

橋本病急性増悪時に疼痛などの炎症が強いときに，亜急性甲状腺炎と同様にステロイドが使用される[1]．ステロイド使用についてのエビデンスはなく，症例報告[2]がある程度である．

軽症例では消炎鎮痛薬のみで1〜2週で軽快するが，重症例ではステロイド〔プレドニゾロン（プレドニン®）15〜30 mg/日〕内服を開始し，1カ月以上かけて漸減する[1]．漸減すると増悪をくり返す難治例が存在し，手術に至る例がある（表1）[2]．

## Point

- 橋本病急性増悪の重症例ではステロイド投薬の適応となる．
- プレドニゾロン（プレドニン®）15〜30 mg/日内服を開始し，1カ月以上かけて漸減する．
- ステロイドを漸減すると増悪をくり返す難治例が存在する．

### 表1 ● 橋本病急性増悪のステロイド治療と予後

| ケース | 処方 | | 症例数 | 投与期間 | 治療結果 |
|---|---|---|---|---|---|
| | 初回 | 追加 | | | |
| 1 | PD 20 | | 4 | 2カ月 | D.E. |
| 2 | PD 20 | | 1 | 1カ月 | D.E. |
| 3 | TA 40 | T4 100 | 6 | 24カ月 | D.H. |
| 4 | As 1.0 | T4 100 | 1 | 3カ月 | D.H. |
| 5 | PD 15 | | 1 | 1カ月 | D.E. |
| 6 | PD 15 | TA 40 | 1 | 2週間 | D.E. |
| 7 | TA 40 | various | 12 | 4カ月 | Thyrex. |

PD：プレドニゾロン（mg/日），TA：トリアムシノロンアセトニド（mg），As：アスピリン（g/日），
T4：synthetic L-thyroxine（μg/日），various：石原ら（1986）を参照
D.E.：びまん性甲状腺腫および甲状腺機能正常
D.H.：びまん性甲状腺腫および甲状腺機能低下
Thyrex.：甲状腺全切除
文献2より引用

### 文献

1）石原 隆：橋本病急性増悪．日本臨牀別冊新領域別症候群シリーズNo.1 内分泌症候群（第2版）
 I：438-440，2006
2）Ishihara T, et al：Histological, clinical and laboratory findings of acute exacerbation of Hashimoto's thyroiditis--comparison with those of subacute granulomatous thyroiditis. Endocrinol Jpn, 34：831-841, 1987

＜赤水尚史＞

# 第8章 内分泌疾患・代謝疾患－③

## 亜急性甲状腺炎に対するステロイド療法のエビデンスは?

###  クリニカルクエスチョン

亜急性甲状腺炎では高熱と頸部の疼痛を呈し，甲状腺内に多核巨細胞を伴う炎症性肉芽腫が形成される．非自己免疫性かつ非化膿性と考えられ，ウイルス感染の関与が推定されている．本症は自然治癒性（self-limiting）であり，軽症であれば経過観察や消炎鎮痛薬で対応可能である．しかしながら，発熱や疼痛が強い場合はステロイド投与の適応となるが，そのエビデンスはあるのだろうか．

###  エビデンスの実際と使い方

ステロイド使用についてのエビデンスはなく，経験的な使用報告のみである．

軽症例では消炎鎮痛薬のみで1～2週で軽快するが，中等度から重症例ではステロイド〔プレドニゾロン（プレドニン®）20～30 mg/日〕内服を開始し，2週間ごとに5～10 mg/日ずつ漸減し，2～3カ月後に中止する[1]．ほとんどの例で投与後1～2日内に著効を示す．投与量の減量が早すぎると容易に再燃するので注意を要する．再発は稀である．

###  Point

- 重症例ではステロイドの適応となる．
- プレドニゾロン（プレドニン®：20～30 mg/日）内服を開始し，2週間ごとに5～10 mg/日ずつ漸減し，2～3カ月後に中止する．
- 再発は稀である．

**文献**

1）森 弘毅，吉田克己：亜急性甲状腺炎．日本臨牀別冊新領域別症候群シリーズNo.1 内分泌症候群（第2版）I：426-429，2006

＜赤水尚史＞

# 下垂体前葉機能低下症における
# ステロイド補充療法の注意点は？

##  クリニカルクエスチョン

下垂体前葉機能低下症ではACTH（副腎皮質刺激ホルモン）単独欠損症以外は，複数のホルモンの補充が必要になることがある．続発性副腎機能不全を伴う場合，グルココルチコイドの補充は必須である．その際に特別な注意点があるのだろうか．

## エビデンスの実際と使い方[1]

　ステロイド使用についてのエビデンスはなく，経験的な使用報告のみである．グルココルチコイド補充療法ではヒドロコルチゾン（コートリル®）を補充する．初期量として10 mg/日から開始し，その後10〜20 mg/日（0.2〜0.25 mg/kg/日）を1〜2分割して継続投与する．意識消失やショックなど重症例では，まずヒドロコルチゾンを10 mg静注しその後200〜300 mg/日を点滴静注する．低血糖や低ナトリウム血症にも注意する．全身状態が改善したら，ヒドロコルチゾンを7〜10日かけて減量し維持量とする．維持療法中も発熱や下痢などのシックデイには維持量の2〜3倍量を内服させる（表1）[2]．稀ではあるが，デキサメタゾンなど長時間作用型グルココルチコイドが必要な場合があり，副作用に留意する．ヒドロコルチゾンでも低ナトリウム血症がみられる場合は，フルドロコルチゾン（フロリネフ®）0.1 mg/日の内服を加える．

　なお，グルココルチコイド補充療法は，甲状腺ホルモンなどに優先して行う．順番を間違えると副腎不全症を悪化させる[1]．

### 表1 ● グルココルチコイド補充療法の調節

| 疾　患 | ヒドロコルチゾンの増量 |
|---|---|
| 軽度の発熱疾患 | 2倍量 |
| くり返す嘔吐下痢 | 入院のうえ，経静脈的投与 |
| 重症疾患（敗血症，心筋梗塞，膵炎あるいは重症外傷） | 8時間ごと50 mg静注あるいは150 mg/日の持続点滴 |
| 手　術 | |
| マイナー手術あるいは診断手技（抜歯，内視鏡検査） | 当日のみ2倍量 |
| メジャー手術（腹部手術，胸部手術） | 8時間ごと50 mg静注あるいは150 mg/日の持続点滴，その後2～3日で維持量へ減量 |
| その他 | |
| 妊娠 | 増量の必要なし．分娩時2倍量 |
| 運動 | 増量の必要なし．激しい運動時5 mg増量 |
| ストレス（試験，インタビュー） | 増量の必要なし |

文献2より引用

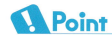

- 甲状腺ホルモンの補充も必要な場合，まずヒドロコルチゾン（コートリル®）を投与し，引き続いて甲状腺ホルモンを投与する．
- ヒドロコルチゾンを初期量として10 mg/日から開始し，その後10～20 mg/日（0.2～0.25 mg/kg/日）を継続投与する．
- 重症副腎不全例では，まずヒドロコルチゾンを10 mg静注し，その後200～300 mg/日を点滴静注し，7～10日かけて維持量まで減量する．
- シックデイには維持量の2～3倍量を内服させる．
- ヒドロコルチゾンでも低ナトリウム血症がみられる場合は，フルドロコルチゾン（フロリネフ®）0.1 mg/日の内服を加える．

### 文献

1) 沖　隆：汎下垂体機能低下症．診断と治療，100：1121-1127，2012
2) 沖　隆：脳神経外科医に必要な内分泌検査，治療の知識．脳神経外科速報，22：924-929，2012

＜赤水尚史＞

# 副腎不全に対するステロイド補充療法の用量のエビデンスは？

## クリニカルクエスチョン

　コルチゾールの1日分泌量は8～15 mg/日相当とされ，慢性副腎機能不全症患者へのヒドロコルチゾン（コートリル®）の標準的補充量15～20 mg/日の根拠とされている[1) 2)]．過剰投与による副作用や過小投与による副腎クリーゼを防ぐためには，振幅の少ないより生理的なコルチゾール分泌の日内変動を再現できることが望ましい[2)]．

　ヒドロコルチゾン補充の用量を決定するエビデンスには，どのようなものがあるのだろうか．

## エビデンスの実際[3)]

　中枢性副腎不全症ではヒドロコルチゾン（コートリル®）15～20 mg/日の投与量では過剰投与との指摘があり[4)]，過剰投与による弊害が懸念されている[5)]．その一方で，ヒドロコルチゾン30 mg/日でも血圧や心自律神経機能に有意な影響を認めなかったという報告がある[6)]．Mahらは，体重換算で投与した場合の個人変動が少なく，おおむね生理的レベルの範囲で推移することを報告している（図1）[2) 7)]．

　コルチゾールの分泌量はストレス時には10倍に達する．感染や外傷時などストレスがあるときには，数日間投与量を2～3倍にする必要がある[8)]．リファンピシン，フェニトイン，バルビタールの内服は肝臓でのステロイド代謝酵素CYP3A4を誘導するので，これらの内服時には投与量を2～3倍にする必要がある．

## エビデンスの使い方

　ヒドロコルチゾン（コートリル®）の維持量は15～20 mg/日が目安であるが，

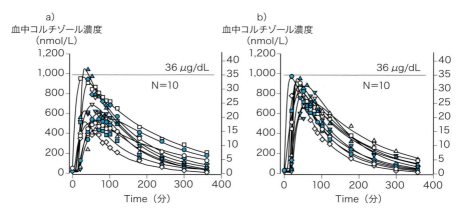

**図1 ● 副腎不全患者へのヒドロコルチゾン投与時のkinetics**
a) 10 mgヒドロコルチゾン（絶食時）投与下の血中コルチゾールの推移．血中コルチゾールの推移がヒトによってばらつく．
b) 体重あたりの投与下（※）の血中コルチゾールの推移．血中コルチゾールの推移がヒトによってあまりばらつかない．
※ヒドロコルチゾン（0.12 mg/kg）．例：60 kgのヒトで7.2 mg．
文献2, 7より引用

体格などによって多少増減する．血中や尿中コルチゾール濃度は必ずしも臨床症状と相関しない．なお，Addison病ではヒドロコルチゾン投与によって血中ACTH濃度が正常域に抑制できず色素沈着が改善しない場合がある．そのような例では半減期の長いデキサメタゾンを使用するが，肥満，糖尿病，骨粗鬆症，脂肪肝などの副作用に注意する[9]．

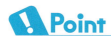

- ヒドロコルチゾン（コートリル®）を通常15〜20 mg/日を継続投与するが，体格を考慮して多少投与量を増減する．
- 感染や外傷時などストレスがあるときには，数日間投与量を2〜3倍にする．
- リファンピシン，フェニトイン，バルビタールの内服時にも投与量を増量する．
- 血中や尿中コルチゾール濃度は臨床症状と必ずしも相関しない．

- 原発性の場合，ヒドロコルチゾン投与によって血中ACTHを正常域まで抑制できない場合，副作用に留意しながらデキサメタゾンを使用する．

### 文献

1) Kraan GP, et al：The daily cortisol production reinvestigated in healthy men. The serum and urinary cortisol production rates are not significantly different. J Clin Endocrinol Metab, 83：1247-1252, 1998
2) 明比祐子，柳瀬敏彦：副腎不全における副腎ホルモン補充療法：グルココルチコイドとミネラルコルチコイドの補充．臨牀と研究，88：43-49, 2011
3) 沖 隆：汎下垂体機能低下症．診断と治療，100：1121-1127, 2012
4) Agha A, et al：Conventional glucocorticoid replacement overtreats adult hypopituitary patients with partial ACTH deficiency. Clin Endocrinol（Oxf），60：688-693, 2004
5) Bleicken B, et al：Influence of hydrocortisone dosage scheme on health-related quality of life in patients with adrenal insufficiency. Clin Endocrinol（Oxf），72：297-304, 2010
6) Dunne FP, et al：Cardiovascular function and glucocorticoid replacement in patients with hypopituitarism. Clin Endocrinol（Oxf），43：623-629, 1995
7) Mah PM, et al：Weight-related dosing, timing and monitoring hydrocortisone replacement therapy in patients with adrenal insufficiency. Clin Endocrinol（Oxf），61：367-375, 2004
8) 高柳涼一：副腎機能低下症・副腎クリーゼ．綜合臨牀，57：1232-1233, 2008
9) 高柳涼一，河手久弥：ステロイド療法を理解するための基礎知識．臨牀と研究，91：453-458, 2014

<赤水尚史>

# 第8章 内分泌疾患・代謝疾患 - 6

# 急性副腎不全に対するステロイドの使い方は？

##  クリニカルクエスチョン

副腎皮質から分泌されるグルココルチコイドであるコルチゾールは，生命維持に必須のホルモンである．急性副腎不全は副腎クリーゼとも呼ばれ，生命の危機に瀕した状態であり，迅速かつ的確な治療を要するとされるが，その使い方にエビデンスはあるのだろうか．

##  エビデンスの実際[1]

コルチゾールは，1日約8〜15 mg分泌されているが，生体が外傷，感染などのストレスを受けたときには約10倍量（100〜200 mg/日）分泌されて生体を防御する．急性副腎不全の成因には，原発性（副腎自体の障害）と続発性（下垂体，視床下部などに障害があり，ACTH分泌が低下）があるが，原発性の場合はミネラルコルチコイドであるアルドステロンの欠乏もみられる[2]．ヒドロコルチゾンはミネラルコルチコイド作用も有する．

##  エビデンスの使い方

初回，ヒドロコルチゾンを100〜200 mg静注し，その後100〜200 mg/日を点滴静注する（表1）[3]．最終的には，経口のヒドロコルチゾン20 mg/日に切り替えて維持する．低血圧や低ナトリウム血症が続くときは，ミネラルコルチコイドであるフルドロコルチゾンを追加する．急性期を脱した後はクリーゼ再発予防のため，患者と家族への教育と服薬指導を行う．ステロイドを自己判断で中断しないこと，発熱などのストレス時には服用量を2〜3倍にすること，緊急時の対応を書いた指示表を渡しておく．

### 表1 ● 急性副腎不全の治療

**1. 急性期（副腎クリーゼ）**

1) ヒドロコルチゾン（ソル・コーテフ®, サクシゾン®, ハイドロコートン®）
   100～200 mg/回, 静注
   ついで
2) 5％ブドウ糖500 mL＋生理食塩水500 mL＋ヒドロコルチゾン100～200 mgを1～2時間で点滴静注, 以後, 輸液とヒドロコルチゾンの補給を続ける.
   （初日は輸液量3～4 L/日, ヒドロコルチゾンは15～25 mg/時間で維持）
   2日目以降, 症状が改善すれば漸減.
   3～4日目以降, バイタルサイン, 意識レベルが安定したら, 経口ステロイド内服へ変更し, 最終的に下記で維持する.

**2. 慢性期**

1) ヒドロコルチゾン（コートリル®, 10 mg/錠）
   20 mg/日, 1日2回, 朝1.5錠, 夕0.5錠
   本処方で低血圧症状や低ナトリウム血症が改善しないときは, 処方2) を追加する.
2) フルドロコルチゾン（フロリネフ®, 0.1 mg/錠）
   1日1回, 朝

文献3より引用

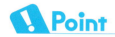

- ヒドロコルチゾンを100～200 mg静注し, その後100～200 mg/日を点滴静注する.
- 最終的には, 経口のヒドロコルチゾン20 mg/日に切り替えて維持する.
- 低血圧や低ナトリウム血症が続くときは, フルドロコルチゾンを追加する.
- クリーゼ再発予防のため, 患者と家族への教育と服薬指導を行う.

### 文献

1) 沖 隆：汎下垂体機能低下症. 診断と治療, 100：1121-1127, 2012
2) 明比祐子, 柳瀬敏彦：副腎不全における副腎ホルモン補充療法：グルココルチコイドとミネラルコルチコイドの補充. 臨牀と研究, 88：43-49, 2011
3) 大中佳三, 高柳涼一：急性副腎皮質機能低下症. 日本臨牀別冊新領域別症候群シリーズNo.1 内分泌症候群（第2版）I：559-561, 2006

＜赤水尚史＞

# 痛風発作に対するステロイド療法のエビデンスは？

## クリニカルクエスチョン

痛風発作の治療の基本は非ステロイド性抗炎症薬（non-steroidal anti-inflammatory drugs：NSAIDs）投与である[1]．しかし，NSAIDsの禁忌，NSAIDsの無効例，高齢者，腎機能障害，胃粘膜障害などのある例では，ステロイドが投与される．ステロイドの抗炎症効果は強力であり，痛風発作に対して全身投与，局所投与がしばしば行われる[2]．

ステロイドの有効性に関するエビデンスはあるのだろうか．

## エビデンスの実際

ステロイドの投与ルートとして，経口あるいは非経口による全身投与と罹患関節への局所投与が行われている．経口投与に関しては，ステロイドとNSAIDsとの治療効果に関して2つの二重盲検比較試験がある．1つは救急外来で急性痛風関節炎と診断された患者において，経口プレドニゾロン（プレドニン®）（30 mg×1/日）＋アセトアミノフェン（カロナール®）（1 g×6/日）併用と経口インドメタシン（インダシン®）（50 mg×3/日×2日間と25 mg×3/日×3日間）＋アセトアミノフェン（1 g×6/日）併用を比較したもので，鎮痛効果は同等であり（図1），安全性も同様であった[3)4)]．もう1つは，痛風関節炎を有する患者を経口プレドニゾロン35 mg×1/日投与群と経口ナプロキセン（ナイキサン®）600 mg×2/日投与群の2群に分けて5日間投与して比較したところ，鎮痛効果は同等であり，プレドニゾロンの方がより安全であった[5]．

筋肉注射に関しては，トリアムシノロンアセトニド（ケナコルト-A®）投与が海外で用いられるが[6]，本邦ではあまり行われない．関節腔内投与は穿刺排液後に

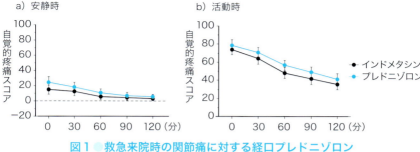

**図1** 救急来院時の関節痛に対する経口プレドニゾロンと経口インドメタシン投与の効果比較

疼痛は投与0,30,60,90,120分後の安静時(a)および活動時(b)に測定.
自覚的疼痛スコア(visual analogue pain score)を使用.
文献3より引用

トリアムシノロンアセトニドまたはデキサメタゾンリン酸エステルナトリウム(デカドロン®)などが投与されている[2)].

##  エビデンスの使い方

ステロイド投与の適応となる場合,全身投与,関節腔内投与などを考慮する.多発性関節炎の場合は全身投与となる.全身投与では,プレドニゾロン(プレドニン®)15〜30 mg/日で開始し,1週間ごとに3分の1量を減量し,3週間で中止する[2)].関節腔内投与は,穿刺排液後にトリアムシノロンアセトニド(ケナコルト-A®)10〜20 mg/回またはデキサメタゾンリン酸エステルナトリウム(デカドロン®)1.65 mg/回などを投与する.

##  Point

- NSAIDsの禁忌,NSAIDsの無効例,高齢者,腎機能障害,胃粘膜障害などのある例では,ステロイドが投与される.
- 全身投与と関節腔内投与などを考慮する.
- 全身投与では,プレドニゾロン(プレドニン®)15〜30 mg/日で開始し,以降1週間ごとに漸減する.
- 関節腔内投与はトリアムシノロンアセトニド(ケナコルト-A®)やデキサ

メタゾンリン酸エステルナトリウム（デカドロン®）などを投与する．

### 文献

1) 寺井千尋：痛風関節炎治療の実際．THE BONE，26：297-299，2012
2) 松本美富士：ステロイドによる治療の現状．高尿酸血症と痛風，15：149-154，2007
3) Man CY, et al：Comparison of oral prednisolone/paracetamol and oral indomethacin/paracetamol combination therapy in the treatment of acute goutlike arthritis: a double-blind, randomized, controlled trial. Ann Emerg Med, 49：670-677, 2007
4) 長瀬満夫：痛風の治療．高尿酸血症と痛風，19：33-36，2011
5) Janssens HJ, et al：Use of oral prednisolone or naproxen for the treatment of gout arthritis: a double-blind, randomised equivalence trial. Lancet, 371：1854-1860, 2008
6) Alloway JA, et al：Comparison of triamcinolone acetonide with indomethacin in the treatment of acute gouty arthritis. J Rheumatol, 20：111-113, 1993

＜赤水尚史＞

# テニス肘，肩峰下インピンジメント症候群，足底筋膜炎，腱障害などのスポーツ障害に対するステロイド注射の効果は？

## クリニカルクエスチョン

テニス肘を代表とするスポーツ障害に対しては，ステロイドの局所注射が行われる．その有効性と問題点に関するエビデンスはあるのだろうか．

## エビデンスの実際

テニス肘（上腕骨外側上顆炎）に対するステロイド注射のプラセボ対照二重盲検無作為化比較試験[1]で，投与後3カ月では疼痛軽減に関して有意差はなかったものの，超音波によるカラードップラー信号と腱の肥厚に関しては改善を示し，投与後1カ月では有意に優れた疼痛軽減効果を示した．疼痛軽減とカラードップラー信号の改善は投与後2週間で得られる[2]．8週間未満の結果を除いたネットワークメタ解析によるシステマティックレビューによれば，ステロイド注射の有効性は認められない（図1）[3]．

一方，基礎的研究で，ステロイドによる腱細胞の増殖やその前駆細胞の補充に対する阻害作用[4]，腱の修復阻害作用[5]，コラーゲン線維束の引張応力の減少[6]，などが報告されている．

つまり，テニス肘に対するステロイド注射は短期間の有効性は確実であるが，長期間の有効性は不明である一方で，長期使用に伴い腱の脆弱性をきたす可能性もある．

## エビデンスの使い方

スポーツ障害に対しては，スポーツや日常生活の指導，非ステロイド性抗炎症薬の内服や外用，装具療法などの保存療法を実施しても症状が強い場合にステロイド注射を3～6週間の間隔で施行するが，漫然と投与すると組織の脆弱性をきたすため，3～4回に留めるべきである．具体例として，テニス肘に対してはトリア

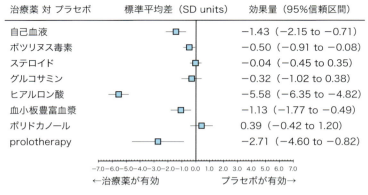

**図1 ● 上腕骨外側上顆炎の無作為化比較試験に関するネットワークメタ解析を用いたシステマティックレビュー**
文献3より引用

ムシノロン10 mgに2％リドカイン1 mLを混和したものを50〜75％注入する方法の成功率は92％[7]とされる．

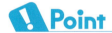

- テニス肘に対してステロイド注射は短期的には有効であるが，長期的な有効性は不明である．
- ステロイドの長期注射は腱組織の脆弱性をきたす可能性がある．

### 文献

1) Krogh TP, et al：Treatment of lateral epicondylitis with platelet-rich plasma, glucocorticoid, or saline. Am J Sports Med, 41：625-635, 2013
2) Torp-Pedersen TE, et al：Effect of glucocorticosteroid injections in tennis elbow verified on colour Doppler ultrasonography: evidence of inflammation. Br J Sports Med, 42：978-982, 2008
3) Krogh TP, et al：Comparative effectiveness of injection therapies in lateral epicondylitis: a systematic review and network meta-analysis of randomized controlled trials. Am J Sports Med, 41：1435-1446, 2013
4) Scutt N, et al：Glucocorticoids inhibit tenocyte proliferation and Tendon progenitor cell recruitment. J Orthop Res, 24：173-182, 2006
5) Dean BJ, et al：Glucocorticoids induce specific ion-channel-mediated toxicity in human rotator cuff tendon: a mechanism underpinning the ultimately deleterious effect of steroid injection in tendinopathy? Br J Sports Med, 48：1620-1626, 2014
6) Haraldsson BT, et al：Corticosteroids reduce the tensile strength of isolated collagen fascicles. Am J Sports Med, 34：1992-1997, 2006
7) Smidt N, et al：Corticosteroid injections, physiotherapy, or a wait-and-see policy for lateral epicondylitis: A randomized controlled trial. Lancet, 359：657-662, 2002

＜宗圓　聰＞

# 脊柱管狭窄症，坐骨神経痛，神経根障害などに対する硬膜外ステロイド注射の効果は？

## クリニカルクエスチョン

臨床的には，坐骨神経痛，脊柱管狭窄症に対して他の保存的治療が無効の場合に，通常，硬膜外ステロイド注射が施行されるが，坐骨神経痛などの神経根障害や脊柱管狭窄症に関する硬膜外ステロイド注射のエビデンスはあるのだろうか．

## エビデンスの実際

### 1）坐骨神経痛

坐骨神経痛を有する患者への神経根周囲へのステロイドの浸潤治療は，生理食塩水に比べて下肢痛軽減に短期間での効果がみられ，1年以内の手術への移行を明らかに減少させたとの無作為化比較試験がある[1]．同様に，椎間孔経由ならびに椎弓間のアプローチでの硬膜外ステロイド注射の短期的効果を認めた[2]．一方，局所麻酔薬単独群とステロイド併用群に関する二重盲検無作為化比較試験では両群に有意差が認められなかった[3]．そこで，わが国の椎間板ヘルニアの診療ガイドライン改訂版[4]では硬膜外ステロイド注射の推奨度をそれまでのAからCに変更した．2014年の北米脊椎学会（North American Spine Society：NASS）による根症状を伴う腰椎椎間板ヘルニアに関するガイドライン[5]では，椎間孔経由の硬膜外ステロイド注射は一部の患者で短期間（2～4週間）の疼痛軽減を得るために推奨され，椎弓間のアプローチでの硬膜外ステロイド注射も考慮してもよいかもしれないとした．

### 2）腰部脊柱管狭窄症

わが国の腰部脊柱管狭窄症診療ガイドライン[6]では，経椎間孔硬膜外への単回

表1 ● 腰部脊柱管狭窄症に対するリドカイン単独とステロイド併用硬膜外注射の効果

| 評価項目 | リドカイン単独<br>(基礎値からの<br>平均変化量) | ステロイド併用<br>(基礎値からの<br>平均変化量) | 両群の比較 | |
|---|---|---|---|---|
| | | | 調整後の差<br>(95％信頼区間) | p値 |
| RMDQ スコア<br>　3週後<br>　6週後 | −2.6±4.4<br>−3.1±5.3 | −4.4±5.7<br>−4.2±5.8 | −1.8（−2.8〜−0.9）<br>−1.0（−2.1〜0.1） | ＜0.001<br>0.07 |
| 下肢痛に関するスコア<br>　3週後<br>　6週後 | −2.2±2.9<br>−2.6±3.0 | −2.9±2.8<br>−2.8±3.1 | −0.6（−1.2〜−0.1）<br>−0.2（−0.8〜−0.4） | 0.02<br>0.48 |

RMDQ：Roland-Morris disability questionnaire（Roland-Morris質問票）
文献7より引用

のステロイド注射は，腰部脊柱管狭窄に起因する神経根症状を短期的に緩和させるうえでは有効であるが，その長期的効果を裏付けるエビデンスは得られていないとし，経椎間孔硬膜外あるいは仙骨硬膜外への複数回のステロイド注射によって，経根症状や神経性跛行は長期的に改善する可能性があるとした．一方，最近硬膜外注射としてリドカイン単独群とステロイド併用群に分けた二重盲検比較試験が実施され，6週時点において下肢痛を含む評価で両群に有意差がなかったと報告された（表1）[7]．また，有害事象としては頭痛，発熱，感染などがリドカイン単独群より多く認められた．

##  エビデンスの使い方

　坐骨神経痛などの根障害，脊柱管狭窄症ともに他の保存的治療による効果が得られない場合に短期的な改善を期待して行う保存療法の一つとして硬膜外ステロイド注射を考慮しうる．通常0.25〜1％のリドカインを1ないし3 mL投与し，その後に，トリアムシノロン（60〜120 mg），ベタメタゾン（6〜12 mg），デキサメタゾン（8〜10 mg），メチルプレドニゾロン（60〜120 mg）などを投与する．

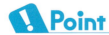

- 坐骨神経痛などの根障害，脊柱管狭窄症に対する保存療法の一つとしてステロイド硬膜外注射を考慮しうる．
- 頻回の注射は避けるべきである．

## 文献

1) Karppinen J, et al：Cost effectiveness of periradicular infiltration for sciatica: subgroup analysis of a randomized controlled trial. Spine (Phila Pa 1976), 26：2587-2595, 2001
2) Vad VB, et al：Transforaminal epidural steroid injections in lumbosacral radiculopathy: a prospective randomized study. Spine (Phila Pa 1976), 27：11-16, 2002
3) Ng L, et al：The efficacy of corticosteroids in periradicular infiltration for chronic radicular pain: a randomized, double-blind, controlled trial. Spine (Phila Pa 1976), 30：857-862, 2005
4)「腰椎椎間板ヘルニア診療ガイドライン」(日本整形外科学会，日本脊椎脊髄病学会/監，日本整形外科学会診療ガイドライン委員会，腰椎椎間板ヘルニア診療ガイドライン策定委員会/編)，南江堂，2011
5) Kreiner DS, et al：An evidence-based clinical guideline for the diagnosis and treatment of lumbar disc herniation with radiculopathy. Spine J, 14：180-191, 2014
6)「腰部脊柱管狭窄症診療ガイドライン」(日本整形外科学会，日本脊椎脊髄病学会/監，日本整形外科学会診療ガイドライン委員会，腰部脊柱管狭窄症診療ガイドライン策定委員会/編)，南江堂，2011
7) Friedly JL, et al: A randomized trial of epidural glucocorticoid injections for spinal stenosis. N Engl J Med, 371: 11-21, 2014

＜宗圓　聰＞

# 手根管症候群に対する局所ステロイド注射の効果は？

## クリニカルクエスチョン

手根管症候群に対するステロイド注射は実臨床において少なからず施行されているが，そのエビデンスはあるのだろうか．

## エビデンスの実際

無作為化比較試験[1]により，1ないし2回のステロイド注射は生理食塩水の注射に比し，1週間後に有意に優れた改善を示した．しかし，その効果は徐々に減弱し12カ月後には有効例の約半数が再燃したとされた．一方，単回投与後の長期経過観察研究[2]によると，単回投与後1年後に25％の患者が著明改善のままであったが，9％の患者は2回目の注射を要し，4％の患者は3回目の注射を要したとされる．超音波ガイド下および触診下のステロイド注射では，超音波ガイド下の方が優れた改善を示す可能性が示唆された（表1）[3]．ステロイド注射と手術による徐圧の無作為化試験では2年後の改善効果は同程度に得られていたが，夜間の感覚異常の改善効果については有意に手術の方が勝っていたとされる[4]．

## エビデンスの使い方

ステロイド注射の有効性は確立しているものの長期的には再発する例も少なくないため，保存的治療に抵抗する例では手術を考慮する．超音波ガイド下の注射が望ましいが，触診下では長掌筋腱の尺側からulnar synovial bursaに注入する．通常，27G針を用いてメチルプレドニゾロンやトリアムシノロン40 mgを注入する．

### 表1 ● 手根管症候群に対する超音波ガイド下および触診下ステロイド注射の効果

| 評価項目 | 超音波ガイド下注射<br>（平均±標準偏差） | 触診下注射<br>（平均±標準偏差） | 両群の比較（p値） |
| --- | --- | --- | --- |
| BCTQ symptom | | | |
| 　基礎値 | 2.60±0.66 | 2.36±0.67 | 0.239 |
| 　6週後 | 1.33±0.55 | 1.41±0.59 | 0.212 |
| 　12週後 | 1.30±0.45 | 1.67±0.73 | 0.007 |
| BCTQ function | | | |
| 　基礎値 | 2.48±0.78 | 2.68±1.00 | 0.490 |
| 　6週後 | 1.33±0.46 | 1.52±0.87 | 0.840 |
| 　12週後 | 1.36±0.49 | 1.86±1.09 | 0.298 |

BCTQ：Boston carpal tunnel questionnaire（ボストン手根管症候群質問票）
文献3より引用

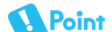

- 手根管症候群に対する局所ステロイド注射の成績は確立しているが，長期的には再発する例も少なくない．
- 超音波ガイド下での注射が望ましい．

### 文献

1) Peters-Veluthamaningal C, et al：Randomised controlled trial of local corticosteroid injections for carpal tunnel syndrome in general practice. BMC Fam Pract, 11：54, 2010
2) Berger M, et al：The long-term follow-up of treatment with corticosteroid injections in patients with carpal tunnel syndrome. When are multiple injections indicated? J Hand Surg Eur Vol, 38：634-639, 2013
3) Ustün N, et al：Ultrasound-guided vs. blind steroid injections in carpal tunnel syndrome: A single-blind randomized prospective study. Am J Phys Med Rehabil, 92：999-1004, 2013
4) Ly-Pen D, et al：Comparison of surgical decompression and local steroid injection in the treatment of carpal tunnel syndrome: 2-year clinical results from a randomized trial. Rheumatol, 51：1447-1454, 2012

＜宗圓　聰＞

# 第9章 整形外科疾患-4

# 急性脊髄損傷に対するステロイドのエビデンスは？何時間以内に投与すべき？

## クリニカルクエスチョン

神経外傷に対してステロイドは浮腫の軽減を目的に古くから使用されているが，急性脊髄損傷に対する初期保存療法としてメチルプレドニゾロン大量投与が行われる．そのエビデンスはあるのだろうか．

## エビデンスの実際

米国のNASCIS-2（National Acute Spinal Cord Injury Study, 2nd）[1]では，受傷後8時間以内にメチルプレドニゾロンを初回30 mg/kgを15分以上かけて投与，その後5.4 mg/kg/時を23時間にわたって経静脈的に投与する方法についてプラセボ対照の二重盲検比較試験を実施し，6カ月後の神経学的所見は有意に改善したとされる．さらに，NASCIS-3[2]ではメチルプレドニゾロン24時間投与と48時間投与に関する二重盲検比較試験が実施され，受傷後3時間以内ならメチルプレドニゾロンの24時間投与，受傷後3～8時間以内なら48時間投与が推奨された．そして，メタ解析[3]により上記のレジメンによるメチルプレドニゾロン大量療法は受傷後8時間以内の急性脊髄損傷に対して第Ⅲ相試験により有効性が確認されている唯一の薬物療法であるとし（図1）[3]，受傷後3～8時間以内に治療開始する場合は48時間まで治療を継続することが望ましいとした．また，23～48時間までの治療では有害事象や死亡率の有意な増加は認めなかったとされる．

一方，わが国の症例対照研究[4]では，メチルプレドニゾロン大量療法により消化管潰瘍/出血の有意な増加を認めたとされるが，死亡率の増加は認められなかった．

| 報告者または<br>サブグループ（年） | 投与<br>数 | 平均値（SD） | コントロール<br>数 | 平均値（SD） | 比率<br>（%） | | 平均差<br>（95%信頼区間） |
|---|---|---|---|---|---|---|---|
| ①6週後の運動機能 | | | | | | | |
| Bracken（1990/1993） | 66 | 10.64（10.24） | 70 | 7.17（10.29） | 100.0 | | 3.47 [0.02, 6.92] |
| Subtotal（95%CI） | 66 | | 70 | | 100.0 | | 3.47 [0.02, 6.92] |
| Heterogeneity: not applicable | | | | | | | |
| Test for overall effect : Z=1.97（P=0.049） | | | | | | | |
| ②6カ月後の運動機能 | | | | | | | |
| Bracken（1990/1993） | 65 | 15.99（13.06） | 68 | 11.21（13.03） | 61.7 | | 4.78 [0.34, 9.22] |
| Otani（1994） | 70 | 14.2（15） | 47 | 10.3（15.4） | 38.3 | | 3.90 [−1.73, 9.53] |
| Subtotal（95%CI） | 135 | | 115 | | 100.0 | | 4.44 [0.96, 7.93] |
| Heterogeneity : Chi²=0.06,df=1（P=0.81）; I²=0.0% | | | | | | | |
| Test for overall effect : Z=2.50（P=0.012） | | | | | | | |
| ③1年後の運動機能 | | | | | | | |
| Bracken（1990/1993） | 62 | 17.2（13.42） | 65 | 12（13.41） | 90.5 | | 5.20 [0.53, 9.87] |
| Petitjean（1998） | 27 | 18（27.4） | 23 | 23.7（24.6） | 9.5 | | −5.70 [−20.12, 8.72] |
| Subtotal（95%CI） | 89 | | 88 | | 100.0 | | 4.17 [−0.27, 8.61] |
| Heterogeneity : Chi²=1.99,df=1（P=0.61）; I²=50% | | | | | | | |
| Test for overall effect : Z=1.84（P=0.066） | | | | | | | |
| ④最終評価時（6カ月後もしくは1年後）の運動機能 | | | | | | | |
| Otani（1994） | 72 | 14.2（15） | 47 | 10.3（15.4） | 38.3 | | 3.90 [−1.73, 9.53] |
| Bracken（1990/1993） | 62 | 17.2（13.42） | 65 | 12（13.41） | 55.8 | | 5.20 [0.53, 9.87] |
| Petitjean（1998） | 27 | 18（27.4） | 23 | 23.7（24.6） | 5.9 | | −5.70 [−20.12, 8.72] |
| Subtotal（95%CI） | 159 | | 135 | | 100.0 | | 4.06 [0.58, 7.55] |
| Heterogeneity : Chi²=1.99,df=2（P=0.37）; I²=0.0% | | | | | | | |
| Test for overall effect : Z=2.28（P=0.022） | | | | | | | |
| Test for subgroup differences: Chi²=0.16,df=3（P=0.98）; I²=0.0% | | | | | | | |

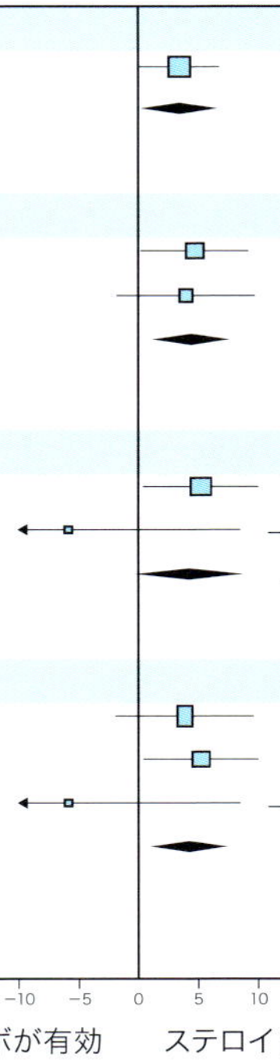

　　　　　　　　　　　　　　　　　　　　　　　　　　−10　−5　0　5　10

←プラセボが有効　　ステロイドが有効→

### 図1 ● 急性脊髄損傷に対する大量メチルプレドニゾロン24時間投与による運動機能に対する効果

受傷後8時間以内の投与による6週，6カ月，1年後の評価．
文献3より引用

## エビデンスの使い方

　急性脊髄損傷に対しては，受傷後3時間以内なら上記レジメンに従ったメチルプレドニゾロン大量投与24時間投与，受傷後3〜8時間以内なら48時間投与が推奨される．一方で，消化管潰瘍や出血などのステロイドによる有害事象に留意する必要がある．

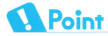

- 急性脊髄損傷に対してはメチルプレドニゾロン大量投与が有効である．

- ただし，消化管傷害などのステロイドの有害事象に留意する必要がある．

### 文献

1 ) Bracken MB, et al：A randomized, controlled trial of methylprednisolone or naloxone in the treatment of acute spinal-cord injury. Results of the Second National Acute Spinal Cord Injury Study. N Engl J Med, 322：1405-1411, 1990
2 ) Bracken MB, et al：Administration of methylprednisolone for 24 or 48 hours or tirilazad mesylate for 48 hours in the treatment of acute spinal cord injury. Results of the Third National Acute Spinal Cord Injury Randomized Controlled Trial. National Acute Spinal Cord Injury Study. JAMA, 277：1597-1604, 1997
3 ) Bracken MB：Steroids for acute spinal cord injury. Cochrane Database Syst Rev, 1：CD001046, 2012
4 ) Chikuda H, et al：Mortality and morbidity after high-dose methylprednisolone treatment in patients with acute cervical spinal cord injury: a propensity-matched analysis using a nationwide administrative database. Emerg Med J, 31：201-206, 2014

＜宗圓　聰＞

# 変形性膝関節症に対するステロイド注射の効果は？

## クリニカルクエスチョン

ステロイドの関節内注射が劇的な消炎鎮痛効果を有することは自明の事実であり，ほとんどすべての変形性膝関節症に対する治療ガイドラインには治療選択の一つに記載されている．そのエビデンスはあるのだろうか．

## エビデンスの実際

変形性膝関節症に対する関節内ステロイド注射の効果に関するメタ解析[1]では，投与後3週間目までは有意の鎮痛効果が得られたものの機能的改善に対するエビデンスはなく，4～24週間後においては鎮痛効果のエビデンスもないとされる．ヒアルロン酸の関節内注射との比較に関するメタ解析[2]では，4週まではステロイドの方が優れた有効性を示す傾向にあるが，8週以降ではヒアルロン酸の方が優れた有効性を示すとされる．一方，ステロイドによる軟骨障害やステロイド関節症の存在から長期使用に関する危惧があるが，その長期の安全性に関しては，3カ月に1回投与で2年間までの検討では，臨床的効果の持続が得られるとともに，構造的な劣化は認めなかったとする報告がある[3]．

## エビデンスの使い方

上記のエビデンスから，変形性膝関節症に対するステロイド関節内注射は短期の鎮痛効果は確立しており，3カ月間隔で最長2年間までは安全性も確認されていると言える．変形性膝関節症の治療に関するガイドラインや勧告は多く発表されているが，表1に欧州からの最新の勧告を示す[4]．おおむねこの順番での治療選択でよいと考える．しかし，海外ではヒアルロン酸は薬剤ではなくデバイスとして販売されており，高額であるとともに進行例に対してのみ使用可能であるが，わが国では薬剤として使用可能であり，最近のわが国の非ステロイド性抗炎症薬

### 表1 ● ESCEOによる変形性膝関節症の治療アルゴリズム

| 基礎治療 | ・情報提供・教育，肥満なら体重減少指導，運動指導 |
|---|---|
| 第1段階<br>(右の2つは必要に応じて並行して実施) | ・薬物療法（アセトアミノフェン→外用NSAIDs）<br>・非薬物療法（膝ブレース，足底板→杖，温熱療法など） |
| 第2段階<br>(右の2つは順次効果不十分なら実施) | ・NSAIDs（消化管リスクあり；COX-2選択的阻害薬+PPI，心血管系リスクあり；ナプロキセン，腎リスクあり；NSAIDsは避ける）<br>・ヒアルロン酸関節内注射またはステロイド関節内注射 |
| 第3段階 | ・短期間の弱オピオイドまたはセロトニン・ノルアドレナリン再取り込み阻害薬 |
| 第4段階<br>(右の2つは順次効果不十分なら実施) | ・人工関節置換術<br>・オピオイド |

ESCEO：European Society for Clinical and Economic Aspects of Osteoporosis and Osteoarthritis
文献4より引用

（NSAIDs）を対象とした無作為化比較試験[5]では，NSAIDsと有効性は同等である一方，有害事象や中止例は有意に少なかったとされる．この点を考慮すればヒアルロン酸の関節内注射はわが国ではNSAIDsに先だって施行してもよいと考える．つまり，第2段階については，ヒアルロン酸関節内注射，NSAIDs，ステロイド関節内注射（プレドニゾロン換算で1回につき25 mg程度）の順としてよいと思われる．

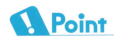

- ステロイド関節内注射の短期効果は確立しているが，ヒアルロン酸の関節内注射やNSAIDsで効果が不十分の例が対象である．
- 長期に投与する場合は3カ月間隔で2年までとする．

#### 文献

1) Bellamy N, et al：Intraarticular corticosteroid for treatment of osteoarthritis of the knee. Cochrane Database Syst Rev：CD005328, 2006
2) Bannuru RR, et al：Therapeutic trajectory of hyaluronic acid versus corticosteroids in the treatment of knee osteoarthritis: a systematic review and meta-analysis. Arthritis Rheum, 61：1704-1711, 2009
3) Raynauld JP, et al：Safety and efficacy of long-term intraarticular steroid injections in osteoarthritis of the knee: a randomized, double-blind, placebo-controlled trial. Arthritis Rheum, 48：370-377, 2003
4) Bruyère O, et al：An algorithm recommendation for the management of knee osteoarthritis in Europe and internationally: a report from a task force of the European Society for Clinical and Economic Aspects of Osteoporosis and Osteoarthritis (ESCEO). Semin Arthritis Rheum, 44：253-263, 2014
5) Ishijima M, et al：Intra-articular hyaluronic acid injection versus oral non-steroidal anti-inflammatory drug for the treatment of knee osteoarthritis: a multi-center, randomized, open-label, non-inferiority trial. Arthritis Res Ther, 16：R18, 2014

＜宗圓　聰＞

# バネ指，腱鞘炎に対するステロイド注射の効果は？

## クリニカルクエスチョン

バネ指を含む腱鞘炎に対してステロイドの腱鞘内注射は日常診療でよく実施されている．そのエビデンスはあるのだろうか．

## エビデンスの実際

プラセボ対照の二重盲検比較試験[1]では，トリアムシノロン投与群が生理食塩水投与群に比し1週間後に有意に優れた改善効果を示し，12カ月後までその効果が持続したとされる．局所麻酔薬単独群とステロイド併用群（メチルプレドニゾロン20 mgまたはベタメタゾン4 mg）に関するメタ解析[2]では，ステロイド併用群が有意に優れた効果を示した（図1）[2]．過去の無作為化比較試験のメタ解析[3]から皮下腱鞘切開術，オープンでの腱鞘切開術，ステロイド腱鞘内注射の3つの治療を比較すると，失敗率は腱鞘切開術の間では有意差がないものの，ステロイド注射は皮下腱鞘切開術に比し有意に失敗率が高かったとされる．一方，超音波ガイド下のステロイド腱鞘内注射はブラインド下の注射に比し有効性が優れているとされる[4]が，本方法はオープンでの腱鞘切開術と同等の成績を示すとともに，より短期間で仕事やスポーツへの復帰が可能であった[5]とされる．

## エビデンスの使い方

バネ指を含む腱鞘炎に対しては，局所の安静とステロイド腱鞘内注射（メチルプレドニゾロン20 mgまたはベタメタゾン4 mg）が保存的治療の主体となる．可能であれば超音波ガイド下に注射を実施することが望ましい．数回の注射で疼痛が残存する場合やバネ現象が残存する場合は腱鞘切開術の適応である．

| 報告者または<br>サブグループ（年） | 投与<br>n/N | コントロール<br>n/N | 比率<br>(％) | Risk Ratio<br>M-<br>H,Random,95%<br>CI | | Risk Ratio<br>M-<br>H,Random,95%<br>CI |
|---|---|---|---|---|---|---|
| Lambert 1992 | 9/20 | 3/19 | 55.6 | | | 2.85 [0.91, 8.96] |
| Murphy 1995 | 10/14 | 2/10 | 44.4 | | | 3.57 [0.99, 12.88] |
| 合計(95％信頼区間) | 34 | 29 | 100.0 | | | 3.15 [1.34, 7.40] |

Total events：19 (Treatment), 5 (Control)
Heterogeneity：Tau²=0.0；Chi²=0.07, df=1 (P=0.80)；I²=0.0％
Test for overall effect：Z=2.63 (P=0.0085)

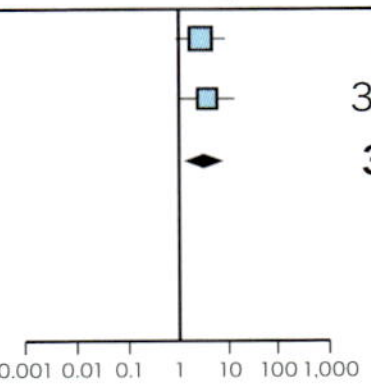

←対照が有効　　ステロイドが有効→

**図1 ● バネ指に対するステロイド腱鞘内注射の効果に関するメタ解析**
文献2より引用

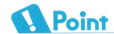

- バネ指を含む腱鞘炎に対してはステロイド腱鞘内注射が代表的な保存的治療である．
- 可能であれば超音波ガイド下に施行することが望ましい．

### 文献

1) Peters-Veluthamaningal C, et al：Corticosteroid injections effective for trigger finger in adults in general practice: a double-blinded randomised placebo controlled trial. Ann Rheum Dis, 67：1262-1266, 2008
2) Peters-Veluthamaningal C, et al：Corticosteroid injection for trigger finger in adults. Cochrane Database Syst Rev：CD005617, 2009
3) Wang J, et al：Percutaneous release, open surgery, or corticosteroid injection, which is the best treatment method for trigger digits? Clin Orthop Relat Res, 471：1879-1886, 2013
4) Lee DH, et al：Sonographically guided tendon sheath injections are more accurate than blind injections: implications for trigger finger treatment. J Ultrasound Med, 30：197-203, 2011
5) Callegari L, et al：Ultrasound-guided injection of a corticosteroid and hyaluronic acid: a potential new approach to the treatment of trigger finger. Drugs R D, 11：137-145, 2011

＜宗圓　聰＞

# 頸，肩，腕，腰，膝の痛みに対するステロイド注射の効果は？

## クリニカルクエスチョン

いわゆる腰痛を含む各部位の疼痛に対しては種々の注射療法が行われている．例えば腰痛については，硬膜外注射，椎間関節に対する関節内注射・関節周囲への注射・神経ブロック，その他局所の圧痛部位やトリガーポイント注射などがある．一般的には，局所麻酔薬，ワクシニアウイルス接種家兎炎症皮膚抽出液などで効果が得にくい場合により強力な抗炎症作用を期待してステロイド注射が行われることがあるが，これらの注射療法のうち，ステロイド注射に関するエビデンスはあるのだろうか．

## エビデンスの実際

腰痛に対する硬膜外ステロイド注射の効果に関するメタ解析[1]では，6カ月目の疼痛スコアで有意な改善が認められたが，疼痛スコアの基礎値で調整すると有意差は消失したとされる（図1）[1]．亜急性および慢性の腰痛に対するステロイドを含む各種薬剤を用いた種々の注射療法に関するメタ解析[2]でも，明らかな有効性は見出せなかったとされる．ほかの部位に対するステロイド注射に関しても明確なエビデンスは認められていない．

## エビデンスの使い方

各疼痛部位に対するステロイドを用いた各種局所注射のエビデンスはなく，トリガーポイント注射などを施行する場合には局所麻酔薬などステロイド以外の薬剤の使用が望ましい．

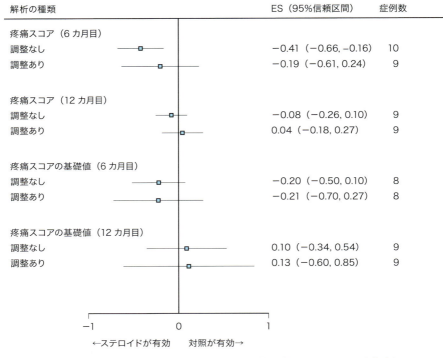

**図1 ● 腰痛に対する硬膜外ステロイド注射の効果に関するメタ解析**
文献1より引用

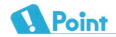

- 各疼痛部位に対しての注射には局所麻酔薬などステロイド以外の薬剤を用いる.

#### 文献

1) Choi HJ, et al：Epidural steroid injection therapy for low back pain: a meta-analysis. Int J Technol Assess Health Care, 29：244-253, 2013
2) Staal JB, et al：Injection therapy for subacute and chronic low-back pain. Cochrane Database Syst Rev：CD001824, 2008

<宗圓　聰>

# 第10章 皮膚疾患-❶

# 接触皮膚炎のかゆみに対するステロイド療法のエビデンスは？

## クリニカルクエスチョン

　接触皮膚炎とは，外来性の刺激物質や抗原（ハプテン）が皮膚に接触することによって発症する湿疹性の炎症反応である．その治療は接触源を絶つことが重要であるが，かゆみを伴う湿疹に対する治療として，ステロイドが第一選択となることに異論はないであろう．基本的にはステロイドの外用剤を用いるが，湿疹病変が急性，全身性の場合はステロイドの全身投与がより有効な場合がある．

　接触皮膚炎の治療に関して，外用剤と全身投与の効果について，どのようなエビデンスがあるのだろうか．

## エビデンスの実際

### 1）ステロイド外用剤

　接触皮膚炎に対してステロイド外用の効果を解析した研究としてHachemらによる前後比較試験がある[1]．彼らは，ニッケルアレルギーのある被験者に対し，ニッケル試薬を貼付して接触皮膚炎を起こした部位に，0.05％プロピオン酸フルチカゾンを外用することで皮膚症状が有意に改善したと報告している．また，同じくニッケル皮膚炎に対し，0.05％クロベタゾン酪酸エステルクリーム，1％ヒドロコルチゾンクリームの効果を非無作為化試験で比較したが，両群ともベースラインとの前後比較において有意な改善が示されたとする報告もある[2]．本邦のガイドライン[3]でもステロイド外用は高く推奨されている．

### 2）ステロイド内服

　Anvedenらは多施設共同プラセボ対照二重盲検無作為化比較試験において，

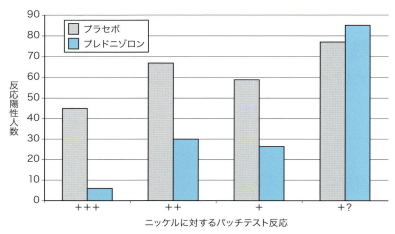

**図1● ステロイドの内服によりパッチテスト反応が減弱化している**
文献4より引用

ニッケルによるアレルギー性皮膚炎に対するプレドニゾロン20 mg内服の有効性を検討した[4]．その結果，プレドニゾロン投与群ではプラセボと比較して有意に湿疹反応の減弱が認められた（図1）．

##  エビデンスの使い方

接触皮膚炎の治療方針は，原因となるアレルゲン，接触因子や接触範囲により異なる．

局所性の場合は，ステロイドの外用だけで十分であることが多い．炎症が強い場合は作用の強いステロイド外用剤が有効であるが，吸収度が高い顔面や頸部，陰部などに使用する際は特に局所的副作用に注意を払う必要がある．病変が広範囲の場合には，ステロイド外用とともに，ステロイド内服薬（プレドニゾロン15 mg/日程度）の短期間の併用が選択肢となりうる．

原因除去，排除とステロイドを主体とした治療法で2週間以内に軽快しないときは，まだ原因物質が不明で除去されていない可能性，もしくは原因物質が生活環境，職場にある可能性を考えパッチテストなどの原因特定の検査が必要となる．治療指針の詳細については接触皮膚炎診療ガイドラインを参照されたい[3]．

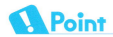

- ステロイド外用が治療の基本である．炎症症状が強い場合は作用の強いステロイド外用剤を用いる．
- 広範囲に皮疹が分布する場合は，ステロイド内服薬（プレドニゾロン 15 mg/日程度）の短期間の投与も考慮する．

**文献**

1) Hachem JP, et al：Efficacy of topical corticosteroids in nickel-induced contact allergy. Clin Exp Dermatol, 27：47-50, 2002
2) Parneix-Spake A, et al：Eumovate (clobetasone butyrate) 0.05% cream with its moisturizing emollient base has better healing properties than hydrocortisone 1% cream: a study in nickel-induced contact dermatitis. J Dermatolog Treat, 12：191-197, 2001
3) 高山かおる，他：日本皮膚科学会ガイドライン 接触皮膚炎診療ガイドライン．日本皮膚科学会雑誌，119：1757-1793, 2009
4) Anveden I, et al：Oral prednisone suppresses allergic but not irritant patch test reactions in individuals hypersensitive to nickel. Contact Dermatitis, 50：298-303, 2004

＜益田浩司＞

# 第10章 皮膚疾患-②

## 蕁麻疹はステロイド療法の適応か?

### クリニカルクエスチョン

　蕁麻疹は日常よく経験する疾患である．その機序は肥満細胞からヒスタミンを中心とした化学伝達物質が放出され，血管内皮細胞に作用して血管透過性が亢進して浮腫が生じるとともに神経終末の受容体に結合して神経線維を興奮させることによりかゆみを誘発するものである．治療は抗ヒスタミン薬の内服が第一選択であるが，急性期や症状が強い場合などでは抗ヒスタミン薬だけでは症状が抑えられず，ステロイドを併用することで症状が軽快することもしばしば経験するが，その有効性を示すエビデンスはあるのだろうか．

### エビデンスの実際

　日本皮膚科学会より策定された2011年度版の「蕁麻疹・血管性浮腫の治療ガイドライン」に病型別の蕁麻疹の治療指針が示されている[1]．蕁麻疹の病型で最も多い特発性蕁麻疹の治療アルゴリズムによると，抗ヒスタミン薬で効果が不十分な場合に$H_2$受容体拮抗薬やロイコトリエン受容体拮抗薬などの補助的治療薬を併用することを推奨している．ステロイドはこれらの治療に抵抗性，または症状が重篤ですみやかな改善を必要としている蕁麻疹に対する限定的な使用が薦められている．

### 1) 急性蕁麻疹

　抗ヒスタミン薬のみで十分な効果が得られない場合，ステロイドの全身投与を併用すると皮疹の出現を抑制できることは広く知られている[2]．無治療の急性蕁麻疹患者109例に対し，抗ヒスタミン薬（ロラタジン）のみで治療した群と，3日間

プレドニゾロン50 mg/日を投与した後にロラタジンに変更した群について治癒までの日数を比較した研究では，初期にプレドニゾロンを投与した群がロラタジン投与群に比較して3日目および7日目までの治癒率が高かったと報告されている[3]．ただし，この検討ではいずれの群も21日目までにはすべての症例が治癒したが，実地診療では抗ヒスタミン薬とステロイドを併用しても短期間には治癒しない例もあるため，ステロイドの投与が長引けばさまざまな副作用が出現する可能性は高まる．そのためステロイドの使用は重症，難治例に限定し，できるだけ短期間に留めることが望ましい．

### 2）慢性蕁麻疹

発症後4週間以上経過した慢性蕁麻疹においても，抗ヒスタミン薬や補助的治療のみでは症状をコントロールすることができない難治な症例があり，その場合にはステロイドの併用が考慮される．古谷らは抗ヒスタミン薬で改善しなかった慢性蕁麻疹患者20例に対し，ベタメタゾン1.0～2.0 mg/日を追加したところ19例で症状の改善があったと報告している[4]．ガイドラインでは抗ヒスタミン薬に1日あたりプレドニゾロン換算量5～15 mgまでのステロイド内服を併用することが治療手順として示されている．それでも症状が強い場合はプレドニゾロン換算量20 mg/日以上の投与が考慮されるが，慢性蕁麻疹の長期的予後に対するステロイドの治療効果に関するエビデンスはなく[5]，また，長期ステロイド内服は骨粗鬆症や糖尿病などの副作用を誘発しやすいため，ステロイドを使用する場合は患者のQOLも考慮し，ある程度まで皮疹が抑制できれば減量・中止し，抗ヒスタミン薬を中心とした内服治療により症状のコントロールを図ることが望ましい．

## エビデンスの使い方

急性蕁麻疹に対して抗ヒスタミン薬と併用することで症状を抑制する可能性があるが，長期的予後に関する有効性は確立していない．そのため，ステロイドの使用は症状が重篤で抗ヒスタミン薬および補助的治療薬だけで制御することが困難な場合に限り，できる限り短期間に留める．具体的には体表の30％以上に強いかゆみを伴う膨疹を認めた場合は抗ヒスタミン薬に加えて数日以内のステロイドの内服または注射の併用を考慮する．

慢性蕁麻疹においては，症状が重篤な場合，または抗ヒスタミン薬に補助的治療薬を併用しても強い症状が続く場合に，プレドニゾロン換算量で15 mg/日までのステロイド内服が推奨されている．しかし皮疹を抑制できるというだけで漫然とステロイド内服を続けるべきではなく，症状が治まれば減量・中止を常に心がける必要がある．

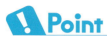

- 抗ヒスタミン薬を投与しても，日常生活に支障をきたすほどの激しい症状が持続している場合，ステロイドの併用を行ってもよい．
- 難治性の慢性蕁麻疹では，プレドニゾロン換算量で15 mg/日までのステロイド内服の併用を考慮する．
- 症状に合わせてステロイドの減量・中止を考慮し，漫然と使用を続けることは避けるべきである．

### 文献

1) 秀 道広, 他：蕁麻疹診療ガイドライン．日本皮膚科学会雑誌, 121：1339-1388, 2011
2) Pollack CV Jr & Romano TJ：Outpatient management of acute urticaria: the role of prednisone. Ann Emerg Med, 26：547-551, 1995
3) Zuberbier T, et al：Acute urticaria: clinical aspects and therapeutic responsiveness. Acta Derm Venereol, 76：295-297, 1996
4) 古谷喜義, 他：慢性じん麻疹に対する薬物療法の検討．西日本皮膚科, 55：67-70, 1993
5) 高萩俊輔, 他：慢性蕁麻疹にステロイド内服は適応となるか？ MB Derma, 160：25-32, 2009

<益田浩司>

# 第10章 皮膚疾患-3

# 天疱瘡に対するステロイド療法の
# エビデンスは？

## クリニカルクエスチョン

天疱瘡は，皮膚・粘膜に病変が認められる自己免疫性水疱性疾患であり，病理組織学的には棘融解による表皮内水疱形成を認める．その抗原蛋白は，表皮細胞間を結合するデスモソームの構成分子，デスモグレイン1および3であり，その発症部位や原因抗原により尋常性天疱瘡と落葉状天疱瘡に大別される．天疱瘡は自己免疫性疾患であることより，抗体産生を抑制するためのステロイド内服療法が主体となるが，ステロイド療法のエビデンスは確立しているのだろうか．

## エビデンスの実際

ステロイドの投与量や投与期間については症状や病型により少々異なる．

### 1) ステロイドの全身投与

ステロイドの全身投与は天疱瘡に対する最も標準的な治療法とされている[1]．ステロイドの投与量については従来各医療機関による経験に依存することが多かったが，現在標準投与量については重症～中等症例では1 mg/kg/日より開始することが推奨されている[2]．また，天疱瘡22例のうち11例ずつを2群に無作為割付し，プレドニゾロン120 mg/日投与群と60 mg/日投与群に分けて，5年間追跡調査をした研究では，120 mg/日ですみやかに病勢が制御された群では，再発頻度や合併症発症率で60 mg日群を超える長期的な利点はないとされている[3]．

### 2) ステロイドパルス療法

重篤な粘膜症状を有する尋常性天疱瘡患者12例に対し，最大量1,000 mg/日，3～5日のステロイドパルス療法を用いて治療した結果，全例で1週間後より臨床

症状は軽快した．このパルス療法を3週間ごとに，2または3クールくり返すことにより寛解導入ができた[4]．また8例を用いたパルス療法（8〜10 mg/kg/日）での治療報告では，全例ですみやかに臨床症状の改善がみられた．免疫抑制薬は通常通り内服し，再発した4例には再度パルス療法を行い，うち3例が寛解導入できた．重篤な副作用は観察されていない[5]．

##  エビデンスの使い方

天疱瘡治療は治療導入期と治療維持期に分け，方針を立てる[1]．

### 1）治療導入期

初期治療はプレドニゾロンが第一選択である．重症，中等症においては，プレドニゾロン1.0 mg/kg/日が標準的投与量で，軽症においては，0.5 mg/kg/日で効果が認められることがある．落葉状天疱瘡は尋常性天疱瘡より少ない量で十分なことも多い．ステロイド単剤により2週間ほど経過をみて治療効果が不十分と判断した場合は，すみやかに，免疫抑制薬，大量γグロブリン療法〔大量IVIG（intravenous immunoglobulin）療法〕，血漿交換療法，ステロイドパルス療法などを考慮する．また，重症例においては，初期より免疫抑制薬を併用することもある．免疫抑制薬は，血中自己抗体を減少させるまでは時間がかかるため（1〜2カ月程度），ステロイド減量時の再発を予防する効果や，ステロイドの早期減量効果を主に期待する．

### 2）治療維持期

プレドニゾロン0.2 mg/kg/日または10 mg/日以下をめざしてステロイドを減量する．免疫抑制薬を併用している場合は，ステロイド減量を先に行い，目標値まで減量することができた後に，3〜6カ月経過を観察した後に，免疫抑制薬を中止する．ステロイド減量前期（プレドニゾロン1〜0.4 mg/kg/日または60〜20 mg/日）では，1〜2週で1回に10〜5 mg/日の減量を目安とする．減量後期（プレドニゾロン0.4 mg/kg/日または20 mg/日以下）では，1〜2カ月で1回に3〜1 mg/日の減量を目安とする．プレドニゾロン0.2 mg/kg/日以下または10 mg/日以下による維持をひとつの目標とする．ステロイドと免疫抑制薬を併用している場合，一般的にステロイドの減量を先に行い，治療目標（プレドニゾロン0.2

mg/kg/日または10 mg/日以下）に達したら，再燃がみられないことを確認し，免疫抑制薬を漸減することを考慮する．

## !Point

- 天疱瘡においてはステロイドの全身投与は最も標準的な治療法である．
- 治療導入期では重症，中等症においては，プレドニゾロン1.0 mg/kg/日が，軽症においては0.5 mg/kg/日が標準的投与量である．
- 治療維持期ではプレドニゾロン0.2 mg/kg/日または10 mg/日以下をめざしてステロイドを減量する．

### 文献
1) 天谷雅行，他：日本皮膚科学会ガイドライン 天疱瘡診療ガイドライン．日本皮膚科学会雑誌，120：1443-1460，2010
2) Bystryn JC & Steinman NM：The adjuvant therapy of pemphigus. An update. Arch Dermatol, 132：203-212, 1996
3) Ratnam KV, et al：Pemphigus therapy with oral prednisolone regimens. A 5-year study. Int J Dermatol, 29：363-367, 1990
4) Mignogna MD, et al：High-dose intravenous 'pulse' methylprednisone in the treatment of severe oropharyngeal pemphigus: a pilot study. J Oral Pathol Med, 31：339-344, 2002
5) Chryssomallis F, et al：Steroid-pulse therapy in pemphigus vulgaris long term follow-up. Int J Dermatol, 34：438-442, 1995

＜益田浩司＞

第10章 皮膚疾患-４

# 尋常性乾癬に対するステロイド外用剤の使い方は？

## クリニカルクエスチョン

　尋常性乾癬は，厚い鱗屑を伴う紅斑局面が多発する慢性の皮膚疾患（図1）で，日本ではおよそ250名に1名の割合でみられる．現在行われる主な治療法は，ステロイド外用剤や活性化ビタミン$D_3$外用剤，紫外線療法，免疫抑制薬やビタミンA誘導体の内服，抗TNFα抗体などの生物学的製剤などが用いられる．診療の場面での意思決定に際しては，乾癬の皮疹に対するステロイド外用剤の効果とともに，ステロイド外用剤を使用した際の副腎抑制などの全身性副作用も考慮して検討する必要があるが，これらについて，どのようなエビデンスがあるのだろうか．

## エビデンスの実際

### 1）乾癬の皮疹に対する効果

　局面型乾癬の皮疹に対するステロイド外用剤の効果を検討したプラセボ対照無作為化比較試験が数多く報告されており，それらのシステマティックレビューでは，ある程度の強さをもつステロイド外用剤は，乾癬の皮疹に対してプラセボよりも有効であることが示されている（図2）[1]．これらの検討のほとんどは2～4週間程度の観察のため，ステロイド外用剤による皮膚萎縮をはじめとする副作用の頻度は明らかでない．さらに，これらの臨床研究のエンドポイントは，皮疹のスコア〔PASI（psoriasis area and severity index）など〕，医師の包括的評価（PGA：physician's global assessment）など一定していない点や，患者の年齢，罹患年数，皮疹の重症度などの背景も異なることに留意が必要である．

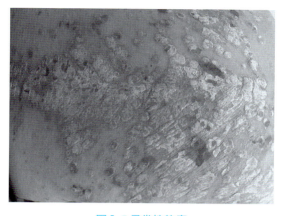

**図1●尋常性乾癬**
巻頭 Color Atlas **1** 参照

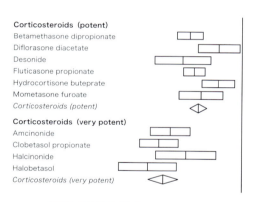

**図2●乾癬に対するステロイド外用剤とプラセボの比較試験のメタ解析**
図中でステロイド外用剤の強さのランクを表すpotent, very potentは国内の分類（第10章**7**, 表1参照）とは異なるため, 注意が必要である.
文献1より引用

## 2) ステロイド外用剤の全身性副作用

　乾癬の治療は一般に長期にわたり, しかも病変が広範囲に生じることが少なくない. したがって, ステロイド外用剤による皮膚萎縮をはじめとする局所性副作用に加えて, 副腎抑制などの全身性副作用にも配慮が必要になる.
　中等症から重症の40名の乾癬患者に0.05％クロベタゾールプロピオン酸エステ

ル軟膏または0.05％ベタメタゾンジプロピオン酸エステル軟膏を3週間外用したところ，8例（20％）に早朝血漿コルチゾール値の低下がみられたことが米国から報告されている[2]．

## エビデンスの使い方

　ステロイド外用剤の選択に際しては，皮疹の経過に関する見通し，皮疹の重症度，皮疹の部位，患者の年齢などを勘案する必要がある．例えば，短期間に軽快が見込める皮疹や重症の皮疹には高いランクのステロイド外用剤を使用し，顔面や頭部，頸部，腋窩，鼠径部，陰部など皮膚が薄い部位や，小児，高齢者では低いランクのステロイド外用剤を用いるのが一般的である．日本国内のステロイド外用剤のランク分けと米国や欧州各国で用いられるランク分けが異なり，また日本では発売されていない製剤や基剤を用いた臨床研究も含まれるため，海外で行われた臨床研究結果やガイドライン[3]を国内の診療現場での意思決定に当てはめるには注意が必要だが，日本のストロンゲスト（Ⅰ群），ベリーストロング（Ⅱ群）ランクのステロイド外用剤が，局面型乾癬の皮疹に白色ワセリンなどの基剤と比較して有効であることは，皮膚科医のほとんどに異論のないところであろう．

　一方で，皮膚萎縮などの局所性副作用や副腎抑制などの全身性副作用を生じさせないためには，これらのランクのステロイド外用剤の使用は2～3週以内に留めることを心がけ[3]，皮疹が軽快したら，ステロイド外用剤の外用頻度を隔日，週末のみと減らしていく，あるいはより低いランクのステロイド外用剤や活性型ビタミン$D_3$外用剤に切り替える，などの方策をとるようにするのが望ましい．やむを得ず，より長い期間これらのランクのステロイド外用剤を使用する場合でも，ストロンゲスト（Ⅰ群）を用いる期間は極力短くしてベリーストロング（Ⅱ群）のものを副作用に注意しながら用いるようにする．

## Point

- ストロンゲスト（Ⅰ群），ベリーストロング（Ⅱ群）ランクのステロイド外用剤は，局面型乾癬の皮疹に白色ワセリンなどの基剤と比較して有効である．

- これらのステロイド外用剤による皮膚萎縮などの局所性副作用や副腎抑制などの全身性副作用を生じさせないためには，これらのランクのステロイド外用剤の使用は2～3週以内に留めることを心がける．
- 皮疹が軽快したら，ステロイド外用剤の外用頻度を隔日，週末のみと減らしていく，あるいはより低いランクのステロイド外用剤や活性型ビタミン$D_3$外用剤に切り替える，などの方策をとるようにするのが望ましい．

### 文献
1) Mason J, et al：Topical preparations for the treatment of psoriasis: a systematic review. Br J Dermatol, 146：351-364, 2002
2) Katz HI, et al：Superpotent topical steroid treatment of psoriasis vulgaris--clinical efficacy and adrenal function. J Am Acad Dermatol, 16：804-811, 1987
3) Menter A, et al：Guidelines of care for the management of psoriasis and psoriatic arthritis. Section 3. Guidelines of care for the management and treatment of psoriasis with topical therapies. J Am Acad Dermatol, 60：643-659, 2009

<加藤則人>

# 第10章 皮膚疾患-5

## 帯状疱疹にステロイドは使用すべきか？するならいつ投与すべきか？

### クリニカルクエスチョン

帯状疱疹は水痘・帯状疱疹ウイルスが再活性化することにより発症するウイルス感染症であり，抗ウイルス薬の全身投与が治療の中心である．皮疹や疼痛などの急性症状が強い場合や運動麻痺を合併している症例では，抗ウイルス薬とステロイドの併用が有効と考えられているが，投与する量や期間についてどのようなエビデンスがあるのだろうか．

### エビデンスの実際

帯状疱疹に対するステロイドの投与に関して，Woodらはアシクロビル800 mg/日にプレドニゾロン（40 mg/日から漸減）を併用した群とプラセボ群について比較検討した[1]．その結果ステロイドを併用した群では，7日目と14日目の痛みと皮疹は著明に改善したが，21日目以降はその差が認められなかった（表1）．それゆえ，ステロイドの投与は発症後72時間以内に投与された場合は，急性期の痛みと皮疹に対して有効であるが，帯状疱疹後神経痛の発症予防に対しては効果が乏しいと結論付けている．またWhitleyらは，アシクロビル800 mg/日にプレドニゾロン（60 mg/日から漸減）を併用した場合，50歳以上の患者においてQOLスコアが改善したが，6カ月後の痛みの改善度については差がなかったと報告している[2]．

表1 ● ステロイド併用の有無による，痛みスコアの0日からの変化量の比較

| 日 | ステロイド併用有 | ステロイド併用無 | P Value |
|---|---|---|---|
| 0 | 3.8 (3.7〜3.9) | 3.9 (3.8〜4.0) | ― |
| 7 | 1.3 (1.0〜1.5) | 0.8 (0.6〜1.0) | <0.01 |
| 14 | 1.7 (1.5〜2.0) | 1.4 (1.1〜1.6) | <0.01 |
| 21 | 1.9 (1.6〜2.2) | 1.9 (1.6〜2.2) | 0.96 |
| 28 | 2.0 (1.7〜2.3) | 2.1 (1.8〜2.4) | ― |

文献1より引用

Ramsay Hunt症候群では，発症3日以内にアシクロビルとステロイドによる治療を開始できれば75％が完治するが，発症4日以降であれば50％，8日以降であれば33％に低下するとされており早期治療の重要性が指摘されている[3]．

## エビデンスの使い方

　ステロイドの使用開始時期は，帯状疱疹発症後の急性期にできるだけ早期が望ましい．投与量はプレドニゾロン換算で30〜50 mg/日から開始し，漸減しながら合計2〜3週間で中止する方法がとられている．漆畑は帯状疱疹のステロイド併用の適応として疼痛が強い，局所の炎症や浮腫が強い，眼症状・運動麻痺の合併，Ramsay Hunt症候群をあげている[4]．

　前述のように帯状疱疹後神経痛の予防には無効と考えられるが，疼痛の程度は軽減することがあり，急性期のステロイド投与は帯状疱疹後神経痛に対しても有効との意見もある[4]．

## Point

- 帯状疱疹発症後早期に抗ウイルス薬とステロイドを併用することは，急性期の発疹や疼痛の治療に有効である．
- 特に，疼痛や局所の炎症が強い場合や眼症状・運動麻痺の合併，Ramsay Hunt症候群には良い適応である．
- プレドニゾロン換算で30〜50 mg/日から開始し，漸減しながら合計2〜3週間で中止する．

### 文献

1）Wood MJ, et al：A randomized trial of acyclovir for 7 days or 21 days with and without prednisolone for treatment of acute herpes zoster. N Engl J Med, 330：896-900, 1994
2）Whitley RJ, et al：Acyclovir with and without prednisone for the treatment of herpes zoster. A randomized, placebo-controlled trial. The National Institute of Allergy and Infectious Diseases Collaborative Antiviral Study Group. Ann Intern Med, 125：376-383, 1996
3）Murakami S, et al：Treatment of Ramsay Hunt syndrome with acyclovir-prednisone: significance of early diagnosis and treatment. Ann Neurol, 41：353-357, 1997
4）漆畑　修：帯状疱疹のステロイド内服療法．臨床皮膚科，49：164-165, 1995

＜益田浩司＞

# 第10章 皮膚疾患-6

# アトピー性皮膚炎に対するタクロリムス軟膏とステロイド外用剤の比較は？

## クリニカルクエスチョン

　アトピー性皮膚炎の治療において，皮膚炎を十分に制御できる抗炎症外用剤として有効性と安全性が十分に検討されているものには，ステロイド外用剤とタクロリムス軟膏がある．タクロリムス軟膏は，16歳以上の成人アトピー性皮膚炎患者には0.1％の製剤が使用されている．成人アトピー性皮膚炎の皮疹に対する効果は，どのランクのステロイド外用剤と匹敵するのだろうか．

## エビデンスの実際

　中等症から重症の成人（18歳以上）アトピー性皮膚炎患者972名を対象に，体幹・四肢に0.1％ヒドロコルチゾン酪酸エステル（ミディアム，Ⅳ群）を塗布する群と0.1％タクロリムス軟膏を塗布する群で，3カ月目の皮疹スコアを開始時のものと比較して少なくとも60％減少するか，をプライマリーエンドポイントとして比較した二重盲検無作為化試験では，0.1％タクロリムス軟膏群は0.1％ヒドロコルチゾン酪酸エステル群よりも高い効果を示した（72.6％ vs 52.3％，P＜0.001）[1]．また，中等症以上の成人（16歳以上）アトピー性皮膚炎患者162名を対象にして国内で行われた二重盲検無作為化比較試験でも，0.1％タクロリムス軟膏は0.12％ベタメタゾン吉草酸エステル軟膏（ストロング，Ⅲ群）と同等の効果を示した[2]．概括安全度評価で「安全」の評価は両群で同等だったが，塗布部位の刺激感の発現率は0.1％タクロリムス軟膏の方が有意に高かった．この刺激感は大部分の症例で皮疹の改善とともに発現しなくなった[2]．

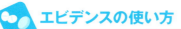 **エビデンスの使い方**

　日本皮膚科学会アトピー性皮膚炎診療ガイドラインでは，中等度までの紅斑，鱗屑，少数の丘疹，掻破痕などを主体とする成人アトピー性皮膚炎患者の中等症の皮疹には，ステロイド外用剤ならばストロングクラスまたはミディアムクラスを第一選択とすると記載されている[3]．タクロリムス軟膏は，成人アトピー性皮膚炎の皮疹に対して，ストロングクラスと同程度の臨床効果を有することから，中等症の皮疹にはストロングまたはミディアムクラスのステロイド外用剤あるいはタクロリムス軟膏を用いるのが妥当となる．一方で，タクロリムス軟膏の外用初期には，一過性に灼熱感やほてり感などの刺激症状がしばしば出現し，皮疹が改善するとともに刺激症状は消失していくことが多い．しかもステロイド外用剤を長期に使用した際にみられる皮膚萎縮の副作用がタクロリムス軟膏にはみられない．これらを勘案して，実際の臨床ではまずステロイド外用剤で皮疹をある程度軽快させた後に，タクロリムス軟膏に切り替えて長期の寛解を維持する方策がとられることが多い．より重症の皮疹に対しては，まずベリーストロングクラス（II群）のステロイド外用剤で皮疹を改善させたのちにタクロリムス軟膏に移行することが推奨されている[3]．

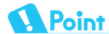 **Point**

- タクロリムス軟膏は，成人アトピー性皮膚炎の皮疹に対して，ストロングクラスと同程度の臨床効果を有する．
- ステロイド外用剤を長期に使用した際にみられる皮膚萎縮の副作用がタクロリムス軟膏にはみられない．
- 実臨床ではまずステロイド外用剤で皮疹をある程度軽快させた後に，タクロリムス軟膏に切り替えて長期の寛解を維持する方策がとられることが多い．

### 文献

1) Reitamo S, et al：A multicentre, randomized, double-blind, controlled study of long-term treatment with 0.1% tacrolimus ointment in adults with moderate to severe atopic dermatitis. Br J Dermatol, 152：1282-1289, 2005
2) FK506軟膏研究会：FK506軟膏第III相比較試験：アトピー性皮膚炎（躯幹・四肢）に対する吉草酸ベタメタゾン軟膏との群間比較試験．西日本皮膚科，59：870-879，1997
3) 古江増隆，他：日本皮膚科学会ガイドライン アトピー性皮膚炎診療ガイドライン．日本皮膚科学会雑誌，119：1515-1534, 2009

&lt;加藤則人&gt;

# 第10章 皮膚疾患-7

## アトピー性皮膚炎に対するステロイド外用剤のランクと使用期間に関するエビデンスは?

###  クリニカルクエスチョン

　ステロイド外用剤は，アトピー性皮膚炎に対する薬物療法の主体である．ステロイド外用剤は，現在国内では5つのランクに分かれており（表1），効果の高さと局所性の副作用の起こりやすさは一般的には並行する[1]．アトピー性皮膚炎の皮疹に対するステロイドの効果とランク，局所性の副作用とステロイド外用剤のランクや使用期間に関するエビデンスはあるだろうか？

###  エビデンスの実際

#### 1）アトピー性皮膚炎の皮疹に対する効果

　ステロイド外用剤とプラセボを比較した無作為化比較試験は20編を超え，ほとんどの試験でステロイド外用剤はプラセボよりも有効であることが示されている[2]．一方で，0.2％吉草酸ヒドロコルチゾン〔米国の分類では0.1％ヒドロコルチゾン酪酸エステル（表1を参照：ミディアム，Ⅳ群）と同じランク〕[3]などランクの低い一部のステロイド外用剤では，効果に統計学的な有意差が示されなかった．

#### 2）ステロイド外用剤の局所性副作用

　小児アトピー性皮膚炎患者に0.1％吉草酸ベタメタゾン軟膏（日本で販売されている0.12％ベタメタゾン吉草酸エステルはストロング，Ⅲ群）を1日2回，週3日18週間外用しても皮膚の菲薄化はみられなかった[4]．健康ボランティアの前腕に0.05％クロベタゾールプロピオン酸エステルクリーム（ストロンゲスト，Ⅰ群）や0.1％ベタメタゾン吉草酸エステルクリームを1日2回，連日6週間外用したところ，皮膚の菲薄化がみられた[5]．

### 表1 ● ステロイド外用剤のランク

| ランク | 濃度 | 薬剤名 |
|---|---|---|
| ストロンゲスト | 0.05%<br>0.05% | クロベタゾールプロピオン酸エステル（デルモベート®）<br>ジフロラゾン酢酸エステル（ジフラール®、ダイアコート®） |
| ベリーストロング | 0.1%<br>0.05%<br>0.05%<br>0.064%<br>0.05%<br>0.1%<br>0.1%<br>0.1% | モメタゾンフランカルボン酸エステル（フルメタ®）<br>酪酸プロピオン酸ベタメタゾン（アンテベート®）<br>フルオシノニド（トプシム®）<br>ベタメタゾンジプロピオン酸エステル（リンデロンDP®）<br>ジフルプレドナート（マイザー®）<br>アムシノニド（ビスダーム®）<br>吉草酸ジフルコルトロン（テクスメテン®、ネリゾナ®）<br>酪酸プロピオン酸ヒドロコルチゾン（パンデル®） |
| ストロング | 0.3%<br>0.1%<br>0.12%<br>0.1%<br>0.12%<br>0.025% | デプロドンプロピオン酸エステル（エクラー®）<br>プロピオン酸デキサメタゾン（メサデルム®）<br>デキサメタゾン吉草酸エステル（ボアラ®、ザルックス®）<br>ハルシノニド（アドコルチン®）<br>ベタメタゾン吉草酸エステル（ベトネベート®、リンデロンV®）<br>フルオシノロンアセトニド（フルコート®） |
| ミディアム | 0.3%<br>0.1%<br>0.1%<br>0.05%<br>0.1%<br>0.1% | 吉草酸酢酸プレドニゾロン（リドメックス®）<br>トリアムシノロンアセトニド（レダコート®、ケナコルトA®）<br>アルクロメタゾンプロピオン酸エステル（アルメタ®）<br>クロベタゾン酪酸エステル（キンダベート®）<br>ヒドロコルチゾン酪酸エステル（ロコイド®）<br>デキサメタゾン（グリメサゾン®、オイラゾン®） |
| ウィーク | 0.5% | プレドニゾロン（プレドニゾロン®） |

2015年9月現在．文献1より転載．©日本皮膚科学会

## エビデンスの使い方

　ステロイド外用剤の選択に際しては，皮疹の経過に関する見通し，皮疹の重症度，皮疹の部位，患者の年齢などを勘案する必要があり（第10章❹乾癬の項を参照），実際の診療ではアトピー性皮膚炎診療ガイドライン[1]などを参考にしてランクを決める．ほとんどのステロイド外用剤がアトピー性皮膚炎の皮疹に対して有効性を示した一方で，ランクの低い一部のステロイド外用剤では効果においてプラセボと有意な差がなかった．また，ある程度の強さをもつステロイド外用剤を連日長期間外用すると，皮膚萎縮などの局所性の副作用がみられる可能性がある．したがって，アトピー性皮膚炎の治療に際しては，皮疹の重症度や部位に応じて十分な効果が期待でき，かつ必要以上に強くない，適切な強さのステロイド外用剤を選択することの重要性がうかがわれる．

　そして，適切なランクのステロイド外用剤を用いて皮疹を軽快させた後は，保湿剤を継続しつつ，ステロイド外用剤の外用回数を減らす，ランクを下げる，タ

クロリムス軟膏に切り替えるなど，外用部位に副作用が出現する可能性を減じながら寛解を維持する方策をとる．

一方，皮疹が軽快した後もステロイド外用剤やタクロリムス軟膏などの抗炎症外用剤を週2回程度継続するプロアクティブ療法の有効性が欧米を中心に報告[6]されており，国内でも注目されている．

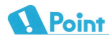

- ほとんどのステロイド外用剤がアトピー性皮膚炎の皮疹に対して有効性を示した一方で，ランクの低い一部のステロイド外用剤では効果にプラセボと有意な差がなかった．
- ある程度の強さをもつステロイド外用剤を連日長期間外用すると，皮膚萎縮などの局所性の副作用がみられる可能性がある．
- 適切なランクのステロイド外用剤を用いて皮疹を軽快させた後は，ステロイド外用剤の外用回数を減らす，ランクを下げる，タクロリムス軟膏に切り替えるなど，外用部位に副作用が出現する可能性を減じながら寛解を維持する方策をとるのが肝要である．

### 文献

1) 古江増隆, 他：日本皮膚科学会ガイドライン アトピー性皮膚炎診療ガイドライン．日本皮膚科学会雑誌, 119：1515-1534, 2009
2) 大矢幸弘, 他：ステロイド外用療法．「アトピー性皮膚炎：よりよい治療のためのEBMデータ集 第2版」（古江増隆／編），pp14-24, 中山書店, 2011
3) Roth HL & Brown EP：Hydrocortisone valerate. Double-blind comparison with two other topical steroids. Cutis, 21：695-698, 1978
4) Thomas KS, et al：Randomised controlled trial of short bursts of a potent topical corticosteroid versus prolonged use of a mild preparation for children with mild or moderate atopic eczema. BMJ, 324：768, 2002
5) Korting HC, et al：0.25% prednicarbate cream and the corresponding vehicle induce less skin atrophy than 0.1% betamethasone-17-valerate cream and 0.05% clobetasol-17-propionate cream. Eur J Clin Pharmacol, 42：159-161, 1992
6) Schmitt J, et al：Efficacy and tolerability of proactive treatment with topical corticosteroids and calcineurin inhibitors for atopic eczema: systematic review and meta-analysis of randomized controlled trials. Br J Dermatol, 164：415-428, 2011

<加藤則人>

# 円形脱毛症にステロイドは効くのか？

## ❓ クリニカルクエスチョン

　円形脱毛症は，突然境界明瞭な脱毛斑が出現するのが特徴である．臨床的には脱毛斑の数，範囲，形態などにより，単発型（脱毛斑が単発のもの），多発型（脱毛斑が複数のもの），全頭脱毛症（脱毛斑が全頭部に拡大したもの），汎発性脱毛症（脱毛が全身に拡大したもの），蛇行状脱毛症（頭髪の生え際が帯状に脱毛するもの）に分類される．病因として栄養障害，遺伝，ストレスなどさまざまな説があるが，近年は毛包組織に対する自己免疫性疾患と考えられている[1]．数カ月の経過で自然治癒することが多いが，多発性や広範囲の脱毛では難治性のことが多く，ステロイドの使用が必要となることがある．どのような場合にステロイドの使用を考慮すべきであろうか．

##  エビデンスの実際

### 1）ステロイド外用

　境界明瞭な脱毛斑を有する患者54例で，0.25％デスオキシメタゾンクリームと基剤の単純塗布（1日2回，12週間）の無作為化比較試験を行ったところ，25％以上の毛髪再生はステロイド塗布群が有意に優れるが，毛髪の完全回復は両群間に有意差はなかったという報告がある[2]．一方，全頭型や汎発型患者28名での，0.05％クロベタゾールプロピオン酸エステル軟膏閉鎖密封療法の左右塗り分け試験では，6～14週後に8例（29％）でクロベタゾールプロピオン酸エステル外用側に毛髪の回復がみられ，その時点で反対側にも治療を始めたところ，いったんは8例ともに毛髪は完全回復した．しかし，そのうち3例は試験中に再発し治療前の状態に戻ったとの報告がある[3]．

## 2）ステロイド局所注射

ステロイド局注の発毛促進効果を評価する無作為化比較試験は実施されていないが，非無作為化比較試験より，ステロイド局注部位はプラセボ部と比較して，発毛の評価指標が改善することを示唆する報告がある[4]．本邦でもトリアムシノロンアセトニドの局所注射が単発型，多発型のいずれにも有効であるとの集積研究が報告されている[5]．しかし，いずれの報告においても有害事象として局注部位の皮膚萎縮が報告されており，十分な注意が必要である．また，脱毛が広範囲に及ぶ場合にはかなりの局注回数と注射総量を必要とするため，他の治療法も検討すべきである．

## 3）点滴静脈注射によるステロイドパルス療法

点滴静注ステロイドパルス療法の発毛促進効果を評価する無作為化比較試験は実施されていないが，非無作為化比較試験より，メチルプレドニゾロン500 mg/日もしくは8 mg/kg/日を3日連続で点滴静注すると，治療前と比較して脱毛範囲が縮小したという報告がある[6]．その効果は発症早期例ほど顕著で，発症6カ月以内の症例では59％（101例中60例）に著効したが，6カ月以上の症例では著効例は16％（38例中6例）と低かった．

## 4）ステロイド内服療法

主に重症型症例に対する非無作為化比較試験結果より，酢酸コルチゾン100，150 mg/日[7]やプレドニゾロン40〜60 mg/日[8]，デキサメタゾン0.5 mg/日[9]が，脱毛範囲をより早く縮小し，発毛促進を示唆する十分な根拠が見出されている．しかし，内服終了後に脱毛が高率に再燃することや，有害事象として肥満・満月様顔貌，糖尿病，月経不順，消化器症状，ざ瘡，などを併発することが多いので十分な注意が必要である．

## エビデンスの使い方

以上のように，ステロイド外用剤の有効性は十分に実証されているとは言えないが，本邦における膨大な診療実績も考慮し，全病型の症例に第一選択肢として推奨されている[10]．また，単発型で症状が6カ月以上持続している場合にはステロイド局注を考慮する．一方，発症後6カ月以内で急速に進行中の多発型や脱毛

が広範囲に及ぶ症例では，ステロイドパルス療法やステロイド内服療法を選択してもよい．

## Point

- ステロイド外用剤は全病型の第一選択肢として用いてもよいが，全頭型や汎発型に対して外用剤単独では有効性が期待できない．
- ステロイド局所注射は発毛効果が期待されるが，有害事象として局注部位の皮膚萎縮に注意が必要である．
- 成人の重症かつ進行性の円形脱毛症に対し，ステロイドパルス療法（メチルプレドニゾロン500 mg/日の点滴静脈内投与を連続3日間）や内服療法（初期量プレドニゾロン0.5 mg/kg/日，総投与期間3カ月以内）を選択してもよい．

### 文献

1) Gilhar A, et al：Autoimmune hair loss (alopecia areata) transferred by T lymphocytes to human scalp explants on SCID mice. J Clin Invest, 101：62-67, 1998
2) Charuwichitratana S, et al：Randomized double-blind placebo-controlled trial in the treatment of alopecia areata with 0.25% desoximetasone cream. Arch Dermatol, 136：1276-1277, 2000
3) Tosti A, et al：Clobetasol propionate 0.05% under occlusion in the treatment of alopecia totalis/universalis. J Am Acad Dermatol, 49：96-98, 2003
4) Tan E, et al：The pattern and profile of alopecia areata in Singapore--a study of 219 Asians. Int J Dermatol, 41：748-753, 2002
5) 井上勝平，他：筋注用ケナコルト-A大量投与による慢性皮膚疾患の局所療法．西日本皮膚科, 32：459-470, 1970
6) Nakajima T, et al：Pulse corticosteroid therapy for alopecia areata: study of 139 patients. Dermatology, 215：320-324, 2007
7) Dillaha CJ & Rothman S：Therapeutic experiments in alopecia areata with orally administered cortisone. J Am Med Assoc, 150：546-550, 1952
8) Kern F, et al：Alopecia areata. Immunologic studies and treatment with prednisone. Arch Dermatol, 107：407-412, 1973
9) Kurosawa M, et al：A comparison of the efficacy, relapse rate and side effects among three modalities of systemic corticosteroid therapy for alopecia areata. Dermatology, 212：361-365, 2006
10) 荒瀬誠治，他：日本皮膚科学会 円形脱毛症診療ガイドライン2010．日本皮膚科学会雑誌, 120：1841-1859, 2010

<益田浩司>

# 第11章 周産期医療-①

## 母体へのステロイド投与は呼吸窮迫症候群の発症を抑制できるか？

### ❓ クリニカルクエスチョン

　呼吸窮迫症候群（respiratory distress syndrome：RDS）は，在胎32週未満の早産児に高頻度に発生する呼吸障害で，肺サーファクタント欠乏がその原因である．RDSを合併した早産児は，死亡あるいは神経学的障害を起こす危険性が高い．そのため，その予防と治療法の開発が望まれていた．母体へのコルチコステロイド投与が早産児のRDSを減少させる可能性を初めて報告したのは，ニュージーランドのLigginsである[1]．彼は，分娩時期を決定するステロイド代謝の研究で，羊の母体にコルチコステロイドを投与したときに，早期産の新生仔の死亡率が低いことを発見した．そこで，母体へのコルチコステロイド投与にはRDSを予防する効果が存在すると考え，ヒトでの比較対照試験を実施した[2]．その結果，母体ステロイド投与が早産児のRDSを減少させる効果を示した．しかしながら，この1つだけの臨床比較試験の結果では，母体ステロイド投与の有効性のエビデンスとしては弱く，広く投与を推奨することが困難であった．その後いくつかの無作為化臨床比較試験の結果が報告され，これらの臨床試験の結果をまとめたメタ解析の結果が，最終的に母体ステロイド投与の有効性を科学的に示した．このメタ解析の結果が，現在のコクランシステマティックレビューの表紙となっているものである．したがって，母体ステロイド投与は，エビデンスに基づく医療の始まりとも言える．

　母体ステロイド投与がRDSの発症を抑制する効果については，このメタ解析でエビデンスが存在すると言えるが，一方で，どのような母体に，どの時期に，どの薬剤を，どの程度投与するかについては，どのようなエビデンスが示されているのであろうか．

## 表1 ● 母体ステロイド投与の効果についてのエビデンス
### (NIH Consensus Conferenceで出されたNIH Consens Statement)

|  | Quality of Evidence for Benefit, Grade | Strength of Recommendation |
|---|---|---|
| 投与から出産までの間隔 |  |  |
| ＜24時間 | I | B |
| 24時間～7日 | I | A |
| ＞7日 | I | C |
| 妊娠期間 |  |  |
| 24～28週 | I | A |
| 29～34週 | I | A |
| ＞34週 | I | C |
| 妊娠37週未満の前期破水 | I | B |
| 新生児のアウトカム (予防効果) |  |  |
| 死亡 | I | A |
| RDS | I | A |
| 脳室内出血 | I | A |

Quality of EvidenceのGrade Iは、無作為化比較試験の結果を示す．Strength of Recommendationは、Aが強い推奨、Bが推奨、Cが現時点で推奨できない、を示す．
文献3より引用

## エビデンスの実際

### 1) エンドポイントの評価法

　母体ステロイド投与には、デキサメタゾンあるいはベタメタゾンが使われ、前者は12時間間隔で4回、後者は24時間間隔で2回投与するのを1クールとする．そして、この1クールの投与終了後に出生した児の予後を評価する．当初の母体ステロイド投与の効果は、早産児のRDSの発症抑制であった．しかしながら、その他の早産児の合併症、母体の合併症、さらに早産児の長期予後についても、評価が加えられた．その結果、早産児のRDSの予防のみでなく、脳室内出血、壊死性腸炎、感染症などの合併症もエンドポイントとなる．さらに、母体の合併症の頻度を増加させる危険性、早産児の身体・神経発達に影響する危険性も評価の対象となる．

### 2) エビデンス

　1994年に開催されたNIH Consensus Conferenceでは、15の臨床比較試験に

ついて解析を行い，表1に示す合意が得られた[3]．すなわち，妊娠期間が24週から34週までの妊婦に対して，出生前24時間から投与後7日までは，早産児のRDS，脳室内出血，死亡率を減少させる強いエビデンスが存在する．すでに破水している母体に対しても投与が推奨される．しかしながら，妊娠34週以降，母体ステロイド投与7日以上経過した場合には，この効果は消失する．

　その後，メタ解析では，1999年のコクランシステマティックレビューに続いて，2006年のレビューが最新で，21の臨床比較試験（3,885名の妊婦と4,269名の新生児が対象）が分析された．その結果，単回の，すなわち1クールの母体ステロイド投与は，母親への悪影響を認めず，早産児のRDSのリスク比（RR）を0.66（95％信頼区間0.59–0.73）（図1），脳室内出血では0.54（0.43–0.69），壊死性腸炎では0.46（0.29–0.74），感染症では0.56（0.38–0.85），死亡率では0.69（0.58–0.81）に下げることが示された[4]．

　一方，複数回のクールの母体ステロイド投与は新生児の体重，身長および頭囲の減少が認められ将来の身体運動発達に負に働く可能性があること，単回投与と複数回投与の有効性に差を認めないことから，米国産婦人科学会は単回投与を推奨している[5]．

## エビデンスの使い方

　母体ステロイドの投与方法は，11位に水酸基を有するデキサメタゾン6 mg筋肉注射を12時間間隔で4回，あるいはベタメタゾン12 mg筋肉注射を24時間間隔で2回投与する方法以外では有効性が証明されていない．さらに，わが国ではベタメタゾンのみが，呼吸窮迫症候群の発症抑制の母体投与の適応薬に2009年からなっている[6]．したがって，ベタメタゾンを使用する以外の選択肢は存在しない．一方，投与期間については，上限妊娠34週までが適応で，NIH Consensus Conferenceのような妊娠24週の下限がない．さらに，破水後，妊娠高血圧症候群の母体にも安全に投与可能である[5]．

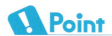

- 産婦人科診療ガイドライン産科編2014においても，「CQ302切迫早産の

| 報告者(年) | ステロイド投与 n/N | コントロール n/N | リスク比 (95%信頼区間) | 比率 | リスク比 (95%信頼区間) |
|---|---|---|---|---|---|
| I In all babies | | | | | |
| Amorim (1999) | 23/100 | 43/100 | | 8.1% | 0.53 [0.35, 0.82] |
| Block (1977) | 5/57 | 12/53 | | 2.4% | 0.39 [0.15, 1.03] |
| Cararach (1991) | 1/12 | 0/6 | | 0.1% | 1.62 [0.08, 34.66] |
| Carlan (1991) | 1/11 | 4/13 | | 0.7% | 0.30 [0.04, 2.27] |
| Collaborative (1981) | 46/361 | 65/359 | | 12.4% | 0.70 [0.50, 1.00] |
| Dexiprom (1999) | 32/102 | 27/100 | | 5.2% | 1.16 [0.75, 1.79] |
| Doran (1980) | 4/80 | 10/60 | | 2.2% | 0.30 [0.10, 0.91] |
| Fekih (2002) | 3/63 | 19/68 | | 3.5% | 0.17 [0.05, 0.55] |
| Gamsu (1989) | 7/130 | 16/132 | | 3.0% | 0.44 [0.19, 1.04] |
| Garite (1992) | 21/33 | 28/40 | | 4.8% | 0.91 [0.65, 1.26] |
| Kari (1994) | 34/91 | 46/90 | | 8.8% | 0.73 [0.52, 1.02] |
| Lewis (1996) | 7/38 | 17/39 | | 3.2% | 0.42 [0.20, 0.90] |
| Liggins (1972a) | 53/542 | 89/550 | | 16.7% | 0.60 [0.44, 0.83] |
| Morales (1989) | 23/87 | 41/78 | | 8.2% | 0.50 [0.33, 0.76] |
| Nelson (1985) | 10/22 | 11/22 | | 2.1% | 0.91 [0.49, 1.69] |
| Parsons (1988) | 3/23 | 3/22 | | 0.6% | 0.96 [0.22, 4.24] |
| Qublan (2001) | 14/70 | 24/65 | | 4.7% | 0.54 [0.31, 0.95] |
| Schutte (1980) | 11/62 | 17/58 | | 3.3% | 0.61 [0.31, 1.18] |
| Silver (1996) | 43/54 | 34/42 | | 7.2% | 0.98 [0.81, 1.20] |
| Taeusch (1979) | 7/54 | 14/69 | | 2.3% | 0.64 [0.28, 1.47] |
| Teramo (1980) | 3/38 | 3/42 | | 0.5% | 1.11 [0.24, 5.15] |
| **Subtotal (95%信頼区間)** | **2,030** | **2,008** | | **100.0%** | **0.66 [0.59, 0.73]** |
| Total events : 351(Treatment), 523(Control) | | | | | |

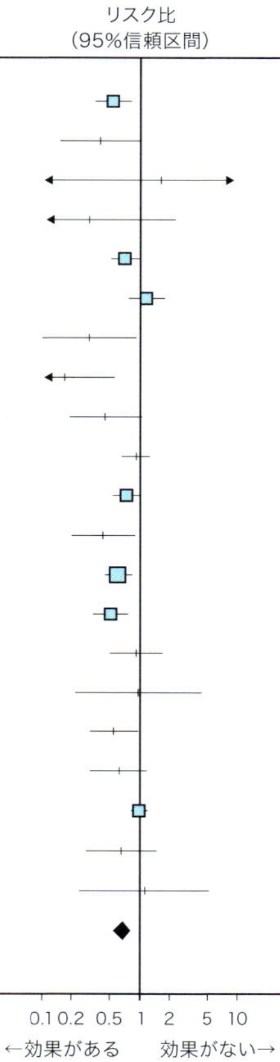

0.1 0.2 0.5 1 2 5 10
←効果がある　　効果がない→

**図1 ●コクランライブラリーで示されたRDS予防効果**
文献4より引用

　取り扱いは？」で,「妊娠22週以降34週未満早産が1週以内に予想される場合はベタメタゾン12 mgを24時間ごと,計2回,筋肉内投与する.(B)」となっている.(B)は実施することが勧められる,を意味する[7].
- しかし,ハイリスク児のネットワークデータベースからは,2012年でも,母体ステロイド投与は約52％であり,欧米に比べて使用頻度は低い[8].
- 明らかな有効性のエビデンスが存在することから,さらなる本法の普及が望まれる.

## 文献

1) Liggins GC：Premature delivery of foetal lambs infused with glucocorticoids. J Endocrinol, 45：515-523, 1969
2) Liggins GC & Howie RN：A controlled trial of antepartum glucocorticoid treatment for prevention of the respiratory distress syndrome in premature infants. Pediatrics, 50：515-525, 1972
3) Effect of corticosteroids for fetal maturation on perinatal outcomes. NIH Consens Statement, 2. 12：1-24, 1994
4) Roberts D & Dalziel S：Antenatal corticosteroids for accelerating fetal lung maturation for women at risk of preterm birth. Cochrane Database Syst Rev, 19：CD004454, 2006
5) Committee on Obstetric Practice：ACOG committee opnion: antenatal corticosteroid therapy for fetal maturation. Obstet Gynecol, 99：871-873, 2002
6) 合成副腎皮質ホルモン剤 ベタメタゾンリン酸エステルナトリウム注射液 添付文書
7) 「産婦人科診療ガイドライン産科編2014」（日本産科婦人科学会，日本産科婦人科医会/監修・編），日本産科婦人科学会，2014
8) 周産期母子医療センターネットワークデータベース解析報告
http://plaza.umin.ac.jp/nrndata/reports/nrn1_2012.pdf

＜楠田　聡＞

# 第11章 周産期医療-❷

# 新生児の低血糖にステロイドを使用するか？

## ❓ クリニカルクエスチョン

　出生前は，胎盤の促通拡散型のブドウ糖輸送体を通じて，グルコースが持続的に胎児に供給される．そして，胎児の血糖は母体のそれの約70〜80％に維持される．さらに，インスリンは胎盤を通過しないため，胎児は血糖を調節するためにインスリンを分泌する．しかも，持続的にグルコースが胎児に供給されるために，胎児は生理的に高インスリン血症の状態である．しかしながら，出生により母体からのグルコース供給が突然途絶え，しかもインスリン分泌は続くので，出生後にはすべての新生児は血糖が低下する．特に，母体が糖尿病である場合には，高インスリン血症状態が助長される．また，胎児および新生児の低酸素血症も高インスリン血症を起こすことが知られている．出生後は，新生児にグルカゴンとコルチコステロイド分泌が起こり，糖新生が始まる．しかし，肝臓のグリコーゲン貯蔵は少なく，血糖を維持するためには，生後10時間以内に新生児の栄養摂取が必要である．早産児あるいは低出生体重児では，肝臓のグリコーゲン貯蔵量が少なく，さらに早く枯渇する．したがって，母体の糖尿病，新生児仮死，早産児，低出生体重児（特に在胎期間に比べて軽いlight-for-dates児）では，生後の血糖低下が重度あるいは遷延する可能性がある．低血糖は最終的には脳障害を引き起こすので，治療あるいは予防する必要がある．低血糖時には当然即効性のあるグルコースの静注が第一選択であるが，遷延あるいはくり返す低血糖の予防には他の介入が必要である．

　それでは，糖新生を促進するステロイドを投与することで，新生児低血糖の予後が改善するのであろうか，あるいは副作用は存在しないのであろうか．

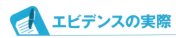
## エビデンスの実際

### 1) エンドポイントの評価法

　新生児の低血糖の定義を設けることは困難である．その理由は，在胎期間，出生体重，生後時間により新生児の血糖値は変動する．そのため，どの程度低ければ新生児に脳障害が発生するか，あるいはどの程度以上であれば脳障害を予防できるかを明確に設定できるエビデンスは存在しない．そこで，現在は低血糖の基準ではなくて，低血糖による脳障害を予防する対応閾値を設けて，この基準より低くなったときにはなんらかの介入を実施することになった[1]．実際の臨床現場では，血糖50 mg/dLと設定し，この値以下であれば，在胎期間，出生体重などにかかわらず，さらなる血糖の低下を予防するために介入を行う．したがって，血糖を指標にしたエンドポイントはこの対応閾値となる．一方，低血糖による最大の後遺症は脳障害であるが，この脳障害をエンドポイントとした比較試験は倫理的に不可能である．

### 2) エビデンス

#### ● 新生児低血糖の予後に関するエビデンス

　新生児の低血糖をステロイド投与で管理して，その予後を検討した比較対照試験は存在しない．したがって，使用の症例報告として，低血糖時のステロイド投与が記載されている．そこで，1994年にMehtaは，正期産児で生後24時間以上低血糖が続くときは，グルコースおよびグルカゴン投与とともに，ヒドロコルチゾン20 mg静注投与を選択肢として記載している[2]．しかしながら，この論文の反論として，Hawdonらは，ステロイドを使用しない管理方法を推奨している[3]．

　一方，早産児に対しては，Belikらが，在胎35週の児にデキサメタゾン0.25 mg/kgを12時間ごとに投与して低血糖を管理したが，有効性が示されず最終的にグルカゴン投与が必要だったことを報告している[4]．Bhowmickらも，light-for-dates児にヒドロコルチゾン2.5 mg/kg/回を6時間ごとに静注し，やはり血糖コントロールが不十分であったと報告した[5]．したがって，ステロイド投与で持続的に新生児低血糖をコントロールすることは不可能とのエビデンスが，症例報告ではあるが，存在する．

### 副作用の出現に関するエビデンス

一方，ステロイド投与の副作用の出現については，明らかなエビデンスが存在する．早産児の慢性肺障害予防のためにヒドロコルチゾンを投与したグループでは，プラセボ群に比べて有意に消化管穿孔の頻度が高くなった[6]．また，同様に，慢性肺障害予防のために，新生児期にデキサメタゾンを投与された児の2歳時の神経発達がプラセボ群に比べて悪いことが報告された[7]．その後も同様の報告が続き，米国小児科学会は，新生児への慢性肺障害予防を目的としたルーチンのデキサメタゾン投与を推奨しないこととした[8]．したがって，新生児期のコルチコステロイド投与には，副作用が出現するリスクがあることのエビデンスが存在する．

## エビデンスの使い方

新生児の低血糖にステロイドを使用することの有効性のエビデンスは存在しない．反対に副作用のリスクが増すエビデンスが存在する．したがって，新生児の低血糖をステロイド投与でコントロールすることは推奨されない．ただ，新生児の低血糖を早期に改善しなければ，脳障害を惹起する危険性があるので，高濃度のグルコース投与でも低血糖がコントロールできないときは，低血糖の原因疾患を検索し，診断がつくまでの間の短期間のみステロイド投与を補助療法とすることは，臨床的には容認される．

## Point

- 新生児の低血糖は一過性と持続性が存在するが，後者はその原因疾患の診断と疾患に対する特異的な治療が必須である．
- 一方，一過性の低血糖では，ステロイド投与は有効性のエビデンスは存在しないが，短期間の補助療法としては使用可能である．

### 文献

1) Cornblath M, et al：Controversies regarding definition of neonatal hypoglycemia: suggested operational thresholds. Pediatrics, 105：1141-1145, 2000
2) Mehta A：Prevention and management of neonatal hypoglycaemia. Arch Dis Child Fetal Neonatal Ed, 70：F54-65, 1994
3) Hawdon JM, et al：Prevention and management of neonatal hypoglycaemia. Arch Dis

Child Fetal Neonatal Ed, 70：F60-4, discussion F65, 1994
4 ) Belik J, et al：Continuous infusion of glucagon induces severe hyponatremia and thrombocytopenia in a premature neonate. Pediatrics, 107：595-597, 2001
5 ) Bhowmick SK & Lewandowski C：Prolonged hyperinsulinism and hypoglycemia. In an asphyxiated, small for gestation infant. Case management and literature review. Clin Pediatr (Phila), 28：575-578, 1989
6 ) Watterberg KL, et al：Prophylaxis of early adrenal insufficiency to prevent bronchopulmonary dysplasia: a multicenter trial. Pediatrics, 114：1649-1657, 2004
7 ) Yeh TF, et al：Early dexamethasone therapy in preterm infants: a follow-up study. Pediatrics, 101：E7, 1998
8 ) Committee on Fetus and Newborn：Postnatal corticosteroids to treat or prevent chronic lung disease in preterm infants. Pediatrics, 109：330-338, 2002

＜楠田　聡＞

# 新生児慢性肺疾患に対する
# ステロイド療法のエビデンスは？

## クリニカルクエスチョン

　新生児慢性肺疾患（chronic lung disease：CLD）は，早産児に特に頻度の高い疾患で，在胎期間が28週未満の早産児では約40％に発症する[1]．しかも，周産期医療の進歩により早産児の救命率は改善しているが，CLDの発症率は減少傾向を認めていない[2]．さらに，CLDを合併する早産児の神経発達予後は不良であることが示されている[3]．したがって，CLDの頻度を減少させることが，新生児医療の大きな課題の一つである．一方，CLDの要因は複数存在し，出生前では，絨毛膜羊膜炎などの子宮内感染，出生後は，酸素毒性，圧損傷，容量損傷，無気肺損傷などが未熟な肺組織を損傷する．そして，最終的に肺組織の線維化が起こる．この肺損傷の過程には，肺組織での炎症反応が関与している．したがって，抗炎症作用をもつコルチコステロイドは，CLDを予防あるいは軽減できる可能性がある．

　そこで，抗炎症作用を有するステロイドを投与することで，CLDを予防し予後を改善できるか，一方，副作用は存在しないか，さらに，有効であるとすれば，いつ，どの対象に，どのような薬剤を使用するのが最も効果的なのだろうか．

##  エビデンスの実際

### 1）エンドポイントの評価法

　ステロイド療法の短期効果は，CLDの予防あるいは軽症化である．このエンドポイントに対しては，生後28日と修正36週のCLDの発症率および重症度を評価する．特に，修正36週でのCLDの発症率が児への影響が強い．一方，CLDの長期予後については，ステロイド投与児の身体運動発達，呼吸器疾患の罹患率が評価の対象となる．同様に副作用についても，短期および長期予後の評価が必要で

ある.

## 2）エビデンス

　CLDに対するステロイド療法のエビデンスは，投与時期が生後早期あるいは後期かにより分けてエビデンスが解析されている．当然早期は予防が，後期は軽症化が主たる目的となる．

- **生後早期（生後8日以内）のステロイド療法**[4]

　デキサメタゾン0.5 mg/kg/日（1日2回）を経静脈的に3日間，以後0.25 mg/kg/日3日間，0.12 mg/kg/日3日間，0.05 mg/kg/日3日間と減量する方法が代表的であるが，ほかに，ヒドロコルチゾン1.5～3 mg/kg/日を3～5日程度投与する方法などもある．その効果は，生後28日のCLDのリスク比（RR）を0.87（95%信頼区間0.81–0.93）に，修正36週のCLDでは0.79（0.71–0.88）に下げることが示された（図1）．さらに，新生児死亡率は0.49（0.28–0.85），投与後28日以内の抜管の不成功率は0.84（0.72–0.98），レスキューで用いられるステロイド療法の頻度は0.75（0.68–0.82）と減少する．さらに生後28日および修正36週の死亡またはCLDの頻度も低下する．また，動脈管開存症，未熟児網膜症も減少する．

　しかし副作用として，消化管出血，消化管穿孔，高血糖，高血圧，肥大型心筋症が増加する．さらに，長期神経学的予後として，重篤な神経学的異常，脳性麻痺，発達遅延が増加し，低身長も増加する．したがって，短期的には効果のエビデンスを認めるが，重篤な合併症の危険性と，長期的な神経学的予後不良のため生後早期の使用は推奨されない．

- **生後後期（生後7日以降）のステロイド療法**[5]

　デキサメタゾン0.5 mg/kg/日（1日2回）を経静脈的あるいは経口で生後7日以降に開始する方法が代表的であるが，減量方法，投与期間（2～42日），選択薬剤はさまざまである．その効果は，生後28日のCLDのRRを0.87（0.81–0.94）に，修正36週のCLDでは0.82（0.70–0.96）に下げることが示された（図2）．さらに，新生児死亡率は0.49（0.28–0.85），投与後28日以内の抜管の不成功率は0.58（0.37–0.89），レスキューで用いられるステロイド療法の頻度は0.47（0.38–0.59），家庭での酸素療法の必要性は0.71（0.54–0.94）と減少する．また，5歳

| 報告者（年） | ステロイド投与 n/N | コントロール n/N | リスク比（95%信頼区間） | 比率 | リスク比（95%信頼区間） |
|---|---|---|---|---|---|
| 1 デキサメタゾン | | | | | |
| Anttila（2005） | 11/53 | 15/56 | | 2.7% | 0.77 [0.39, 1.53] |
| Garland（1999） | 16/118 | 27/123 | | 4.9% | 0.62 [0.35, 1.09] |
| Kopelman（1999） | 6/37 | 5/33 | | 1.0% | 1.07 [0.36, 3.18] |
| Lin（1999） | 3/20 | 9/20 | | 1.7% | 0.33 [0.11, 1.05] |
| Rastogi（1996） | 0/36 | 6/34 | | 1.2% | 0.07 [0.00, 1.24] |
| Romagnoli（1999） | 3/25 | 17/25 | | 3.2% | 0.18 [0.06, 0.53] |
| Sanders（1994） | 4/19 | 5/21 | | 0.9% | 0.88 [0.28, 2.82] |
| Shinwell（1996） | 15/132 | 11/116 | | 2.2% | 1.20 [0.57, 2.50] |
| Sinkin（2000） | 38/189 | 48/195 | | 8.8% | 0.82 [0.56, 1.19] |
| Soll（1999） | 62/273 | 84/269 | | 15.8% | 0.73 [0.55, 0.96] |
| Stark（2001） | 47/111 | 49/109 | | 9.2% | 0.94 [0.70, 1.27] |
| Subhedar（1997） | 11/21 | 13/21 | | 2.4% | 0.85 [0.50, 1.43] |
| Tapia（1998） | 3/55 | 12/54 | | 2.3% | 0.25 [0.07, 0.82] |
| Yeh（1990） | 8/28 | 12/29 | | 2.2% | 0.69 [0.33, 1.43] |
| Yeh（1997） | 20/132 | 37/130 | | 7.0% | 0.53 [0.33, 0.87] |
| Subtotal（95%信頼区間） | 1,249 | 1,235 | | 65.6% | 0.70 [0.61, 0.81] |
| Total events: 247 (Steroid), 350 (Control) | | | | | |
| Heterogeneity: Chi²=22.16, df=14 (P=0.08); I²=37% | | | | | |
| Test for overall effect: Z=4.95 (P<0.00001) | | | | | |
| 2 ヒドロコルチゾン | | | | | |
| Biswas（2003） | 59/125 | 56/128 | | 10.3% | 1.08 [0.82, 1.41] |
| Bonsante（2007） | 6/25 | 8/25 | | 1.5% | 0.75 [0.30, 1.85] |
| Ng（2006） | 9/24 | 8/24 | | 1.5% | 1.13 [0.52, 2.42] |
| Peltoniemi（2005） | 7/25 | 11/26 | | 2.0% | 0.66 [0.31, 1.43] |
| Watterberg（1999） | 5/20 | 10/20 | | 1.9% | 0.50 [0.21, 1.20] |
| Watterberg（2004） | 90/180 | 92/180 | | 17.2% | 0.98 [0.80, 1.20] |
| Subtotal（95%信頼区間） | 399 | 403 | | 34.4% | 0.96 [0.82, 1.12] |
| Total events: 176 (Steroid), 185 (Control) | | | | | |
| Heterogeneity: Chi²=4.22, df=5 (P=0.52); I²=0.0% | | | | | |
| Test for overall effect: Z=0.52 (P=0.60) | | | | | |
| Total（95%信頼区間） | 1,648 | 1,638 | | 100.0% | 0.79 [0.71, 0.88] |
| Total events: 423 (Steroid), 535 (Control) | | | | | |
| Heterogeneity: Chi²=33.67, df=20 (P=0.03); I²=41% | | | | | |
| Test for overall effect: Z=4.42 (P<0.00001) | | | | | |
| Test for subgroup differences: Chi²=8.79, df=1 (P=0.00), I²=89% | | | | | |

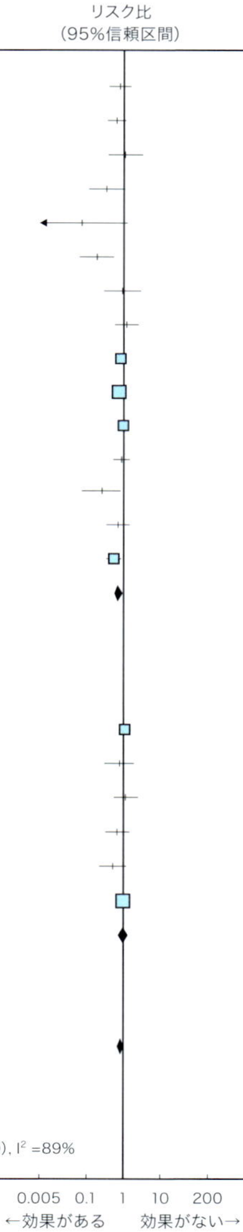

0.005  0.1  1  10  200
←効果がある　　効果がない→

**図1 ● 生後早期（生後8日以内）のステロイド療法による修正36週時のCLDの頻度の減少**

文献4より引用

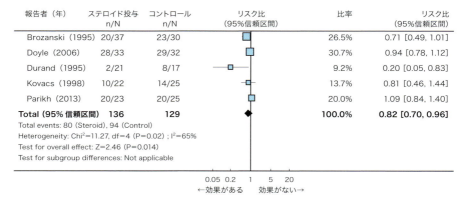

**図2 ● 生後後期（生後7日以降）のステロイド療法による修正36週時のCLDの頻度の減少**
文献5より引用

時の気道抵抗の低下も0.58（0.36 to 0.94）と改善する，などの有効性のエビデンスが存在する．

一方，副作用として，高血糖，尿糖陽性，高血圧，重症未熟児網膜症，肥大型心筋症が増加する．長期的な神経学的予後には明らかに影響を与えない．したがって，生後7日以降にステロイド療法を開始することで，有効性を維持しながら副作用の軽減を図れる可能性がある．しかしながら，さらなる長期予後への神経学的影響などが不明なので，抜管困難などの重症例にのみ，最小限の投与量，投与期間で使用すべきである．

##  エビデンスの使い方

ステロイド療法がCLDの発症予防あるいは軽減に効果を示すことは科学的なエビデンスが存在する．しかし一方で，神経発達に対する長期的な負の影響が認められることも明らかである．神経学的な副作用を抑えるために，吸入ステロイドを用いる方法も試みられているが，現時点ではその有効性と安全性は示されていない[6]．したがって，新生児慢性肺疾患に対するステロイド療法は，重症例のレスキューのためだけに使用し，予防投与は推奨されない[7]．さらに，使用する薬剤も神経学的副作用を考慮し，デキサメタゾンよりベタメタゾン，ベタメタゾンよりヒ

ドロコルチゾンが好ましく，少量のヒドロコルチゾン投与は早産児の神経学的長期予後には影響を与えない可能性がある．ただし，現時点では明確なエビデンスは存在しない．したがって，使用することのリスクとベネフィットを慎重に考慮する必要があることには変わりはない．

## Point

- 新生児慢性肺疾患に対するステロイド療法には有効性のエビデンスが存在する．
- 一方，副作用が存在することも明らかである．
- 特に，生後早期の投与は将来の神経学的発達に負の影響を与える可能性が高い．
- したがって，ステロイド療法は，CLDの重症例に対して生後7日以降に必要最小限の投与を行う．

### 文献

1) Kusuda S, et al：Morbidity and mortality of infants with very low birth weight in Japan: center variation. Pediatrics, 118：e1130-e1138, 2006
2) Kusuda S, et al：Trends in morbidity and mortality among very-low-birth-weight infants from 2003 to 2008 in Japan. Pediatr Res, 72：531-538, 2012
3) Skidmore MD, et al：Increased risk of cerebral palsy among very low-birthweight infants with chronic lung disease. Dev Med Child Neurol, 32：325-332, 1990
4) Doyle LW, et al：Early (＜8 days) postnatal corticosteroids for preventing chronic lung disease in preterm infants. Cochrane Database Syst Rev, 5：CD001146, 2014
5) Doyle LW, et al：Late (＞7 days) postnatal corticosteroids for chronic lung disease in preterm infants. Cochrane Database Syst Rev, 5：CD001145, 2014
6) Shah SS, et al：Inhaled versus systemic corticosteroids for preventing chronic lung disease in ventilated very low birth weight preterm neonates. Cochrane Database Syst Rev, 5：CD002058, 2012
7) Committee on Fetus and Newborn：Postnatal corticosteroids to treat or prevent chronic lung disease in preterm infants. Pediatrics, 109：330-338, 2002

＜楠田　聡＞

# 第11章 周産期医療-❹

# 先天性副腎過形成症におけるステロイドの使い方は？

## クリニカルクエスチョン

　先天性副腎過形成症は，副腎皮質ホルモン合成酵素の欠損症の総称であるが，その90％は21-水酸化酵素欠損症（21-hydroxylase deficiency：21-OHD）である．本症では，コルチゾールの産生障害，アルドステロンの分泌不全，アンドロゲンの過剰産生を起こす．したがって，ステロイド療法の原則は，不足する糖質コルチコイド（コルチゾール）および鉱質コルチコイド（アルドステロン）ステロイドの生理的な補充を行い，結果過剰なアンドロゲン分泌を抑制することである．他の病型でも，不足するコルチコステロイドの生理的な補充の原則は変わらないので，21-水酸化酵素欠損症におけるステロイドの使い方を解説する．それでは，21-水酸化酵素欠損症の治療に用いるステロイドは，どの種類のステロイドで，投与量はどれくらいなのであろうか．

## エビデンスの実際

### 1）エンドポイントの評価法

　治療の目的は，適切な糖質および鉱質コルチコイドの補充により，生命の危機がなく，正常な成長と性成熟を獲得することである．したがって，エンドポイントは成人後，さらには一生涯の生活の質となる．さらに，本症は新生児マス・スクリーニングで発見される疾患であるため，種々の病型があり，さらに重症度も異なる．また，成長により生理的なステロイドの必要量も変化する．したがって，年齢，病型，重症度に見合ったステロイドの使用方法を評価する必要がある．

## 2) エビデンス

1989年に発表された21-水酸化酵素欠損症の診断の手引きでは，新生児マス・スクリーニング以前の主として重症例を対象としていた[1]．しかしその後本症の新生児マス・スクリーニングが開始され，より軽症の状態で診断される症例が増加し，また，従来の古典型とは異なる病型も発見されるようになった．そこで，1999年に「新生児マス・スクリーニングで発見された先天性副腎過形成症（21-水酸化酵素欠損症）の治療指針（1999年改訂）」が作成された[2]．しかしその後，本症患者の長期予後，特に成人期の身長の問題などが明らかとなってきた．そこで，2002年に米国小児内分泌学会と欧州小児内分泌学会から診療に関する新たなコンセンサスが出された[3]．さらに，2010年には，米国内分泌学会からさらに新たな診療ガイドラインが公開された[4]．これらの新たな診療ガイドラインの改訂に合わせて，本邦の治療ガイドラインも改訂が行われた[5]．

### ● 新生児期の初期治療

新たなエビデンスとしては，まず新生児期の初期治療である．本症の古典型では，新生児期に副腎アンドロゲン産生が著明に亢進しているので，過剰産生を抑制する目的で高用量のヒドロコルチゾン（HC）100〜200 mg/m$^2$/日が初期治療として設定された．これに比較して欧米のガイドラインでは，初期治療は最大HC 25 mg/m$^2$/日，典型的にはHC 10〜15 mg/m$^2$/日と低用量である．この初期量で治療した場合，副腎アンドロゲン産生が十分に抑制されないことが示唆されているが，3歳時には目標身長にほぼ到達し，骨年齢の促進はなく，副腎不全も問題とならなかった．したがって，新生児期に低用量のHCで治療を開始すると，副腎アンドロゲン産生のすみやかな抑制は不十分ではあるが，明らかなデメリットをもたらすというエビデンスは存在しない．ただし，高用量の初期治療が身長予後を悪化させるという明確なデータも存在しない．そこで，新たなガイドラインでは，初期治療の目安を実際の臨床現場で使用されている量を基準とした．

### ● 成長期の維持療法

次に，成長期の維持療法についてである．生理的なコルチゾール産生はHC換算で5〜6 mg/m$^2$/日と考えられている．乳児期に20 mg/m$^2$/日を超える場合，ならびに思春期に15〜17 mg/m$^2$/日を超える場合，成人身長が低下すると報告されている[6]．また，成人身長と思春期早期の糖質コルチコイド投与量には負の相関が報

告されている[7]．一方，本症の成人身長についてのメタ解析では，両親の身長で補正した成人身長と糖質コルチコイドの投与総量には有意な相関がみられなかったとの報告もある[8]．したがって，維持療法の糖質コルチコイド投与量と身長予後との間に明らかなエビデンスは存在しない．しかしながら，可能なら低用量で治療するのが原則なので，本邦の臨床現場で実際に用いられている維持量を新たな推奨量とした．これは欧米のガイドラインと同等量である．

● **鉱質コルチコイド**

鉱質コルチコイドについては，欧米のガイドラインでは全例でフルドロコルチゾン（FC）の投与を推奨しているが，全例で投与するメリットについてのエビデンスは存在しない．そこで，初期からFCを投与しない場合でも，体重増加不良，血漿レニン活性または濃度高値，電解質異常（低ナトリウム血症，高カリウム血症）などを参考に，塩喪失型と判断した場合にはFCを開始する．その後のFCの投与量は血漿レニン活性または濃度，電解質，体重増加などを参考に調節する．

##  エビデンスの使い方

### 1）新生児期の初期治療

古典型での新生児期の初期治療では，維持療法以上の高用量の糖質コルチコイド投与が必要である．塩喪失型では，新生児および乳児期には，フルドロコルチゾンと塩化ナトリウムを投与する（表1）．

### 2）成長期の維持療法

古典型での成長期の維持療法には，ヒドロコルチゾンを使用し，長時間作用型の糖質コルチコイド製剤を使用しない．投与量は過少投与，過剰投与を避けるように個別に設定する（表1）．

### 3）維持療法中のストレス量

発熱性疾患（＞38.5℃），脱水を伴う胃腸炎，全身麻酔を伴う手術，大規模な外傷などの状況では，糖質コルチコイド投与量を増加させるが，精神的や感情的ストレス，軽微な疾病，ならびに軽い運動前には投与量を増加しない．

**表1 ● 初期治療と維持療法の投与量の目安** (文献5より引用)

|  |  | HC<br>(mg/m²/日,分3) | FC[※1]<br>(mg/日,分2〜3) | 塩化ナトリウム[※1]<br>(g/kg/日,分3〜8) |
|---|---|---|---|---|
| 初期治療 | 新生児期 | 25〜100[※2] | 0.025〜0.2 | 0.1〜0.2 |
| 維持療法 | 新生児期<br>乳児期 | 10〜20 | 0.025〜0.2 | 0.1〜0.2 |
|  | 幼児期<br>学童期<br>思春期 | 10〜15 | 0.025〜0.2 |  |
|  | 成人期 | 10〜15[※3] | 0.025〜0.2[※4] |  |

※1:FCと塩化ナトリウムは,古典型21-OHDの塩喪失型では必要となることがほとんどである.FCと塩化ナトリウムは血清ナトリウム,血清カリウム,血漿レニン活性または濃度,体重増加などをみながら投与量を設定する(血漿レニン活性の基準値の報告として,生後0〜6日 8.83+8.67 ng/mL/時間,生後7〜27日 7.40+3.74 ng/mL/時間のデータがあり,一つの目安となる).
※2:臨床症状の程度によって投与量を調節する.副腎クリーゼを疑う場合には,まずHCをボーラス投与(50 mg/m²)する.
※3:成人期ではプレドニンまたはデキサメタゾンに変更も可能である.
※4:年齢とともに必要量が減少し,中止できることもある.

### 4) 非古典型の治療

非古典型では,成長率の促進,骨年齢の促進,女性の男性化などの副腎アンドロゲン過剰症状が認められたときに,古典型に準じて維持療法を行う.したがって,無症状の非古典型では治療を行わない.なお,糖質コルチコイド治療中の非古典型では,ストレス量の糖質コルチコイドを投与する.

### 5) 成人古典型の治療

古典型患者は短時間作用型あるいは長時間作用型糖質コルチコイドで治療を行う.

## !Point

- 21-水酸化酵素欠損症のステロイド治療の原則は,不足する糖質コルチコイドおよび鉱質コルチコイドを補充し,副腎アンドロゲン産生亢進を抑制し,健常小児と同等の成長,成熟を確保することである.
- 治療が一生涯にわたること,不十分な治療が副腎クリーゼの危険性や骨年齢の促進による成人身長の低下を引き起こすこと,また反対に,過剰な治療が低身長,肥満,高血圧などの医原性クッシング症候群を引き起こすことか

ら，本症は可能な限り小児内分泌の専門医のもとで管理されることが望まれる．

### 文献

1) 諏訪珹三, 他：新生児マススクリーニングにおける先天性副腎過形成症（21-水酸化酵素欠損）診断の手引き（1989年）日本小児科学会雑誌, 93：1632-1633, 1989
2) 楠田 聡, 他：新生児マス・スクリーニングで発見された先天性副腎過形成症（21-水酸化酵素欠損症）の治療指針（1999年改訂）. 日本小児科学会雑誌, 103, 103：72-75, 1999
3) Joint LWPES/ESPE CAH Working Group：Consensus statement on 21-hydroxylase deficiency from the Lawson Wilkins Pediatric Endocrine Society and the European Society for Paediatric Endocrinology. J Clin Endocrinol Metab, 87:4048-4053：2002
4) Speiser PW, et al：Congenital adrenal hyperplasia due to steroid 21-hydroxylase deficiency: an Endocrine Society clinical practice guideline. J Clin Endocrinol Metab, 95：4133-4160, 2010
5) 日本小児内分泌学会 マス・スクリーニング委員会 日本マス・スクリーニング学会：21-水酸化酵素欠損症の診断・治療のガイドライン（2014年改訂版）
   http://jspe.umin.jp/medical/files/guide20140513.pdf
6) Bonfig W, et al：Hydrocortisone dosing during puberty in patients with classical congenital adrenal hyperplasia: an evidence-based recommendation. J Clin Endocrinol Metab, 97：3882-3888, 2009
7) Van der Kamp HJ, et al：Longitudinal analysis of growth and puberty in 21-hydroxylase deficiency patients. Arch Dis Child, 87：139-144, 2002
8) Muthusamy K, et al：Clinical review: Adult height in patients with congenital adrenal hyperplasia: a systematic review and metaanalysis. J Clin Endocrinol Metab, 95：4161-4172, 2010

<楠田　聡>

# 第12章 小児科 - ❶

# 川崎病に対するステロイドのエビデンスは？

## クリニカルクエスチョン

　1967年に川崎富作博士がはじめて川崎病の疾患概念[1]を提唱して以来，この原因不明の血管炎症候群に対してさまざまな治療法が行われてきた．現在では免疫グロブリン超大量療法（intravenous immunoglobulin：IVIG）とアスピリン（acetylsalicylic acid：ASA）の併用が標準的治療として広く行われている[2]．一方で川崎病に対するステロイド治療は冠動脈病変形成を促進し，血栓形成を促進するといわれていたため1900年代は禁忌であると認識されていた．しかし，2000年以降に実施された複数の臨床研究から，ステロイドの冠動脈病変抑制効果は再評価されつつある．現時点で得られるエビデンスを集積すると，川崎病に対するステロイドの冠動脈病変抑制効果はあるのだろうか，それともないのだろうか．

## エビデンスの実際

### 1）エンドポイントの評価方法

　冠動脈病変は心臓超音波検査法を用いて最大冠動脈径を計測することによって評価される．日本では厚生省の基準（4歳以下3 mm以上，5歳以上4 mm以上を冠動脈病変ありとする）が長らく用いられてきた．一方で体格が小さい乳幼児の冠動脈病変を過小評価する問題が指摘されており，近年は冠動脈病変の有無を体表面積で補正したZ score（Z score 2.5もしくは3以上を冠動脈病変ありとする）を用いて評価することが多い．本来であれば生命予後に直結する急性冠症候群の発症，軽度の拡大性病変ではなく巨大冠動脈瘤といった臨床的に問題となる真のエンドポイントを評価対象とすべきであるが，ともに発生頻度がきわめて少ないため（0.2％以下），治療法の効果を検証する介入型研究として検証することは現

実的には困難である．

## 2) ステロイドの冠動脈病変抑制効果のエビデンス

表1にステロイドの有効性を検証した臨床試験結果を示す．ステロイドの種類はメチルプレドニゾロンパルス，プレドニゾロン，デキサメタゾンの3種類である．投与期間は各論文により異なるが，プレドニゾロンはいずれも数週間と比較的長期投与である．2000年代以降の研究ではすべてIVIGとASAが併用されている．表1に示した10論文のうち，ステロイドの冠動脈病変抑制効果を示した研究は6論文，不変は3論文であり，増悪はわずか1論文である．また，対象患者をより重症な患者層であるIVIG不応予測例に限定した3論文[3)〜5)]では，相対リスク減少率が48〜86％とIVIG・ステロイド併用はIVIGと比較して大きな冠動脈病変抑制効果を示した．

ChenらがらたIVIG・ステロイド併用とIVIGの冠動脈病変形成抑制効果を検証したメタ解析結果[6)]を図1に示す．IVIG・ステロイド併用における冠動脈病変合併リスクはオッズ比0.30（95％信頼区間0.20-0.46）と高い効果で冠動脈病変形成を抑制することがわかる．無作為化比較試験のみ，IVIG不応予測例のみ，ステロイド投与方法別（プレドニゾロン・メチルプレドニゾロンパルス）の感度解析の結果も同様にIVIG・ステロイド併用がIVIGと比較して冠動脈病変抑制に優れていた（オッズ比0.12〜0.48）．

##  エビデンスの使い方

かつて冠動脈病変形成を促進するため禁忌と言われていた川崎病に対するステロイドは，近年の研究結果より冠動脈病変形成を抑制することが明らかとなった．IVIG不応予測例に対するステロイド投与はリスク・ベネフィットバランスに優れた治療戦略として，急性期川崎病のガイドラインにおいて推奨されている[7)]．ステロイド投与方法はプレドニゾロン2 mg/kgを3週間ほどかけて漸減するRAISE（Randomized controlled trial to Assess Immunoglobulin plus Steroid Efficacy for Kawasaki disease）Study方式と，メチルプレドニゾロン30 mg/kgをIVIG投与直前に1回投与するパルス療法の2種類が提唱されている．両ステロイド投与法を直接比較する検討は行われていないため，現時点では主治医の判断

## 表1 ● ステロイド治療の有用性を検証した主な研究

| 著者<br>(Journal,<br>発行年) | 研究<br>デザイン | リスクスコアによる層別化 | 患者数 | コントロール群 | ステロイド群 ステロイド投与方法 | ステロイド群 併用薬 | 冠動脈予後 |
|---|---|---|---|---|---|---|---|
| Kato<br>(Pediatrics,<br>1979) | 後方視的<br>コホート | (−) | 92 | ASA, セファレキシンの2群 | PSL<br>2〜3 mg/kg<br>×約4〜6週間(漸減中止) | なし/ASA併用/ワルファリン併用の3群あり | 悪化<br>(各群総和の相対リスク減少率<br>−68%) |
| Kijima<br>(Jap Circ J,<br>1982) | 後方視的<br>コホート | (−) | 60 | ASA | IVMP<br>30 mg/kg<br>×3日 | ASA | 改善<br>(相対リスク減少率43%) |
| 草川<br>(日児誌,<br>1984) | RCT | (−) | 306 | ASA, フルルビプロフェンの2群 | PSL<br>2 mg/kg<br>×7日 | ジピリダモール | 不変<br>(2群総和の相対リスク減少率11%) |
| Shinohara<br>(J Pediatr,<br>1999) | 後方視的<br>コホート | (−) | 299 | ASA＋<br>ジピリダモール<br>with/without<br>IVIG<br>(200〜400<br>mg/kg×5日) | PSL<br>2 mg/kg<br>×約4〜5週間(漸減中止) | ASA＋<br>ジピリダモール<br>with/without<br>IVIG<br>(200〜400<br>mg/kg×5日) | 改善<br>(多変量解析にてオッズ比0.39) |
| Jibiki<br>(Eur J<br>Pediatr,<br>2004) | 後方視的<br>コホート | (−) | 92 | IVIG<br>400〜500<br>mg/kg<br>×4〜5日<br>＋ASA | DEX<br>0.3 mg<br>×3日 | IVIG<br>400〜500<br>mg/kg<br>×4〜5日<br>＋ASA | 不変<br>(相対リスク減少率0%) |
| Inoue<br>(J Pediatr,<br>2006) | RCT | (−) | 178 | IVIG 1 g/kg<br>×2日<br>＋ASA | PSL<br>2 mg/kg<br>×約4週間(漸減中止) | IVIG 1 g/kg<br>×2日<br>＋ASA | 改善<br>(相対リスク減少率81%) |
| Newburger<br>(NEJM,<br>2007) | RCT | (−) | 199 | IVIG 2 g/kg<br>×1日<br>＋ASA | IVMP<br>30 mg/kg<br>×1日 | IVIG 2 g/kg<br>×1日<br>＋ASA | 不変<br>(相対リスク減少率7%) |
| Okada<br>(Eur J<br>Pediatr,<br>2009) | 後方視的<br>コホート | (＋) | 94 | IVIG 2 g/kg<br>×1日<br>＋ASA | IVMP<br>30 mg/kg<br>×1日 | IVIG 2 g/kg<br>×1日<br>＋ASA | 改善<br>(相対リスク減少率48%) |
| Ogata<br>(Pediatrics,<br>2012) | RCT | (＋) | 48 | IVIG 2 g/kg<br>×1日<br>＋ASA | IVMP<br>30 mg/kg<br>×1日 | IVIG 2 g/kg<br>×1日<br>＋ASA | 改善<br>(相対リスク減少率76%) |
| Kobayashi<br>(Lancet,<br>2012) | RCT | (＋) | 242 | IVIG 2 g/kg<br>×1日<br>＋ASA | PSL<br>2 mg/kg<br>×約3週間(漸減中止) | IVIG 2 g/kg<br>×1日<br>＋ASA | 改善<br>(相対リスク減少率86%) |

ASA：アスピリン，PSL：プレドニゾロン，IVMP：メチルプレドニゾロンパルス，IVIG：免疫グロブリン超大量療法，DEX：デキサメタゾン，RCT：無作為化比較試験

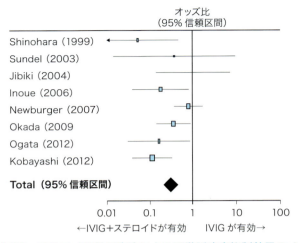

**図1 ● IVIG・ステロイド併用療法による冠動脈病変抑制効果のメタ解析**
文献6より引用

で適切と思われる治療を選択すべきであろう．プレドニゾロンを漸減中止するRAISE Study方式ではステロイド漸減中の再発熱（再燃）や発熱を伴わないCRPの上昇を時に経験する．川崎病の再燃や感染症の罹患などを考慮した慎重な対応を行うべきである．同様にメチルプレドニゾロンパルスでも投与数日以内に再発熱と川崎病症状の再燃をきたす症例を認めるため注意が必要である．一方，これら臨床研究で示された治療効果はより大きなコホートでいまだ検証されておらず，結果の再現性についてはいまだ議論の余地がある．そして一部の症例にはステロイドが無効であることも事実である．

近年IVIG不応例に対するステロイド投与が冠動脈病変形成抑制に有用であるとの観察型研究が散見される．しかし初期治療不応例に対するステロイド治療について十分な統計学的検出力をもつ無作為化比較試験は存在しないため，十分な治療介入のエビデンスがある状況ではない．そのためIVIG不応例に対する追加治療としてのステロイド投与を選択する場合には，主治医の治療方針を患者家族とよく相談のうえ対応すべきであろう．

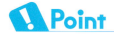

- 川崎病に対するステロイドはかつて禁忌と言われていたが，現在得られるエビデンスからはIVIG・ステロイド併用療法は冠動脈病変リスクを抑えると考えられる．
- IVIG不応予測例に対するステロイド治療がよりリスク・ベネフィットバランスに優れた治療戦略として推奨される．
- IVIG不応例に対するステロイドの有効性は確立されていない．

**文献**

1) 川崎富作：指趾の特異的落屑を伴う小児の急性熱性皮膚粘膜淋巴腺症候群：自験例50例の臨床的観察．アレルギー，16：178-222，1967
2) Newburger JW, et al：Diagnosis, treatment, and long-term management of Kawasaki disease: a statement for health professionals from the Committee on Rheumatic Fever, Endocarditis and Kawasaki Disease, Council on Cardiovascular Disease in the Young, American Heart Association. Circulation, 110：2747-2771, 2004
3) Okada K, et al：Pulse methylprednisolone with gammaglobulin as an initial treatment for acute Kawasaki disease. Eur J Pediatr, 168：181-185, 2009
4) Ogata S, et al：Corticosteroid pulse combination therapy for refractory Kawasaki disease: a randomized trial. Pediatrics, 129：e17-e23, 2012
5) Kobayashi T, et al：Efficacy of immunoglobulin plus prednisolone for prevention of coronary artery abnormalities in severe Kawasaki disease (RAISE study): a randomised, open-label, blinded-endpoints trial. Lancet, 379：1613-1620, 2012
6) Chen S, et al：Intravenous immunoglobulin plus corticosteroid to prevent coronary artery abnormalities in Kawasaki disease: a meta-analysis. Heart, 99：76-82, 2013
7) 佐地 勉，他：川崎病急性期治療のガイドライン．日本小児循環器学会雑誌，28（Suppl 3）：1-s28，2012

＜小林　徹，佐地　勉＞

# 第12章 小児科-❷

## 若年性特発性関節炎における
## ステロイドの使い方は？

### クリニカルクエスチョン

　成人の関節リウマチ（RA）同様，若年性特発性関節炎（juvenile idiopathic arthritis：JIA）の治療法の進歩には目覚ましいものがあり，特にメトトレキサート（methotrexate：MTX）の導入と生物学的製剤の登場により，ステロイドの使用法も以前とは大きく変化している．成人と比べて，小児の場合は成長発達への考慮が重要であり，ステロイドを使わないことが善であるという偏見も強い．しかし，ステロイドの臨床的価値は依然として高く，ステロイドを忌避するあまり，すぐに生物学的製剤を使用してしまうというのも考えものである．新しい治療法をふまえたうえでステロイドはどのように使用すべきなのだろうか．

### エビデンスの実際

　現在 JIA に対するステロイド治療は，非ステロイド性抗炎症薬（non-steroidal anti-inflammatory drugs：NSAIDs），疾患修飾性抗リウマチ薬（disease modified anti-rheumatic-drug：DMARD），免疫抑制薬，生物学的製剤とともに病型，病勢，臨床経過などに応じて使い分ける複合的治療の一部としてとらえられている．そのため各国からいくつかのガイドラインが提案されている．しかし，それぞれのガイドライン自体のエビデンスは必ずしも確立されていない．わが国では日本小児リウマチ学会から，2007年に初期診療の手引き[1]，2008年にトシリズマブ（アクテムラ®）使用の手引き[2]，2009年にエタネルセプト（エンブレル®）使用の手引き[3]，2011年にアダリムマブ（ヒュミラ®）使用の手引き[4]が示されている．ただし，日本小児リウマチ学会では現在初期診療の手引きの改訂作業が進められており，まもなく発表される予定である（2015年9月現在）．

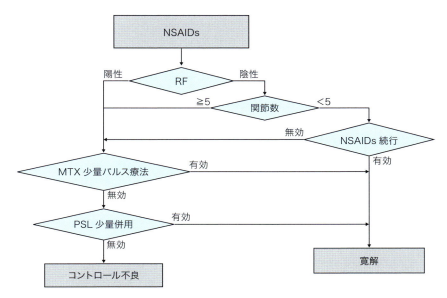

**図1 ● 関節型JIAに対する治療フローチャート**
コントロール不良の場合は小児リウマチ専門医のもとでの生物学的製剤の適応を考慮する

##  エビデンスの使い方

　上記2007年のわが国のJIA初期診療の手引き[1]に沿って説明する．ただし，JIA（特に全身型）は鑑別診断が非常に重要であり，十分な鑑別診断がなされないままステロイドや生物学的製剤が使用されることがあってはならない．

### 1）関節型JIA（多関節型＋少関節型）（図1）

　関節型JIAの初期治療は罹患関節数とリウマチ因子（RF）の有無によって決められる．罹患関節数が4以下でRF陰性の場合のみNSAIDsのみで開始する．この条件を外れた患者に対しては，はじめからNSAIDsとMTX併用療法を開始する．本項の趣旨ではないのでNSAIDsおよびMTXの使用法について詳細は述べないが，ポイントは十分量を使うことである．中途半端な使用で効果がないと判定し，ステロイドや生物学的製剤を安易に選択するべきではない．

　ステロイドが適応となるのは以下の2つの場合である．

### ① bridging therapy（橋渡し治療）

疼痛やQOLの低下が著しい場合，MTXが効くまで3カ月程度かかることは稀でないので，早期に炎症を落ち着かせるために使用する．

### ② 十分量のNSAIDs，MTXで3カ月以上効果がみられないとき

①の場合はプレドニゾロン（PSL）0.5 mg/kg/日で開始し，炎症が沈静化したらすみやかに減量中止する．②の場合はPSL 1 mg/kg/日で開始し，漸減していく．しかしPSL 5 mg/日以下に減量できないようならコントロール不良として小児リウマチ専門医※にトリアージし，生物学的製剤の適応となる．現時点で関節型JIAに適応があるのは，エタネルセプト，アダリムマブ，トシリズマブの3種類である．

※小児リウマチ専門医：小児リウマチ学会に所属し，日本小児科学会専門医と日本リウマチ学会専門医の両方の資格を有するもの．ただし，日本小児リウマチ学会に所属し規定の講習を受ければ，生物学的製剤の使用は認められている．

### 2）全身型JIA（図2）

全身型JIAの場合，寛解導入目的でステロイドを使うときはメチルプレドニゾロン（mPSL）パルス療法が望ましい．PSL 1〜2 mg/kg/日程度の経口投与で寛解導入を行うこともあるが，すみやかに炎症を沈静化させないと，後述するマクロファージ活性化症候群（macrophage activation syndrome：MAS）や心膜炎などの重篤な合併症を併発することもあるので，現在はmPSLパルス療法が推奨されている．全身型の場合，全身症状に対してはMTXは無効であり，関節症状のコントロールに難渋する場合のみ用いられる．初期診療の手引きでは，治療の一番最初は古典的なNSAIDs単独投与を行うことになっている．以前は100 mg/kg/日を超えるアスピリンのみで，最長9週間もかけて寛解導入することもあった．現在はアスピリンを使用すること自体が社会的に忌避されていることもあり，イブプロフェンもしくはナプロキセンを使用するが，NSAIDs単独で1カ月以上発熱が続く状態を耐えるというのは現実的ではなくなっている．したがって，実際のところほとんどの症例で発病後早期にmPSLパルス療法が導入されることになる．mPSLパ

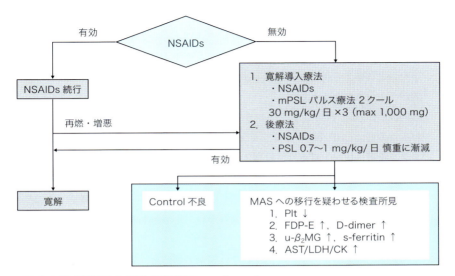

**図2● 全身型JIAに対する治療フローチャート**

コントロール不良あるいはMASの併発が疑われる場合は小児リウマチ専門医のもとでの生物学的製剤の適応を考慮する

### 表1● mPSLパルス療法プロトコール

| 治療開始前チェック | 1) 感染症の有無<br>2) 眼科併診：眼圧測定，白内障の有無 |
|---|---|
| 方法 | 1) 投与薬剤・量：ソル・メドロール® 30 mg/kg/日 (max 1,000 mg/日) DIV×3日間<br>2) 投与方法<br>　a. ソル・メドロール® ＋5％グルコース液 100 mL，2時間点滴静注，3日間連続<br>　　（高血圧の既往もしくは心機能低下時には4時間）<br>　b. 必ず抗凝固療法を併用する<br>　　ヘパリン 100 U/kg/日 24時間持続投与，4日間連続（パルスの翌日まで） |
| 注意点 | 1) 高血圧<br>　点滴開始前から終了後まで30分ごとに血圧測定<br>2) 血液尿検査（パルス前後）<br>　血算，生化学（BUN, Cr, Na, K, Cl, Ca, BS, CRP），検尿 |

ルス療法の実際を表1に示す．ここで現実的に問題となるのは，①mPSLパルス療法を何クール行うのか，②mPSLパルス療法の各クールの間と後のPSLの投与量はどうするのか，③その後のPSLの漸減のスケジュールはどうするのか，が明示されていないことである．残念ながら，現在のところコンセンサスは得られていないので，著者の個人的見解を示しておく．

①基本的には最低2クールは行う．ただし，MASあるいは心膜炎を併発した場合と，3クール目を始める予定前日の段階で反応不十分なら3クール行う．反応不十分と判断する基準は，発熱，CRP，ESR，フェリチン，凝固系異常などの改善が不十分な場合である．

②原則は1 mg/kg/日．ただし，MASあるいは心膜炎を併発した場合，1クール終わった翌日のCRP，ESR，フェリチン，凝固系の異常がほとんど改善していないとき，などは状況を考慮して最高2 mg/kg/日まで増量する．

③寛解が得られていれば10 mg/日までは2週間ごとに5 mgずつ減量する．その後2週間に1 mgずつ5 mg/日まで減量するが，その後はそのまま維持することになる場合が多い．隔日投与は推奨されない．5 mg/日に至る前に再発する場合は，増量・漸減をくり返すようなことはせず，コントロール不良として小児リウマチ専門医にトリアージし，生物学的製剤の適応を考慮すべきである．現時点で全身型JIAに適応があるのはトシリズマブだけである．

### 3) マクロファージ活性化症候群 (MAS)

マクロファージ活性化症候群（macrophage activation syndrome：MAS）はサイトカインストームを伴い，血球貪食，内皮系障害，DIC（disseminated intravascular coagulation：播種性血管内凝固症候群）をへて多臓器不全をきたす致死的病態である．留意すべきは，MASには自然経過として合併する場合と，生物学的製剤（特にトシリズマブ）の使用を契機として発症する場合の2つがあることである．前者は通常病勢が激しいときに起こるので，ある程度予測は可能である．しかし，後者はトシリズマブがIL-6レセプターに対する抗体であるため，発熱やCRP上昇などのIL-6による症状や検査所見が全く動かないので，注意していないとその発症が見過ごされる危険性がある．一般的検査としてMASを疑わせる所見は，①血小板数の低下，②FDP-E, D-dimerの上昇，③尿中$β_2$ミクログロブリン，血清フェリチンの上昇，④AST, LDH, CKの上昇である．①は血球貪食，②は血管内皮障害，③はサイトカインストーム，④は細胞組織傷害，それぞれの兆候と考えられる．MASの併発が疑われた場合も小児リウマチ専門医にトリアージし，下記に示すような積極的な治療を行う必要がある．

MASに対する治療法を表2に示す．MASは血球貪食性リンパ組織球症の1型に分類される病態ではあるが，通常はエトポシドは用いない．mPSLパルス療法もし

表2 ● JIAに合併したMASに対する治療

1. ・mPSLパルス療法　　または
   ・デキサメタゾンパルミチン酸エステル（リメタゾン）静注®
     1〜2A×2回/日
2. シクロスポリンの持続静注（1〜2 mg/kg/日）
3. ヘパリン持続静注（100〜200単位/kg/日）
4. VP-16は原則として用いない

くはリポ化ステロイドとシクロスポリンを用いてマクロファージの活性化とサイトカインストームを抑えるのが基本的な考え方である．

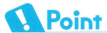

- 関節型JIAではステロイドの使用はBridging therapyの場合と関節炎がQOLを損ねる場合のみ適応となる．
- 全身型JIAの寛解導入では基本的にmPSLパルス療法が適応となる．
- 全身型JIAではMASの合併に注意する．
- どちらの型についてもPSL 5 mg/日以下でコントロールできない場合は小児リウマチ専門医にトリアージし，生物学的製剤の適応を考慮する．

**文献**

1) 横田俊平，他：若年性特発性関節炎初期診療の手引き（2007年）．日本小児科学会雑誌，111：1103-1112，2007
2) 横田俊平，他：若年性特発性関節炎に対する生物学的製剤治療の手引き（2008）トシリズマブ．日本小児科学会雑誌，112：911-923，2008
3) 横田俊平，他：若年性特発性関節炎に対する生物学的製剤治療の手引き（2009）エタネルセプト．日本小児科学会雑誌，113：1344-1352，2009
4) 横田俊平，他：若年性特発性関節炎に対する生物学的製剤治療の手引き（2011）アダリムマブ．日本小児科学会雑誌，115：1836-1845，2011

＜伊藤保彦＞

# 第12章 小児科-3

# 急性リウマチ性心炎におけるステロイドは有効か？

## クリニカルクエスチョン

　急性リウマチ熱（acute rheumatic fever：ARF）は，A群レンサ球菌（group A Streptococcus：GAS）感染後2〜3週間後に続発し，男女差はなく，5〜15歳に好発し，扁桃腺の発達や肥大の年齢に影響される．小児慢性特定疾患治療研究事業（2004年）の登録は年間42例ときわめて稀である．診断は，米国心臓病協会の，改定Jones診断基準（1992年）による（表1）．重要なのは不顕性心炎を見逃さないように診断することである．

　古くは1960年代から使用されてきた，ARFの心炎合併例へのプレドニゾロン（PSL）は，はたして有効なのか？　非ステロイド系抗炎症薬NSAIDsであるアセチルサリチル酸（acetylsalicylic acid：ASA）との違いはあるのか？　弁膜症という合併症・後遺症を本当に減少させているのか？

## エビデンスの実際

　ARFの頻度は1970年代から徐々に減少し，日本小児循環器学会の最近の調査では，2006年からの9年間で54例（年平均6例）の発症である[1]．しかし，依然として発展途上国では若年者における後天性心疾患として大きな問題である．後遺症の主体は心炎と弁膜症である．弁膜炎の頻度は，①僧帽弁，②大動脈弁，③三尖弁，④肺動脈弁の順に侵される．心エコーによる弁逆流の早期発見が診療の鍵となる[2]．

　GAS扁桃炎の後2〜3週に発症することが多い．心炎はARF患者の50％に発症する．通常は弁膜炎として発症するが，心膜炎や心筋炎が時に併存する．心雑音が聴取されなくても，心エコーでは僧帽弁閉鎖不全症（mitral regurgitation：MR）

**表1 ● リウマチ熱の診断**（改定Jones基準，1992年）

| 主症状 | 副症状 | 先行するA群レンサ球菌（溶連菌） |
|---|---|---|
| ①心炎<br>②多関節炎<br>③舞踏病<br>④輪状紅斑<br>⑤皮下結節 | 〈臨床症状〉<br>①関節痛<br>②発熱<br>〈検査所見〉<br>③急性反応物質<br>　・赤沈値<br>　・CRP<br>④心電図PR時間延長 | 感染の証拠<br>・関連抗体の高値または上昇<br>・咽頭培養陽性または迅速反応陽性 |

診断：先行するA群レンサ球菌（溶連菌）感染が証明され，かつ主症状2項目以上，または主症状1項目＋副症状2項目以上

が観察できることがある．

一方，心炎，心拡大またはうっ血性心不全がある症例には，PSLを絶対に使用すべきと成書に記載されている[3]．一方，典型的な移動性多関節炎と，心拡大や心不全のない心炎は，経口ASAで治療してよい．すなわちASAは100 mg/kg/日，1日4回で3〜5日投与し，その後75 mg/kg/日を4週間継続すればよいとする報告が多い[4]．心拡大やうっ血性心不全のある心炎に対しては，通常量としてPSL 2 mg/kg/日，1日1〜2回を2〜3週間継続し，その後2〜3日ごとに5 mg/日ずつ減量する．減量時はASAを75 mg/kg/日，経口，1日4回，6週間の予定で併用する．そのほか，支持療法として水分と塩分制限，ジゴキシンと利尿薬を心不全の程度に準じて併用する[4]．

メチルプレドニゾロン（MPSL）パルス療法や，IVIG（免疫グロブリン超大量療法）の効果については検討の余地がある．1950年代〜1960年代に行われたメタ解析では，ASA，PSL，そしてIVIGですら心後遺症を改善しなかったという報告もある[5]．ARFの最初の罹患時にIVIGを投与したRCTにおいても効果がみられていない[6]．しかし，ASA（80〜100 mg/kg/日，経口）だけでは，関節炎や発熱などの臨床症状は改善するが，弁膜症の頻度を全く減少させない[7]．PSLは頻繁に処方されるが，実際は心後遺症に関するPSLの有効性を支持するエビデンスはない[8]．コクランライブラリーにおいては，急性期の重症度と反復性がその後の重症度を規定するとされる．すなわちPSLに関しては現時点では明白な意見の一致は得られていない[9]．

心炎でも中等度の症例には効果があるとする意見はある．PSL使用では臨床的

**表2 ● リウマチ熱における心炎の重要な症状に対する治療方針**

| 重症心炎 | プレドニゾロン2 mg/kg/日　1日1回<br>（2日経過後も効果ない場合は，メチルプレドニゾロンパルス：30 mg/kg, IV, 1回/日，最大1 g/日，連続3日，を行ってもよい） |
|---|---|
| 中等度心炎 | プレドニゾロン1～2 mg/kg　1日1～2回　または<br>ASA 75～100 mg/kg/日，1日4回（PSL減量時は併用開始） |
| 軽症心炎 | ASA 75～100 mg/kg/日，1日4回 |
| 多発関節炎 | ASA 75～100 mg/kg/日，1日4回　または<br>ナプロキセン10～20 mg/kg/日 |
| 舞踏病 | ハロペリドール2～6 mg/kg/日　または<br>バルプロ酸20～30 mg/kg/日 |

文献11より引用

な反応と赤沈は改善するし，入院期間もASAに比し有意に短い．しかし，心不全は外科的治療では有意に改善できるが，PSL投与のみでは改善されていない．PSLは重症弁膜疾患では生命を救う治療ではなく，外科医にとっては手術時に弁自体が脆弱になるため，使用の是非に関しては依然議論が絶えない．PSLは劇症型リウマチ性心炎においても改善をもたらすとは考えられていない[8]．

## Jones診断基準の心炎の見直し

一方，根本的な"診断基準Criteria"の特異性の問題も指摘されている．1992年改定のJonesの診断基準（表1）にさらに詳細な検討を加えた"New Zeland 2012年診断基準"によると，NSAIDsを使用された単関節炎と，不顕性心炎，つまり心エコー上の大動脈弁逆流（aortic regurgitation：AR），MRを加えた新しい診断基準を使うと，全体の約30％が該当し確定診断の心炎（55％）を足すと心炎は全体の85％に存在することが判明した．またARF自体の診断率も16％増加し，見過ごされているARFがまだあると報告している[10]．

 **エビデンスの使い方**

使用法は，一般にPSL 2 mg/kg/日（上限60 mg），1日1～2回，2～3週間継続し，その後2～3日ごとに5 mg/日ずつ減量する．減量時はASA 75 mg/kg/日を6週間継続併用する[3]．最近の考え方として，軽症心炎にはASAなどのNSAIDs，中等度～重症心炎にはPSLを投与することとして層別化している（表2）．減量は緩徐に行い，おおむね週ごとに半分ずつ減量する．そのため必然的に8～12週必

**表3 ● わが国で提唱されていたリウマチ性心炎のステロイド使用法**

| 週 | 1 | 2 | 3 | 4 | 5 | 6 | 7 | 8 | 9 | 10 | 11 | 12 |
|---|---|---|---|---|---|---|---|---|---|---|---|---|
| 心炎のあるもの<br>発症から6週以内のもの | 40 | 35 | 30 | 25 | 20 | 15 | 10 | 7.5 | 5 | 2.5 | — | — |
| 発症から6週以上のもの | 60 | 55 | 50 | 45 | 40 | 35 | 30 | 25 | 20 | 15 | 10 | 5 |

単位はmg/日
文献12より引用

要になる.急速に減量するとリバウンドすることがある.心炎が併発しても,ベッド上安静と支持療法でおおむね改善するが,弁逆流が強い症例ではいずれ外科的手術も必要になる[11].わが国での使用法の一例を表3に示す[12].これは1970年代の厚労省研究班の研究成果であり,急性期6週間までの開始と,6週間以後の開始症例で使用量と漸減法を分けているが,特別な意味はないと考えられる.

## 使用開始と漸減法

軽症心炎に対しては,NSAIDsで開始し4日経っても治療効果が得られない場合は,PSLに切り替えるべきである.そして2日経過後も炎症が抑制されない場合は,mPSLのパルス療法(30 mg/kg,経静脈投与,1回/日,最大1 g/日,連続3日)を行ってもよい.経口PSLは赤沈が1週間以上正常域に留まるようになるまで投与し,その後漸減する.減量中に炎症が悪化するのを防ぐためにはNSAIDsを併用し,PSL中止後2週間まで続ける.NSAIDsやPSLは急性発症では有効であるものの,長期的な弁の損傷予防や軽減には役立たない[13].

## !Point

- 急性リウマチ熱では,顕性心炎だけでなく不顕性心炎を見逃さないようにする.
- 中等症〜重症心炎症例はPSLが有効とのエビデンスがあり,早期診断,早期使用が必須である.
- 急速に減量すると再燃することがあり,週ごとに5 mg程度ずつ漸減するため,総使用期間は8〜12週になる.
- 再発予防,弁膜症増悪には抗菌薬の長期投与が有効とのエビデンスがある.

## 文献

1) 市田 蕗子, 他：平成21年度 稀少疾患サーベイランス調査結果. 日本小児循環器学会雑誌, 26：348-350, 2010
2) Tani LY：Rheumatic fever and rheumatic heart disease.「Moss & Adams' Heart Disease in Infants, Children, and Adolescents, 8th ed, Vol II, ed」(Allen HD, eds), pp1303-1330, LWW, 2012
3) Gerber MA：Rheumatic Fever, in Section A, part III, chap 118, Etiologic Agents of Infectious Diseases.「Principles and Practice of Pediatric Infectious Disease. 3rd Edition」(Long SS, eds), pp705-711, Churchill Livingstone/Elsevier, 2008
4) Gerber MA：Rheumatic Fever.「Nelson's Textbook of Pediatrics. 19th Edition」(Kliegman RM, eds), pp920-924, Saunders, 2011
5) Cilliers AM, et al：Anti-inflammatory treatment for carditis in acute rheumatic fever. Cochrane Database Syst Rev：CD003176, 2003
6) Voss LM, et al：Intravenous immunoglobulin in acute rheumatic fever: a randomized controlled trial. Circulation, 103：401-406, 2001
7) Dorfman A, et al：The treatment of acute rheumatic fever. Pediatrics, 27：692-706, 1961
8) Marijon E, et al：Rheumatic heart disease. Lancet, 379：953-964, 2012
9) Cillers A, et al：Anti-inflammatory treatment for carditis in acute rheumatic fever. Published Online, 13, 2012
   http://onlinelibrary.wiley.com/doi/10.1002/14651858.CD003176.pub2/full
10) Wilson NJ, et al：New Zealand guidelines for the diagnosis of acute rheumatic fever: small increase in the incidence of definite cases compared to the American Heart Association Jones criteria. N Z Med J, 126：50-59, 2013
11) Mota CCC, et al：Rheumatic Fever.「Paediatric Cardiology, 3rd Edition」(Anderson RH, et al) pp1107-1110, Elsevior, 2009
12) 大国真彦 他：リウマチ熱の診断および内科的治療基準. 日本小児科学会雑誌, 79：396-399, 1975
13) リウマチ熱（小児科）. メルクマニュアル18版 日本語版
    http://merckmanual.jp/mmpej/sec19/ch281/ch281a.html

＜佐地　勉, 高月晋一＞

# 第12章 小児科-4

# 小児ネフローゼ症候群に対する初発時ステロイド治療のエビデンスは？

## ❓ クリニカルクエスチョン

　小児ネフローゼ症候群の初期治療として，1960年代に国際小児腎臓病研究班（International study of kidney disease in children：ISKDC）が合意提唱した2カ月のプレドニゾロン治療（国際法）が広く行われてきたが，再発が多く，ステロイドの長期投与が行われている．しかし，長期投与による副作用は大きな問題である．ステロイドの長期投与は本当に再発を減らすのだろうか？

## 📝 エビデンスの実際

### 1）初発小児特発性ネフローゼ症候群に対する標準治療

　初発小児特発性ネフローゼ症候群に対する治療には，ステロイド（プレドニゾロン）の経口投与を最初に選択する．初発小児特発性ネフローゼ症候群患者の90％は，ステロイド感受性ネフローゼ症候群である．ステロイド感受性は，プレドニゾロン治療開始後4週間以内に寛解するかで判定する．ステロイド感受性患者は，プレドニゾロン治療に対する反応はきわめて良好で，すみやかな寛解が期待できる．プレドニゾロン治療が終了した後は，寛解を維持し，再発を起こさないことが目標となる．

　プレドニゾロン治療は，1960年代に国際小児腎臓病研究班が標準的な治療法としてプレドニゾロンの2カ月投与（国際法）を提唱し，国内外で広く行われてきた．しかし，治療中止後2年間でステロイド感受性患者の約60％が再発を起こし，約40〜50％が比較的短期間に再発をくり返す「頻回再発型」やプレドニゾロンの減量や中止に伴い再発する「ステロイド依存性」に移行する．再発をくり返す頻回再発型の場合は，長期にわたり大量のプレドニゾロン投与が必要となるため，プ

レドニゾロン特有の副作用が治療継続上の問題となる．したがって，ステロイド感受性の初期治療では，頻回再発への移行を回避することが治療上の要点である．

## 2) ステロイド投与法のエビデンス

ISKDCが国際法を提唱して以降，プレドニゾロンの長期投与法が検討された．コクランレビューのメタ解析では，初期治療のプレドニゾロン3～7カ月の長期投与法は，ISKDCの国際法に比較して，1～2年後の再発リスクを減少することが示され，海外では長期投与法が推奨される傾向にある．しかしこれまでの試験は，症例数が少なく，成長障害や骨粗鬆症などの薬物有害反応の評価が不十分で，品質管理が不十分などの問題があり，「このメタ解析の結果を確認するための適切にデザインされた十分に有効な無作為化比較試験が必要である」とコクランレビューは結論した[1]．

わが国の国際法の成績は，海外の国際法より良く，長期投与法とも遜色なく，日本人患者では国際法は長期投与法と同等の有効性がある可能性がある．著者らは，小児ステロイド感受性ネフローゼ症候群に対する初期治療法のエビデンスを確立するために，国際法の再発防止効果は長期投与法（6カ月投与）に劣らないという仮説を立て，プレドニゾロン2カ月（国際法）と6カ月（長期法）投与の多施設共同無作為化比較試験を実施した．主要評価項目である頻回再発までの期間において，国際法が長期投与法に劣らない（非劣性）ことが検証された（ハザード比0.85，90％信頼区間0.64-1.16，P＝0.01）．副次評価項目である無再発期間においても国際法と長期投与法に有意な差は認められなかった（ハザード比0.96，95％信頼区間0.72-1.31，P＝0.86）．プレドニゾロンによる副作用は，中心性肥満は長期投与法群で多い傾向を示したが，その他の事象は一過性のものがほとんどで，頻度および重症度に群間差は認められなかった．

以上から小児ネフローゼ症候群の初発治療として国際法を推奨すると結論した[2]．オランダ，インドの研究グループからも無作為化比較試験により長期投与法の優越性が検証されなかったことが報告されており[3)4]，プレドニゾロン初発治療に関するコクランレビューの改訂作業が開始されている．

**エビデンスの使い方**

　小児ステロイド感受性ネフローゼ症候群に対する初期治療法として，プレドニゾロン2カ月投与（国際法：60 mg/m$^2$/日毎日4週間投与，引き続き40 mg/m$^2$/2日隔日4週間投与）を推奨する．

**Point**

- 小児ステロイド感受性ネフローゼ症候群に対する初期治療法確立のための，プレドニゾロン2カ月（国際法）と6カ月（長期法）投与の多施設共同無作為化比較試験で，国際法が長期投与法に劣らない（非劣性）ことが検証された．
- 小児ステロイド感受性ネフローゼ症候群に対する初期治療法として，プレドニゾロン2カ月投与（国際法：60 mg/m$^2$/日毎日4週間投与，引き続き40 mg/m$^2$/2日隔日4週間投与）を推奨する．

**文献**

1) Hodson EM, et al：Corticosteroid therapy for nephrotic syndrome in children. Cochrane Database Syst Rev：CD001533, 2005
2) Yoshikawa N, et al：A multicenter randomized trial indicates initial prednisolone treatment for childhood nephrotic syndrome for two months is not inferior to six-month treatment. Kidney Int, 87：225-232, 2015
3) Teeninga N, et al：Extending prednisolone treatment does not reduce relapses in childhood nephrotic syndrome. J Am Soc Nephrol, 24：149-159, 2013
4) Sinha A, et al：Extending initial prednisolone treatment in a randomized control trial from 3 to 6 months did not significantly influence the course of illness in children with steroid-sensitive nephrotic syndrome. Kidney Int, 87：217-224, 2015

＜吉川徳茂＞

# 第12章 小児科-5

## 小児の喘息に対する最適な吸入ステロイドの種類と用量，使用法は？

### クリニカルクエスチョン

　小児気管支喘息の病態は気道のアレルギー性慢性炎症である．吸入ステロイドは抗炎症作用を有する最も重要なコントローラーとして，薬剤の種類，吸入方法の差，吸入期間にかかわらずその有効性が認められており臨床上広く使用されている[1]．国内外のガイドラインにおいても長期管理のコントローラーとして中心的薬剤である[2)3)]．現在わが国で，小児に対して保険適用が認められている吸入ステロイドはブデソニド，ベクロメタゾン，フルチカゾン，シクレソニドの4種類で，性状は薬剤により異なっている．

　小児気管支喘息に対して最適な吸入ステロイドの種類と用量，使用法について，どのようなエビデンスがあるだろうか．

### エビデンスの実際

　フルチカゾンとブデソニド（ドライパウダー吸入器：DPI）を症状，短時間作用性β刺激薬使用回数，呼吸機能の観点から比較した成績では（対象：4〜11歳，323名）フルチカゾンの優位性が示されている[4]．成人を含むメタ解析の結果でも同様である[5]．

　成人を含む成績ではあるが，フルチカゾンとHFA（代替フロンガス）-ベクロメタゾンとの比較ではHFA-ベクロメタゾンはフルチカゾンと同様〜やや優位と評価されている[6]．

　シクレソニドは気道で代謝されて活性体となるプロドラッグで微粒子という特徴も有する．シクレソニドとその他の吸入ステロイドを同等量もしくはシクレソニドが少ない量で比較検討した6研究のメタ解析（4〜17歳，3,256名）のうち，

シクレソニドとブデソニド（使用量1：2および使用量1：1）を比較した結果では，喘息症状，発作頻度，副作用の発現頻度ともに両群間に有意差がなかった．しかし，24時間尿中のコルチゾールレベルはブデソニド使用群で有意に低値であった（使用量1：2）．シクレソニドとフルチカゾン（使用量1：2）で比較した成績では喘息症状，副作用の発現頻度，24時間尿中のコルチゾールレベルに関して有意差を認めなかったが，発作の頻度はシクレソニド使用群で高かった[7]．

### 成長抑制について

8,471名を対象とした25研究のメタ解析によると，低用量～中用量の吸入ステロイドの連日投与により，投与開始1年目はコントロール群に比べて有意の抑制（約0.5 cm/年）を認めた．抑制は2年目以降は少なくなり有意ではなくなった[8]．

##  エビデンスの使い方

炎症細胞は大気道から小気道まで気道粘膜組織に広く分布しているので，抗炎症作用を発揮するためには大気管支から細気管支まで広く到達・沈着する製剤が望ましいとの考え方がある[6) 9)]．微粒子エアロゾルであるHFA–ベクロメタゾンは優位性を示す可能性が示されているが，同じく微粒子であるシクレソニドのメタ解析の結果はその可能性を示してはいない[7]．

吸入ステロイドをガイドラインに準拠して使用し，良好なコントロール状態が得られている小児喘息児に対して吸入ステロイドをあえて変更する意義は少ない．吸入ステロイドの有効性や副作用を決定する因子は薬物の種類のみならず，製剤の種類〔懸濁液，ドライパウダー，pMDI（pressurized metered–dose inhaler：定量噴霧吸入）〕，ネブライザーの性能，スペーサーやマスクなどの吸入補助器具の性能，吸入手技，アドヒアランスなどに影響を受ける．喘息の真の重症度に対応した吸入ステロイドを処方しているにもかかわらず，良好なコントロール状態が得られない場合は，環境整備の点検，上記の有効性に関与する諸因子の検討を行う必要がある．それでもコントロール状態が不良もしくは十分でない場合には上記の要因を勘案して製剤を変更する．どの製剤を使用するにしても最適な使用量は良好なコントロール状態が得られる最小量である．

吸入ステロイドの連日投与は，成人年齢に達した時点でのわずかな身長の低下

をきたす可能性があるが，この不利益は小児喘息のコントロールに果たす吸入ステロイドの利益を考慮するとわずかなものである．

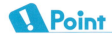

- 吸入ステロイドの有効性を決定する因子は多岐にわたるので，すべての患児に最適な吸入ステロイドは存在しない．
- 患児の状況に応じ，ガイドラインに準拠して使用し，良好なコントロールが得られる最低量で維持する．

### 文献

1) Castro-Rodriguez JA & Rodrigo GJ：Efficacy of inhaled corticosteroids in infants and pre-schoolers with recurrent wheezing and asthma: a systematic review with meta-analysis. Pediatrics, 123：e519-e525, 2009
2) Global initiative for asthma management and prevention revised 2014
   http://www.ginasthma.org/local/uploads/files/GINA_Report_2014_Aug12.pdf
3)「小児気管支喘息治療・管理ガイドライン2012」（濱崎雄平，他/監修）協和企画，2011
4) Williams J & Richards KA：Ease of handling and clinical efficacy of fluticasone propionate Accuhaler/Diskus inhaler compared with the Turbohaler inhaler in paediatric patients. UK Study Group. Br J Clin Pract, 51：147-153, 1997
5) Stempel DA, et al：Cost-efficacy comparison of inhaled fluticasone propionate and budesonide in the treatment of asthma. Clin Ther, 22：1562-1574, 2000
6) Colice G, et al：Asthma outcomes and costs of therapy with extrafine beclomethasone and fluticasone. J Allergy Clin Immunol, 132：45-54, 2013
7) Kramer S, et al：Ciclesonide versus other inhaled corticosteroids for chronic asthma in children. Cochrane Database Syst Rev, 2：CD010352, 2013
8) Zhang L, et al：Inhaled corticosteroids in children with persistent asthma: effects on growth. Cochrane Database Syst Rev, 7：CD009471, 2014
9) Molimard M, et al：Improvement of asthma control with beclomethasone extrafine aerosol compared to fluticasone and budesonide. Respir Med, 99：770-778, 2005

＜濱崎雄平，松尾宗明＞

# 小児喘息コントロール不良時のステップアップの方法は？代わりに使用できる薬剤は？

## クリニカルクエスチョン

　喘息の長期管理は良好なコントロール状態を長期に維持することにより，QOLを維持し，呼吸機能の改善を図ることを目標としている[1]．したがって，コントロール状態が不良であれば，生活環境の増悪因子や発作の誘発因子を除去し，吸入手技などの啓発・教育活動を実施するとともに抗炎症薬（長期管理薬）のステップアップを行う．小児喘息コントロール不良時のステップアップの方法について，どのようなエビデンスがあるのだろうか．

　また，長期管理に使用する基本の抗炎症薬は吸入ステロイドとロイコトリエン受容体拮抗薬（leukotriene receptor antagonist：LTRA）であり，長時間作用性$\beta_2$刺激薬（long acting $\beta_2$ agonist：LABA），テオフィリン，クロモグリク酸ナトリウム（sodium cromoglycate：DSCG）を必要に応じて追加治療薬として併用する．実際の臨床現場で代わりに使用できる薬剤には，どのようなものがあるだろうか．

## エビデンスの実際

### 1）ステップアップの方法について

　JPGL（小児気管支喘息治療・管理ガイドライン）では，コントロール状態を指標に低用量（フルチカゾン換算で〜100 μg/日），中用量（フルチカゾン換算で〜200 μg/日），高用量（フルチカゾン換算で〜400 μg/日）と段階的にステップアップすることが推奨されており[1]，GINA（Global Initiative for Asthma）では，5歳以下ではコントロール状態を指標に低用量，その倍量とステップアップ，6〜11歳では低用量，中／高用量とステップアップすることが示されている[2]．

200μg/日のフルチカゾンを使用しているにもかかわらずコントロールが不良な182名の患児（6〜17歳）を対象として，①フルチカゾンを500μg/日に増量する群，②200μg/日のフルチカゾンにLABAを追加する群，③200μg/日のフルチカゾンにLTRAを追加する群いずれの方式によるステップアップが有効であるかを比較検討した報告によると，フルチカゾンの増量が有効な群，およびLTRA追加が有効な群がそれぞれ25％強，LABA追加が有効であった群が40％強であった[3]．症状のコントロールを指標として判断するとLABAの追加の優位性が高く，実際に成人領域では吸入ステロイドとLABA配合剤の有効性が示されている[4]．しかし配合剤について4歳以下の成績は得られておらず，小児では吸入ステロイドの増量が推奨されている[5]．

## 2）代用薬・併用薬についてのエビデンス

軽症〜中等症持続型に対しては，代用薬としてLTRAの有効性が示されている[6]．2〜8歳の395名の軽症持続型喘息患児を①ブデソニド懸濁液を500μg 1回/日吸入群と，②LTRA 1日1回内服群とに分け，喘息発作によりブデソニドの増量もしくは経口ステロイドの投与が必要になるまでの期間を指標に有効性を比較した成績によると，1年後の最終結果では両群に有意差が認められなかった．ただし，途中経過では吸入ステロイド群がやや有効性が高いことが示されている．6〜12歳の342名の喘息児を対象とした，①フルチカゾン（100μg/日）吸入群と②LTRA 1日1回内服群を比較検討した研究でも，有効性は両群ともに認めるもののフルチカゾン吸入群の有効性がやや高いとの報告がある[7]．

 ## エビデンスの使い方

成人喘息の治療では吸入ステロイドとLABAの配合剤が基本治療薬としてもステップアップの薬剤としても重要度が増している．小児領域でもステップアップの方法として配合剤の使用が検討されつつある．しかし，患者によりステロイド増量や併用薬の有効性は異なることが示されており[3]，小児では安全性にも未知の部分が多いため，現時点では配合剤ではなくステロイド単剤の増量によるステップアップが推奨される．ただし，ステロイドを増量してもステロイドの効果は比例して増強するわけではなく高用量では頭打ちになり，副作用が顕在化するので，

高用量へのステップアップは（乳幼児では中用量へのステップアップから）専門家へ紹介することが望ましい．LTRAは軽症〜中等症の一部では代用薬として，中等症，重症では吸入ステロイドの併用薬としての使用が可能である．

## !Point

- コントロール状態が不良や不十分の場合は，増悪因子や誘発因子を除去し，吸入ステロイドを段階的に増量する（ガイドライン参照）．
- 吸入ステロイドの代替薬として，軽症持続型に対してはLTRAが有効である．
- 追加薬として，中等症持続型以上に対してはLTRAとLABAが有効である．

### 文献

1) 「小児気管支喘息治療・管理ガイドライン2012」（濱崎雄平，他/監修）協和企画，2011
2) Global initiative for asthma management and prevention revised 2014
http://www.ginasthma.org/local/uploads/files/GINA_Report_2014_Aug12.pdf
3) Essilfie-Quaye S, et al：Comparison of Symbicort® versus Pulmicort® on steroid pharmacodynamic markers in asthma patients. Respir Med, 105：1784-1789, 2011
4) Lemanske RF Jr, et al：Step-up therapy for children with uncontrolled asthma receiving inhaled corticosteroids. N Engl J Med, 362：975-985, 2010
5) Ducharme FM, et al：Addition of long-acting beta2-agonists to inhaled steroids versus higher dose inhaled steroids in adults and children with persistent asthma. Cochrane Database Syst Rev：CD005533, 2010
6) Szefler SJ, et al：Comparative study of budesonide inhalation suspension and montelukast in young children with mild persistent asthma. J Allergy Clin Immunol, 120：1043-1050, 2007
7) Ostrom NK, et al：Comparative efficacy and safety of low-dose fluticasone propionate and montelukast in children with persistent asthma. J Pediatr, 147：213-220, 2005

＜濱崎雄平，松尾宗明＞

第12章 小児科-7

# 小児の軽症喘息の
# ステップダウンの方法は？
# 間欠療法の是非は？

 ## クリニカルクエスチョン

　喘息の長期管理は，良好なコントロール状態を長期に維持することにより，QOLを維持し，呼吸機能の改善を図ることを目標としている[1]．したがって，コントロール状態が良好であれば，環境調整や吸入手技などの啓発・教育活動を継続すると同時に抗炎症薬（長期管理薬）のステップダウンを考慮する．小児の軽症喘息のステップダウンの方法について，どのようなエビデンスがあるのだろうか？

 ## エビデンスの実際

### 1) ステップダウンの方法についてのエビデンス

　ステップダウンは使用薬剤の減量もしくは併用薬剤の中止という形式で行われる．GINAやJPGL2012など多くの国内外のガイドラインにおいて，コントロールが良好になれば吸入ステロイドは減量（ステップダウン）することが指示されている[1,2]．ステップダウンを開始するまでの期間や条件について明確なコンセンサスは得られていないが，コントロール状態良好の場合は3カ月を目安に治療をステップダウンすることがエキスパートパネルの意見として提示されている[1,2]．コントロール状態を指標に減量を進め，継続的に喘息の良好なコントロールが得られた場合，完全に中止する前段階として，増悪因子が作用したときに予防的に吸入ステロイドを短期間追加する方法が提案されている[3]．その根拠として2つの成績を紹介する．

● TREXA study[4]

　5～8歳の軽症持続型喘息患者288人を，①群：ベクロメタゾン吸入（2回/日）＋症状出現時に短時間作用性$\beta_2$刺激薬（short acting $\beta_2$ agonist：SABA）

とベクロメタゾン吸入薬をレスキューとして使用する群，②群：ベクロメタゾン吸入（2回/日）＋症状出現時にSABA吸入をレスキューとして使用する群，③群：プラセボ吸入（2回/日）＋症状出現時にSABAとベクロメタゾン吸入をレスキューとして使用する群，④群：プラセボ吸入（2回/日）＋症状出現時にSABA吸入をレスキューとして使用する群の4群に分け，経口ステロイドが必要になる発作が出現するまでの日数を比較した．結果は③群と①②群との間に有意差を認めず，軽症喘息では吸入ステロイドの間欠療法が有効であることを示した．

● Helsinki study[5]

　Turpeinenらは5〜10歳の新規の喘息患児を，①群：ブデソニド400 $\mu$g（2回/日）1カ月，その後ブデソニド200 $\mu$g（2回/日）を5カ月，さらにその後ブデソニド100 $\mu$g（2回/日）を12カ月継続使用群，②群：最初の6カ月は①群と同じで，その後発作時にブデソニド400 $\mu$g（2回/日）14日間使用群，③群：18カ月間DSCG（クロモグリク酸ナトリウム）（3回/日）吸入群（発作時にはすべての群でSABA頓用）に分けて呼吸機能，発作回数，成長抑制に関して検討した．①②群では最初6カ月は有意に③群に比して発作回数の低下，呼吸機能の改善を認めるとともに成長抑制も認めた．しかし，18カ月後には呼吸機能は群間で有意差を認めなくなった．また，成長抑制も差を認めなくなった．7〜18カ月の時期には①群のみが発作回数が有意に少なかったが，症状なしの日数で比較すると①②群では差を認めなかった．

　低用量の吸入ステロイドを持続的に使用すると，より発作のコントロールは良いが，間欠投与より成長抑制のリスクが高くなるので喘息症状がコントロールできればすみやかに減量すべきであるし，患児によっては間欠療法で十分な群が存在する．

## 2) 間欠療法の是非についてのエビデンス

　間欠療法についてのメタ解析の成績は，発作の頻度，経口ステロイドの必要回数，$\beta_2$刺激薬使用回数では持続的に使用する群と有意差がないが，症状なしの日数では持続投与群にやや劣るという結果が示されている[6]．

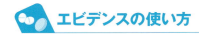

## エビデンスの使い方

　TREXA studyやHelsinki studyでは軽症喘息では間欠的な吸入ステロイドの使用も有効であることが示された．コントロール療法として間欠療法の是非をメタ解析した結果では継続使用と間欠使用で多くの項目に有意差がないというものであるが，発作回数については継続使用が優位であり，現時点で間欠療法を積極的に支持するエビデンスはない．しかし，軽症喘息で吸入ステロイドの中止（ステップダウン）を考慮する際の間欠使用の有効性が示されたと考えられる．

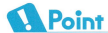

- コントロール状態が3カ月間良好であればステップダウンをする．
- 軽症持続型では吸入ステロイド間欠療法が有効である．ステロイド中止前の療法としても有効性が示唆される．

### 文献

1) 「小児気管支喘息治療・管理ガイドライン2012」（濱崎雄平，他／監修）協和企画，2011
2) Global initiative for asthma management and prevention revised 2014
   http://www.ginasthma.org/local/uploads/files/GINA_Report_2014_Aug12.pdf
3) de Benedictis FM & Bush A：Corticosteroids in respiratory diseases in children. Am J Respir Crit Care Med, 185：12-23, 2012
4) Martinez FD, et al：Use of beclomethasone dipropionate as rescue treatment for children with mild persistent asthma (TREXA)：a randomised, double-blind, placebo-controlled trial. Lancet, 377：650-657, 2011
5) Turpeinen M, et al：Daily versus as-needed inhaled corticosteroid for mild persistent asthma (The Helsinki early intervention childhood asthma study). Arch Dis Child, 93：654-659, 2008
6) Rodrigo GJ & Castro-Rodríguez JA：Daily vs. intermittent inhaled corticosteroids for recurrent wheezing and mild persistent asthma: a systematic review with meta-analysis. Respir Med, 107：1133-1140, 2013

　　　　　　　　　　　　　　　　　　　　　　　　　　　＜濱崎雄平，松尾宗明＞

# 第12章 小児科-8

# 小児の強い急性喘息（中発作以上）において吸入ステロイドはどの程度全身性ステロイドに匹敵するか？

## クリニカルクエスチョン

　海外では発作の治療に経口のステロイドが使用されることが多いが，わが国では中発作以上の強度の喘息発作には静脈内投与が中心であり，吸入ステロイドを使用することは少ない．

　強い急性発作において，吸入ステロイドはどの程度全身性ステロイドに有効性が匹敵するのであろうか？

## エビデンスの実際

### 1) 全身性ステロイド

　小児の喘息発作に対する基本の処置は，喘鳴，呼吸困難症状に対して即効性のある短時間作用性$\beta_2$刺激薬吸入の反復もしくは持続吸入である．同時にステロイドの全身投与（静脈内投与，経口投与）が通常行われており，その有効性については多くのエビデンスが示されている[1) 2)]．全身性ステロイドが使用される理由は，抗炎症作用により，気道の浮腫を軽減させ，Th2リンパ球機能を抑制することによって炎症を消退させることを期待するためである．

　救急外来で全身性ステロイドを使用すると症状スコアを軽減し，$SpO_2$を上昇させ，呼吸機能を改善し，早期の退院を可能とすることによって入院期間を短縮し，再燃を抑制することができる．効果は，重症で，全身性ステロイドが発作の発現前に投与されていない患児でより大きい．ただし，効果はただちに出現するわけではなく，2〜12時間遅れて認められる．経口と静注ではほぼ同等の効果が期待され，薬剤の種類による差は認めない．また，用量と効果は比例しない[3) 4)]．

　小発作〜中発作ではプレドニゾロン（1〜2 mg/kg）を経口で1回投与するのみ

でも有効とされる[5]．投与期間は患者の反応性にもよるが，通常3～10日で，中止時に漸減する必要はない[6]．

### 2) 吸入ステロイド

発作時の吸入ステロイドの有効性を検討したメタ解析（17の無差別コントロール研究）では，救急室で高用量の複数回短期間の吸入を行った場合，入院のリスクを下げる結果が得られているが，呼吸機能改善は少ないと報告されている[7]．

全身性ステロイドとの比較検討では，小～中発作の場合は高用量のフルチカゾン（1 mg×2回/日）吸入と経口のプレドニゾロンは同効果との報告がある[8]．しかし，大発作に対しては経口プレドニゾロンは高用量のフルチカゾン（2 mgの1回吸入）より明らかに有効との報告がある[9]．

 **エビデンスの使い方**

全身性ステロイド（経口，静注）が急性発作に有効とのエビデンスは確立されている．高用量の吸入ステロイド（1～2 mg）も小～中発作では短期間にくり返し使用すればほぼ同程度の有効性が認められる．しかしながら大発作以上では全身性ステロイドが優位である．したがって，急性の強い発作に経口や静注の全身ステロイドに代えて高用量の吸入ステロイドを使用することはコストの面からも有効性からも推奨できず，発作における吸入ステロイドの適応は小～中発作に限定される．

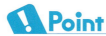

- 大発作以上の喘息発作には，全身性（経口，静注）ステロイドを使用すべきである．
- 発作時の吸入ステロイドの使用は小～中発作に限定される．

#### 文献

1) Younger RE, et al：Intravenous methylprednisolone efficacy in status asthmaticus of childhood. Pediatrics, 80：225-230, 1987
2) Scarfone RJ, et al：Controlled trial of oral prednisone in the emergency department treatment of children with acute asthma. Pediatrics, 92：513-518, 1993

3) Hendeles L：Selecting a systemic corticosteroid for acute asthma in young children. J Pediatr, 142：S40-S44, 2003
4) Harris JB, et al：Early intervention with short courses of prednisone to prevent progression of asthma in ambulatory patients incompletely responsive to bronchodilators. J Pediatr, 110：627-633, 1987
5) Horowitz L, et al：Acute asthma. Single dose oral steroids in paediatric community clinics. Eur J Pediatr, 153：526-530, 1994
6) O'Driscoll BR, et al：Double-blind trial of steroid tapering in acute asthma. Lancet, 341：324-327, 1993
7) Rodrigo GJ：Rapid effects of inhaled corticosteroids in acute asthma: an evidence-based evaluation. Chest, 130：1301-1311, 2006
8) Manjra AI, et al：Efficacy of nebulized fluticasone propionate compared with oral prednisolone in children with an acute exacerbation of asthma. Respir Med, 94：1206-1214, 2000
9) Schuh S, et al：A comparison of inhaled fluticasone and oral prednisone for children with severe acute asthma. N Engl J Med, 343：689-694, 2000

＜濱崎雄平，松尾宗明＞

# 小児のウイルス性喘鳴に対するステロイドの効果は？

## クリニカルクエスチョン

日常臨床では乳幼児のウイルス性気道感染に起因する喘鳴に対し気道の浮腫軽減を期待して吸入もしくは経口ステロイドが投与されることがある．その効果について，どのようなエビデンスがあるだろうか．

## エビデンスの実際

ライノウイルスもしくはRSウイルス感染による喘鳴に対しプレドニゾロンを投与したところ入院期間が短縮された[1]という報告がある一方で，ウイルス感染に伴う喘鳴に対して経口プレドニゾロンを家庭や病院で5日間投与した成績では有効性が認められなかったとの報告がある[2,3]．

喘鳴をくり返す乳幼児に対してBisgaard（PAC study[4]）らは，吸入ステロイド（ブデソニド400 μg/日）を気道感染症状が出現したときに3日間吸入させてエピソードの回数と喘鳴の継続時間を1年間プラセボと比較検討した．その結果エピソードの回数，症状，喘鳴の経過時間に有意差は認められなかった．

Wilsonらはepisodic viral wheeze（ウイルス感染で喘鳴を反復するが，それ以外の間欠期には症状がない喘鳴）の乳幼児に対してブデソニド400 μg/日を4カ月間連続投与し，症状スコア，経口ステロイド使用回数，入院回数についてプラセボ群と比較検討した．いずれの項目においてもプラセボ群と有意差を認めなかった[5]．

Ducharmeらは1～6歳の上気道感染に伴い喘鳴をくり返す患児に対して，6～12カ月間，気道感染症状が出現した際に高用量フルチカゾン（1,500 μg/日）を連日10日間吸入させてプラセボと比較検討した．経口ステロイドを必要とする発

作の回数は1／2に減少した．しかしながら，成長抑制が認められた[6]．

Bacharierらは1〜5歳の喘鳴をくり返す238名の乳幼児に対して，エピソード時にブデソニド2,000μg/日を7日間吸入する群とロイコトリエン受容体拮抗薬（LTRA）4 mg/日を7日間連日内服する群とに分けプラセボ群と比較した[7]．患児のうちmodified asthma predictive index（mAPI）が陽性の児では両群ともプラセボ群に比較して呼吸状態やactivity scoreが軽症化した．無症状で経過する日数と経口ステロイドの必要性は吸入ステロイドとLTRA両群間で差がなかった．

## エビデンスの使い方

2006年に報告された3つの報告 PAC study[4]，PEAK study[8]，IFWIN study[9]によると，乳幼児期のくり返す喘鳴に対して吸入ステロイドを使用しても小児喘息への進展を予防することはできないことが示されている．すなわち，気道感染に起因する喘鳴に対するステロイドによる治療介入は，その時点での症状改善が目的となる．

乳幼児の喘鳴には，ERS（European Respiratory Society：欧州呼吸器学会）のEuropian Task Forceが提唱している episodic viral wheeze と multiple-triggered wheeze（運動，気候の変化，アレルゲン吸入など，感染以外の要因でも起きる喘鳴）という2つの臨床病型があることを前提に考えると理解しやすい[10]．このサブクラスをどのように処理しているかにより報告された成績に差がある．

ライノウイルスに代表される上気道ウイルス感染に誘発される喘鳴（いわゆるepisodic viral wheeze）に対して吸入ステロイドを投与することは通常量では無効であり，高用量を使用すると有効との報告があるが，副作用を考慮すると望ましくない[6]．

mAPIが陽性のアトピー性素因が強い患児には高用量吸入ステロイド吸入が有効と考えられるがLTRAでも代用ができる．すなわち，ウイルス感染に起因する喘鳴に対して基本的に短期間のステロイド投与は行うべきではなく，使用する場合は入院が必要な重症児でアトピー性喘息の可能性が強く示唆される乳幼児のみに限定するべきである．

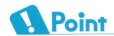

- アレルギー素因を認めない乳幼児の上気道感染に伴う喘鳴に対してはステロイドは無効であり，原則使用すべきでない．
- アトピー性喘息で気道ウイルス感染により強い喘息発作が誘発されたと考えられる患児に対しては使用してもよい．

### 文献

1) Jartti T, et al：Evaluation of the efficacy of prednisolone in early wheezing induced by rhinovirus or respiratory syncytial virus. Pediatr Infect Dis J, 25：482–488, 2006
2) Oommen A, et al：Efficacy of a short course of parent–initiated oral prednisolone for viral wheeze in children aged 1–5 years: randomised controlled trial. Lancet, 362：1433–1438, 2003
3) Panickar J, et al：Oral prednisolone for preschool children with acute virus–induced wheezing. N Engl J Med, 360：329–338, 2009
4) Bisgaard H, et al：Intermittent inhaled corticosteroids in infants with episodic wheezing. N Engl J Med, 354：1998–2005, 2006
5) Wilson N, et al：Effect of continuous treatment with topical corticosteroid on episodic viral wheeze in preschool children. Arch Dis Child, 72：317–320, 1995
6) Ducharme FM, et al：Preemptive use of high–dose fluticasone for virus–induced wheezing in young children. N Engl J Med, 360：339–353, 2009
7) Bacharier LB, et al：Episodic use of an inhaled corticosteroid or leukotriene receptor antagonist in preschool children with moderate–to–severe intermittent wheezing. J Allergy Clin Immunol, 122：1127–1135.e8, 2008
8) Murray CS, et al：Secondary prevention of asthma by the use of Inhaled Fluticasone propionate in Wheezy INfants（IFWIN）：double–blind, randomised, controlled study. Lancet, 368：754–762, 2006
9) Guilbert TW, et al：Long–term inhaled corticosteroids in preschool children at high risk for asthma. N Engl J Med, 354：1985–1997, 2006
10) Bacharier LB, et al：Patient characteristics associated with improved outcomes with use of an inhaled corticosteroid in preschool children at risk for asthma. J Allergy Clin Immunol, 123：1077–82, 1082.e1–5, 2009

＜濱崎雄平，松尾宗明＞

# クループに対するステロイドの効果は?

## クリニカルクエスチョン

クループは6カ月～3歳児に多く、24～72時間程度の咳嗽、鼻汁、発熱などの前駆症状に引き続き、嗄声、犬吠様咳嗽、喘鳴、吸気性の呼吸困難をきたす疾患であり、乳幼児の気道閉塞性疾患のなかで最も頻度が高い。治療としてアドレナリン（エピネフリン）の吸入が行われるが、炎症を抑制し、喉頭浮腫を軽減する目的で全身性ステロイド（経口、静注、筋注）が投与されることが多い。その有効性について、どのようなエビデンスがあるだろうか。

また、どのステロイドをどのくらいの用量、どの経路で使用すべきだろうか。また重症度による差はあるのだろうか。

## エビデンスの実際

クループに対するステロイドの治療については1980年代から数多くの成績が報告されており、全身性ステロイドも吸入ステロイドもともに有効であることが証明されている[1)～4)]。無差別コントロール研究（35研究、対象4,299人）をメタ解析した結果によるとWestley Score、再診率、入院率はステロイド使用群で有意に低く、アドレナリンの使用量も低下、救急外来で治療に費やした時間も入院期間も有意に短縮したことが示されている[5)]。全身性ステロイドの投与は吸入ステロイドと比較して同等、もしくはわずかに優れると報告されている[6)～8)]。

ただし、全身性ステロイドに吸入ステロイドを追加しても有効性がさらに増加することはない[9)]。デキサメタゾンを経口と筋注とで比較した成績では症状スコア、入院頻度、追加治療の必要性ともに有意差がないことが示されている[10)  11)]。Amirらは、再受診の頻度で比較しデキサメタゾン筋注が経口投与よりも有効性が高いことを報告している[12)]。

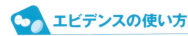

## エビデンスの使い方

クループに対しては全身性ステロイド，吸入ステロイドともに有効性が確立しており，中等症〜重症のクループ患児にはステロイドの投与は必須である．単回投与でも有効である．しかし，全身性ステロイドに吸入ステロイドを追加投与する意義は認められていない．推奨量はデキサメタゾンで0.15〜0.3 mg/kg（経口，筋注），ブデソニド吸入で2 mg/回である．しかし，コスト面と投与の容易さから全身性ステロイド投与が推奨される[13]．

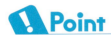

- クループに対してはアドレナリンの吸入に加えて全身性ステロイドもしくは吸入ステロイドが有効である．
- 全身性ステロイドと吸入ステロイドの併用は行わない．

### 文献

1) Kairys SW, et al：Steroid treatment of laryngotracheitis: a meta-analysis of the evidence from randomized trials. Pediatrics, 83：683-693, 1989
2) Tibballs J, et al：Placebo-controlled trial of prednisolone in children intubated for croup. Lancet, 340：745-748, 1992
3) Ausejo M, et al：The effectiveness of glucocorticoids in treating croup: meta-analysis. BMJ, 319：595-600, 1999
4) Cherry JD：Clinical practice. Croup. N Engl J Med, 358：384-391, 2008
5) Russell KF, et al：Glucocorticoids for croup. Cochrane Database Syst Rev：CD001955, 2011
6) Geelhoed GC & Macdonald WB：Oral and inhaled steroids in croup: a randomized, placebo-controlled trial. Pediatr Pulmonol, 20：355-361, 1995
7) Johnson DW, et al：A comparison of nebulized budesonide, intramuscular dexamethasone, and placebo for moderately severe croup. N Engl J Med, 339：498-503, 1998
8) Cetinkaya F, et al：A comparison of nebulized budesonide, and intramuscular, and oral dexamethasone for treatment of croup. Int J Pediatr Otorhinolaryngol, 68：453-456, 2004
9) Geelhoed GC：Budesonide offers no advantage when added to oral dexamethasone in the treatment of croup. Pediatr Emerg Care, 21：359-362, 2005
10) Rittichier KK & Ledwith CA：Outpatient treatment of moderate croup with dexamethasone: intramuscular versus oral dosing. Pediatrics, 106：1344-1348, 2000
11) Donaldson D, et al：Intramuscular versus oral dexamethasone for the treatment of moderate-to-severe croup: a randomized, double-blind trial. Acad Emerg Med, 10：16-21, 2003
12) Amir L, et al：Oral betamethasone versus intramuscular dexamethasone for the treatment of mild to moderate viral croup: a prospective, randomized trial. Pediatr Emerg Care, 22：541-544, 2006
13) de Benedictis FM & Bush A：Corticosteroids in respiratory diseases in children. Am J Respir Crit Care Med, 185：12-23, 2012

＜濱崎雄平，松尾宗明＞

# 小児の細気管支炎に対するステロイドの効果は?

## クリニカルクエスチョン

　乳幼児期の呼気性喘鳴の原因として細気管支炎は重要である．その原因として最も多いのはRSウイルス感染である．乳幼児期には喘息の急性発作との鑑別が困難であるため，臨床現場では全身性ステロイドや吸入ステロイドの投与が行われることがある．細気管支炎に対してステロイドは有効なのであろうか．また，そのエビデンスにはどのようなものがあるのだろうか．

## エビデンスの実際

　呼吸管理を行っているRSウイルスによる急性細気管支炎の重症患児に，デキサメタゾン0.15 mg/kgを静注で6時間おきに48時間投与した成績では有効性が報告されている[1]．救急外来でアドレナリン（エピネフリン）と高用量の経口デキサメタゾン（1 mg/kgを1回投与し，その後0.6 mg/kgを5日間投与するプロトコール）を併用することにより入院の患者数を減少させ，入院患者では退院までの日数を減少させ，症状の改善が早かったとの報告がある[2,3]．

　しかし，17の無差別コントロール試験のメタ解析の結果では，全身性ステロイドも吸入ステロイドも無効であると報告されている[4]．また，急性期の細気管支炎に全身性ステロイドを経口で投与しても，吸入ステロイドを投与しても，細気管支炎罹患後のくり返す喘鳴の発生を予防することはできないことが報告されている[5,6]．

## エビデンスの使い方

　急性細気管支炎に対して全身性ステロイドはルーチンに使用すべきではない．た

だし，非常に重症もしくは人工呼吸器を使用している患児では使用を考慮する．吸入ステロイドが急性期の経過を改善させるというエビデンスは得られていないので使用しない．吸入ステロイドのみならず，全身性ステロイドを急性期に使用してもその後の再発性の喘鳴を予防できるエビデンスはなく，また，ステロイドは肺と脳の発達に影響を与えるとの報告もあるので[7]，RSウイルスを含めたウイルス性の細気管支炎に対してステロイドは原則使用しない．

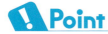 **Point**

- ウイルス性細気管支炎に対して吸入ステロイドおよび全身性ステロイドは無効である．
- ウイルス性細気管支炎と喘鳴をきたす他の疾患（乳児喘息など）との鑑別が重要である．

**文献**

1) van Woensel JB, et al：Dexamethasone for treatment of patients mechanically ventilated for lower respiratory tract infection caused by respiratory syncytial virus. Thorax, 58：383-387, 2003
2) Plint AC, et al：Epinephrine and dexamethasone in children with bronchiolitis. N Engl J Med, 360：2079-2089, 2009
3) Sumner A, et al：Cost-effectiveness of epinephrine and dexamethasone in children with bronchiolitis. Pediatrics, 126：623-631, 2010
4) Fernandes RM, et al：Glucocorticoids for acute viral bronchiolitis in infants and young children. Cochrane Database Syst Rev：CD004878, 2010
5) Berger I, et al：Efficacy of corticosteroids in acute bronchiolitis: short-term and long-term follow-up. Pediatr Pulmonol, 26：162-166, 1998
6) Blom D, et al：Inhaled corticosteroids during acute bronchiolitis in the prevention of post-bronchiolitic wheezing. Cochrane Database Syst Rev：CD004881, 2007
7) Kovar J, et al：Impact of postnatal glucocorticoids on early lung development. J Appl Physiol (1985), 98：881-888, 2005

＜濱崎雄平，松尾宗明＞

# 第12章 小児科 - 12

# 小児の細菌性髄膜炎に対するステロイドの効果は？どの薬剤をいつ，どのくらい使用すべきか？

## クリニカルクエスチョン

細菌性髄膜炎の予後はくも膜下腔の炎症の程度に関連するといわれており，ステロイドはその炎症反応を抑制することで死亡率，聴力障害，神経学的後遺症を改善する可能性があると考えられている．

小児の細菌性髄膜炎に対してステロイドは真に有効なのであろうか？どの薬剤をいつ，どのくらい使用すべきかについてのエビデンスはあるだろうか．

## エビデンスの実際

細菌性髄膜炎による死亡率に関する2001年〜2006年の米国の大規模な成績では，起因菌の種類にかかわらずステロイド使用は救命には影響しないと報告されている[1]．

聴力障害に関しては，プラセボとのコントロールスタディでインフルエンザ菌に対しては有効で，抗菌薬投与後数時間以内に使用すべきとの成績がある[2]．この研究のサブ解析の結果では，抗菌薬としてセフロキシム（cefuroxime）を使用したときにはステロイドはすべての菌種に対して有効性を示した．Odioらもセフロキシムを抗菌薬として使用し，抗菌薬投与前15〜20分にステロイドを使用した結果有効であったと報告している[3]．抗菌薬の投与前にステロイドを投与すべきとの成績はQuagliarelloらも示しており，デキサメタゾンがインフルエンザ菌髄膜炎に有効との成績がある[4]．抗菌薬使用により，急激な細菌の融解が起き，その際に放出される有害な物質（LPS，ニューモリジン，DNA）によって生じる炎症を抑制するために早期のステロイドが必要と考えられている．

使用量に関しては，デキサメタゾン10〜15 mg/kg 6時間おき4日間の使用で

インフルエンザ菌髄膜炎に有効と報告されている[5]．

一方でステロイドがあまり有効でないとの報告もある．Waldらはセフトリアキソン（ceftriaxone）＋デキサメタゾンを用いた前方視的多施設コントロール研究（対象143人）を行い，デキサメタゾンの使用は聴力，発達，神経学的後遺症について入院24時間後，退院時，6週間後，1年後すべての項目で有意差を認めなかったと報告している[6]．

肺炎球菌の場合は聴力障害に対する有効性の有無はさらに不明確で，ステロイドが聴力障害に有効であるとの報告もあるが，抗菌薬投与の時期が遅れると効果が認められないとの報告もある[7]〜[9]．

近年，先進諸国ではインフルエンザ菌，肺炎球菌，髄膜炎菌に対する予防接種が普及してきたためにこれらの細菌性髄膜炎の発症低下を含めて疫学的環境は大きく変化している．したがって最近の欧米の成績をそのままわが国に適用することは適切ではないかもしれないが，Espositoらは細菌性髄膜炎に対してempiric therapyとしてステロイドを併用すべきか否かを検討し報告した[10]．その結果高所得国（high income countries）においてはデキサメタゾンの投与がインフルエンザ菌性の髄膜炎に対して聴力低下の合併率を低下させることを示した．ただしデキサメタゾンは最初の抗菌薬の投与直前か同時に投与する必要がある．肺炎球菌性髄膜炎に対しては治療開始が遅れた場合やセファロスポリン抵抗性の菌ではデキサメタゾンの効果は少ない．髄膜炎菌性髄膜炎ではステロイドの有効性は認められなかったとしている．

さらに，最近の無差別コントロール試験（25研究，対象4,121人）のメタ解析の結果では，ステロイドの使用は死亡率には有意差がなく，聴力障害には有効で，神経学的後遺症発生も低下させる．サブ解析では肺炎球菌に対する死亡率は低下させるが，インフルエンザ菌と髄膜炎菌には有意差なし，インフルエンザ菌による重症の聴力障害には有効だが他の菌種に対しては有意差なし，高所得国では聴力障害と神経学的合併症を有意に改善させるが，低所得国（low income countries）ではステロイドの有効性が証明できなかったとの解析結果が得られている[11]．ただし，質の高い研究を対象としたサブ解析では，ステロイドは重症聴覚障害を有意に改善しないとの結果が示されている．

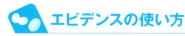 **エビデンスの使い方**

　ステロイドの使用は，細菌性髄膜炎による死亡率には影響がないが，聴力障害や神経学的な後遺症の発現を低下させる．有効性は起因菌の種類や抗菌薬に対する感受性により差がある．またステロイドの使用は抗菌薬の投与前か同時に行う必要がある．高所得国で低所得国よりも成績がよいとの最近の結果は，他の支援療法の重要性を示すものと推定される．

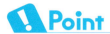 **Point**

- ステロイドは抗菌薬開始直前か同時に投与する．
- ステロイドは死亡率を低下させる効果は少ない．
- 肺炎球菌や髄膜炎菌に対するよりインフルエンザ菌に対して有効性が高い．

**文献**

1）Mongelluzzo J, et al：Corticosteroids and mortality in children with bacterial meningitis. JAMA, 299：2048-2055, 2008
2）Lebel MH, et al：Dexamethasone therapy for bacterial meningitis. Results of two double-blind, placebo-controlled trials. N Engl J Med, 319：964-971, 1988
3）Odio CM, et al：The beneficial effects of early dexamethasone administration in infants and children with bacterial meningitis. N Engl J Med, 324：1525-1531, 1991
4）Quagliarello VJ & Scheld WM：Treatment of bacterial meningitis. N Engl J Med, 336：708-716, 1997
5）Tunkel AR & Scheld WM：Acute bacterial meningitis. Lancet, 346：1675-1680, 1995
6）Wald ER, et al：Dexamethasone therapy for children with bacterial meningitis. Meningitis Study Group. Pediatrics, 95：21-28, 1995
7）Kanra GY, et al：Beneficial effects of dexamethasone in children with pneumococcal meningitis. Pediatr Infect Dis J, 14：490-494, 1995
8）McIntyre PB, et al：A population based study of the impact of corticosteroid therapy and delayed diagnosis on the outcome of childhood pneumococcal meningitis. Arch Dis Child, 90：391-396, 2005
9）Worsøe L, et al：Factors associated with the occurrence of hearing loss after pneumococcal meningitis. Clin Infect Dis, 51：917-924, 2010
10）Esposito S, et al：Should corticosteroids be used in bacterial meningitis in children? Eur J Paediatr Neurol, 17：24-28, 2013
11）Brouwer MC, et al：Corticosteroids for acute bacterial meningitis. Cochrane Database Syst Rev, 6：CD004405, 2013

<濱崎雄平，松尾宗明>

# 点頭てんかんに対するステロイドの効果は？

## クリニカルクエスチョン

　点頭てんかんは主に生後3〜8カ月（6カ月をピークとする）に発症し，群発する頭部，腕，下腿の屈曲発作を特徴とし，脳波でヒプスアリスミアを示す疾患である．胎内感染，脳奇形，先天性代謝異常，結節性硬化症などの基礎疾患を有する（症候性）ものと，病因が不明（潜因性）のものがある．点頭てんかんの治療の第一選択はACTH（adrenocorticotropic hormone：副腎皮質刺激ホルモン）療法である．点頭てんかん発症の機序にはいくつかの仮説があるが，ACTH産生低下に伴う副腎皮質刺激ホルモン放出ホルモン（corticotropin-releasing hormone：CRH）の過剰産生説がある．過剰なCRHによる神経過敏性亢進によりけいれんが生じるため，ACTHやステロイドが有効とされるが，他のステロイド製剤や抗てんかん薬の効果との間に有意な差があるのだろうか．点頭てんかんに対するステロイド療法は長期予後，知的予後を改善するのだろうか．

## エビデンスの実際

　ACTH製剤には，米国などで使用されている天然ACTH製剤と，日本や欧州などで使用されている合成ACTH製剤がある．天然型は半減期が12〜18時間であるのに対し，合成型は24〜48時間と倍以上長い．今までに自然型と合成型ACTH製剤の点頭てんかんに対する効果を比較した研究はない．天然型ACTHで用いられる80〜100国際単位（IU）は，合成ACTH製剤1 mg程度に相当する[1]．

　点頭てんかんに対するACTH療法は，投与量や投与期間が一定しておらず比較が難しい．無作為化比較試験では，ACTH療法は42〜87％で発作を抑制し，投与量によって差はなかった[2)〜5)]．また，潜因性の方が症候性よりACTHに対する

反応が良い．経口ステロイドについては，40％以下の発作抑制率でありACTHに比較すると効果は劣る[5)6)]．ACTHの投与量に関しては十分なエビデンスはないが，高用量と少量投与の比較では発作抑制には有意差がないとする報告が多く，わが国では合成ACTHで0.001〜0.0015 mg/kg連日2週間投与が主体である[6)〜8)]．

他の抗てんかん薬については，わが国ではまだ承認されていないビガバトリンの有効性が最も高いが，結節性硬化症に伴う点頭てんかんに対する効果を除けば，ACTH療法の効果には及ばない[5)7)]．バルプロ酸，ゾニサミド，トピラマート，スルチアムなどの有効性が報告されているが，有効率は20〜40％程度に留まる[1)]．

長期予後・知的予後に対するACTH療法の効果としては，潜因性点頭てんかん102例で6年以上追跡した研究では，50％で発達正常であり，62％で発作消失していた[9)]．ACTH療法とプレドニゾロンや他の抗てんかん薬を比較するとACTH療法が知的予後，発作予後ともに良かったという報告がある[10)]．また，発症1カ月以内にACTH療法を開始した方が知的予後が良かった[11)]．ACTHとビガバトリンとの効果を比較した試験では，潜因性点頭てんかんについてはACTH治療群が有意に知的予後が良かったが，症候性では両者に有意な差はなかったとしている[12)]．

##  エビデンスの使い方

　点頭てんかんの長期予後を改善するためには，ACTH療法をできるだけ早く（発症から1カ月以内）開始することが推奨される．

##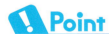

- 経口ステロイドのけいれん発作抑制率は40％以下であり，ACTHに比較して有効率が低い．
- 点頭てんかんの治療の基本は早期のACTH療法である．
- 結節性硬化症に伴う点頭てんかんではビガバトリンの有効性が高い．

### 文献

1）Riikonen R：Recent advances in the pharmacotherapy of infantile spasms. CNS Drugs, 28：279-290, 2014
2）Baram TZ, et al：High-dose corticotropin（ACTH）versus prednisone for infantile spasms：

a prospective, randomized, blinded study. Pediatrics, 97：375-379, 1996
3) Hrachovy RA, et al：Double-blind study of ACTH vs prednisone therapy in infantile spasms. J Pediatr, 103：641-645, 1983
4) Go CY, et al：Evidence-based guideline update: medical treatment of infantile spasms. Report of the Guideline Development Subcommittee of the American Academy of Neurology and the Practice Committee of the Child Neurology Society. Neurology, 78：1974-1980, 2012
5) Lux AL, et al：The United Kingdom Infantile Spasms Study comparing vigabatrin with prednisolone or tetracosactide at 14 days: a multicentre, randomised controlled trial. Lancet, 364：1773-1778, 2004
6) Hrachovy RA, et al：High-dose, long-duration versus low-dose, short-duration corticotropin therapy for infantile spasms. J Pediatr, 124：803-806, 1994
7) Vigevano F & Cilio MR：Vigabatrin versus ACTH as first-line treatment for infantile spasms: a randomized, prospective study. Epilepsia, 38：1270-1274, 1997
8) Yanagaki S, et al：A comparative study of high-dose and low-dose ACTH therapy for West syndrome. Brain Dev, 21：461-467, 1999
9) Lombroso CT：A prospective study of infantile spasms: clinical and therapeutic correlations. Epilepsia, 24：135-158, 1983
10) Glaze DG, et al：Prospective study of outcome of infants with infantile spasms treated during controlled studies of ACTH and prednisone. J Pediatr, 112：389-396, 1988
11) O'Callaghan FJ, et al：The effect of lead time to treatment and of age of onset on developmental outcome at 4 years in infantile spasms: evidence from the United Kingdom Infantile Spasms Study. Epilepsia, 52：1359-1364, 2011
12) Darke K, et al：Developmental and epilepsy outcomes at age 4 years in the UKISS trial comparing hormonal treatments to vigabatrin for infantile spasms: a multi-centre randomised trial. Arch Dis Child, 95：382-386, 2010

<松尾宗明，濱崎雄平>

第13章 眼科疾患 - ❶

# アレルギー性結膜炎に使う ステロイド外用剤の選択は？

## ❓ クリニカルクエスチョン

　アレルギー性結膜疾患はⅠ型アレルギーが関与する結膜の炎症性疾患で，増殖性変化のないアレルギー性結膜炎，アトピー性皮膚炎に合併するアトピー性角結膜炎，増殖性変化のある春季カタル，異物の刺激によって惹き起こされる巨大乳頭結膜炎に分類（図1）される[1]．本項ではこのうち主にアレルギー性結膜炎について扱うこととする．

　アレルギー性結膜炎は非常に頻度の高い疾患で，季節性と通年性に分けられる．眼瞼結膜には乳頭形成や充血を認める（図2）．特徴的な自覚症状として眼掻痒感がある．アレルギー性結膜炎の治療におけるファーストチョイスは抗アレルギー点眼薬であるが，抗アレルギー点眼薬のみでは効果が不十分な症例にはステロイド点眼薬を用いる．ステロイドによる肥満細胞，好酸球，リンパ球などの炎症細胞の浸潤の抑制，サイトカインやケモカインなどの産生の抑制，血管透過性の抑制などによりアレルギー性結膜炎における掻痒感を抑える．

　一方，ステロイドの眼局所における留意すべき副作用としては，緑内障，白内障，感染などがある．このうち，特にステロイド投与による続発緑内障（図3）が重篤な副作用といえる．また，長期間にわたるステロイドの使用は白内障を進行させる．

　一方，アトピー性皮膚炎患者におけるアレルギー性結膜疾患であるアトピー性角結膜炎においては，結膜嚢に特にMRSA（メチシリン耐性黄色ブドウ球菌）が存在することが多いので，ステロイド点眼薬を使用する場合には感染性角膜潰瘍（図4）の発症についても留意が必要といえる．

　それでは実際にはアレルギー性結膜炎に対してどのようにステロイド点眼薬を使用するべきであろうか．

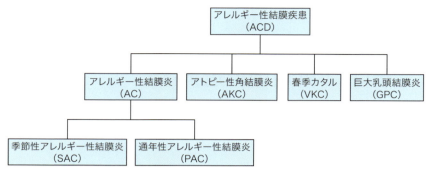

図1 ●アレルギー性結膜疾患の分類
AC：allergic conjunctivitis，SAC：seasonal allergic conjunctivitis，PAC：perennial allergic conjunctivitis，AKC：atopic keratoconjunctivitis，VKC：vernal keratoconjunctivitis，GPC：giant papillary conjunctivitis
文献1より引用

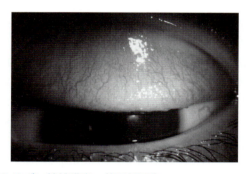

図2 ●アレルギー性結膜炎の前眼部写真（巻頭Color Atlas ❷参照）
眼瞼を翻転すると眼瞼結膜の充血と乳頭形成を認める

 エビデンスの実際

　慢性のアレルギー性結膜炎の患者においてフルオロメトロン点眼薬はNSAIDsであるプラノプロフェン点眼薬に比して早期に症状が改善する[2]．しかし，健常人でもステロイド投与により18〜36％で何らかの眼圧上昇を認める[3]．特に10歳以下の場合，0.1％デキサメタゾン点眼薬により著明に眼圧上昇をきたすので，その使用にあたっては留意が必要である[4]．

A（右眼）

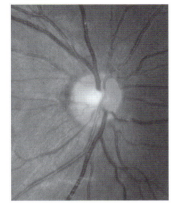

B（左眼）

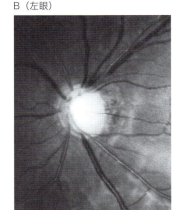

C（右眼）

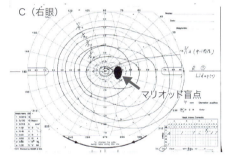

マリオッド盲点

D（左眼）

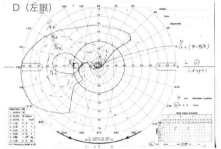

**図3 ● 左眼のステロイドによる続発緑内障の視神経乳頭（A：右眼，B：左眼）と視野検査の結果（C：右眼，D：左眼）**

17歳，男性．アレルギー性結膜炎に対してステロイド点眼薬投与中に眼圧上昇をきたした．左眼の視神経乳頭の陥凹は右眼（A）と比して著明に拡大（B）し，蒼白化している．左眼では著明な視野障害を認めた（D）．
A, B：巻頭Color Atlas 4 参照

##  エビデンスの使い方

では実際にはどのように使用すればよいのだろうか．

アレルギー性結膜炎に対するファーストチョイスは抗アレルギー点眼薬である．しかしながら実際には抗アレルギー点眼薬のみで眼搔痒感が完全に消失しない症例も多い．そこでそのような症例に対してはステロイド点眼薬の使用を検討することとなる．まずは，低力価のフルオロメトロン点眼薬から使用する．効果が不

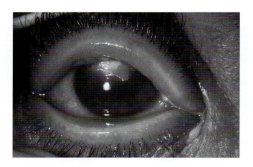

**図4 ● 春季カタルに感染性の角膜潰瘍を合併した症例の前眼部写真**

31歳，女性．春季カタルに対してステロイド点眼薬を投与中であった．角膜中央部やや上方に春季カタルによる角膜プラークと感染による膿瘍を認める．膿瘍部から微生物培養検査にて *Staphylococcus aureus* (MSSA) が検出された．アトピー性皮膚炎を認めた．
巻頭Color Atlas **3**参照

十分であれば高力価のベタメタゾン点眼薬を使用することとなるが，眼圧上昇のリスクは高まる．季節性のアレルギー性結膜炎では過去に同じ季節にステロイド点眼薬の使用歴がある場合が多いので眼圧上昇の既往などの副作用歴がないか確認するとよい．眼圧上昇の既往がある症例ではステロイド点眼薬投与により再び眼圧上昇をきたす可能性が高い．ステロイド点眼薬処方後1週間以内に再診させて眼圧が上昇していないかどうかを確認し，できるだけ短期間の使用に留める．

近年，免疫抑制剤の点眼薬が相次いで発売されたおかげで，アレルギー性結膜疾患のうち，増殖性変化を伴う春季カタルに限ってはシクロスポリン点眼薬[5]やタクロリムス点眼薬を処方することができる．以前は春季カタルのような重症の症例にはステロイド点眼薬の投与が必須であったが，免疫抑制剤の点眼薬の台頭により，アレルギー性結膜疾患における眼圧上昇のリスクは軽減してきているといえる．

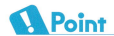

- アレルギー性結膜炎に対するステロイド点眼薬の使用は，抗アレルギー点眼薬のみで効果が不十分な症例に限って行う．
- 特に10歳以下の症例には，眼圧上昇に留意しながら低力価のステロイド点

眼薬から使用していく．
- 春季カタルには免疫抑制剤の点眼薬が有効であり，比較的安全に使用できる．

### 文献

1 ) 高村悦子, 他：アレルギー性結膜疾患診療ガイドライン 第2版. 日本眼科学会雑誌, 114：829-870, 2010
2 ) Li Z, et al：Comparative evaluation of topical pranoprofen and fluorometholone in cases with chronic allergic conjunctivitis. Cornea, 32：579-582, 2013
3 ) Tripathi RC, et al：Corticosteroids and glaucoma risk. Drugs Aging, 15：439-450, 1999
4 ) Ohji M, et al：Marked intraocular pressure response to instillation of corticosteroids in children. Am J Ophthalmol, 112：450-454, 1991
5 ) Ebihara N, et al：A large prospective observational study of novel cyclosporine 0.1% aqueous ophthalmic solution in the treatment of severe allergic conjunctivitis. J Ocul Pharmacol Ther, 25：365-372, 2009

<山田直之，園田康平>

# 第13章 眼科疾患-❷

# ぶどう膜炎に対するステロイド療法のエビデンスは？

##  クリニカルクエスチョン

　ぶどう膜炎（uveitis）は眼球の中層に存在する虹彩，毛様体，脈絡膜に生じた内眼炎のことで，ぶどう膜は眼球全体の90％の血流が流れており，眼球内での炎症の場となりやすい[1]．膠原病や自己免疫疾患など全身の血管炎症が生じることによって，ぶどう膜を介して眼炎症が引き起こされたり，感染や癌などにおいても病原菌や転移性癌細胞は血流を介して眼球に侵入したりするため，ぶどう膜炎を惹起する[2)3)]．感染や癌に対しては，原疾患の治療が最優先され，その他の原因によって起こるぶどう膜炎に対しては，免疫療法を中心とした保存的治療と外科的治療が単独あるいは併用して行われる．ぶどう膜炎に対する保存的治療にはステロイドを中心とした免疫抑制薬が長年使用され，眼科臨床医から支持を得てきた．現在のぶどう膜炎診療において，ステロイドを用いない治療法というものは考えられないが，そのエビデンスについてはどのようなものがあるのだろうか．

## エビデンスの実際

　眼科領域におけるステロイド治療は1950年の報告以来，有効性を支持する多数の報告によって有用な情報が提供されてきた[4)5)]．残念ながら，ぶどう膜炎におけるステロイド治療の臨床研究において，症例-対照研究，コホート研究，無作為化比較試験などエビデンスレベルの高い臨床研究はほとんど行われていない．この理由として，ぶどう膜炎の原因の多様性，病態の主座の多様性，臨床所見の多様性があげられ，画一的な臨床研究を行うことが困難であることが考えられる．治療においても，眼球の解剖学的な特徴からステロイドの投与法も内服や点滴の全身投与に加え，点眼，結膜下注射，テノン囊下注射（図1），硝子体内注射など多

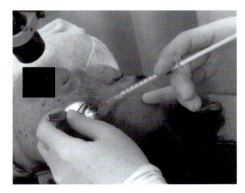

**図1 ● ステロイドのテノン囊下注射**
点眼麻酔後，眼周囲と結膜の消毒を行い，結膜より針を奥へ侵入させてテノン囊下にトリアムシノロンアセトニド（ケナコルト–A®，40 mg）を投与する

岐にわたる選択肢があり，おのおのの症例の病状に合わせて単独あるいは複数の治療法が組合わされる．所見評価の基準や治療適応の基準，用量，期間，経過観察方法などが統一されていないことも臨床研究の実施を困難にする要因である．しかしながら，近年では抗TNF-α抗体や抗IL-17抗体などの生物学的製剤の臨床治験に伴って，ステロイドの投与を対照群とする臨床研究が進められており，ステロイド療法のエビデンスも明らかになることが期待される．

## 1) エンドポイントの評価法

ぶどう膜炎治療のエンドポイントは，眼内における炎症の主座に依存して設定される．虹彩炎のみが生じる前部ぶどう膜炎では，前房内細胞，フレアーの有無，角膜後面沈着物が評価項目となり，毛様体炎による中間部ぶどう膜炎では，前部硝子体混濁および細胞の有無が評価項目となる．後部ぶどう膜炎では網膜の炎症により網膜血管炎，硝子体混濁や網膜剥離などが評価項目となるが，炎症が広がり汎ぶどう膜炎を呈すると前房内炎症，白内障，硝子体混濁により網脈絡膜炎の評価は不能となる．これらの評価は細隙灯顕微鏡を用いた主観的な評価法である．視機能への有効性は視力を用いて評価されることが多いが，角膜炎および白内障の影響を受けやすく，黄斑浮腫を生じると炎症の程度にかかわらず視力予後が不良となることに注意が必要となる．

## 2) ステロイドのぶどう膜炎に対する有効性のエビデンス

米国NIH（米国国立衛生研究所）が行ったステロイドによる56例のぶどう膜炎の無作為化比較試験では，シクロスポリンとの比較が行われた[6]．ステロイド群とシクロスポリン群の両者で治療後に視力が改善しており，統計学的有意差はなかったものの，前房内炎症と副作用の発現率でステロイド群が優れていた．

ベーチェット病に伴う急性汎ぶどう膜炎に対するステロイドとインフリキシマブ（infliximab）との比較試験においても，ステロイド群（点滴静注群，硝子体内注射群），インフリキシマブ群のすべてに視力および眼内炎症に対する有効性がみられた[7]．

## エビデンスの使い方

ステロイド局所投与では炎症部位に高濃度の薬剤を投与可能であり，全身の副作用を軽減することができる．眼科領域では点眼，結膜下注射，テノン嚢下注射，硝子体内注射が行われる．日常診療では投与方法が最も簡単な点眼治療が広く行われているが，ぶどう膜炎の治療は長期間に及ぶことがあるため，緑内障や白内障の発生，感染症の誘発や再燃（ヘルペスなど），創傷治癒の遅延などに注意が必要である．

ステロイドの全身投与は基本的に慎重に行われるが，局所投与が有効でない場合や炎症がきわめて重度の場合に適応となる．原因不明のぶどう膜炎や感染性ぶどう膜炎ではより慎重に適応が判断される．ステロイドの全身投与では，治療開始時から十分量（1〜2 mg/kg，60〜80 mgプレドニゾロン）を投与して抗炎症を図ることが重要で，病勢と副作用を考慮しながら漸減していくことが基本となる．

- 従来，多くの無作為化比較試験は薬剤承認過程の一部として臨床研究が行われてきたが，ぶどう膜炎の特異的な治療法はなく，開発された薬剤はない．そのため，ぶどう膜炎の治療にはステロイドは適応外処方として使用されてきた．

- 近年,生物学的製剤を用いたぶどう膜炎の臨床試験が行われており,対照あるいはスタディの一部として使用されるステロイドについてもエビデンスレベルの高い情報が公表されることが期待されている.

### 文献

1) 「Diagnosis & Treatment of Uveitis 2nd」(Foster CS & Vitale A), Jaypee Brothers Medical, 2013
2) Ohguro N, et al:The 2009 prospective multi-center epidemiologic survey of uveitis in Japan. Jpn J Ophthalmol, 56:432-435, 2012
3) Goto H, et al:Epidemiological survey of intraocular inflammation in Japan. Jpn J Ophthalmol, 51:41-44, 2007
4) Woods AC:Clinical and experimental observation on the use of ACTH and cortisone in ocular inflammatory disease. Am J Ophthalmol, 33:1325-1349, 1950
5) Hogan MJ, et al:Effect of ACTH and cortisone on ocular disease. Am J Ophthalmol, 34:73-86, 1951
6) Nussenblatt RB, et al:Randomized, double-masked study of cyclosporine compared to prednisolone in the treatment of endogenous uveitis. Am J Ophthalmol, 112:138-146, 1991
7) Markomichelakis N, et al:A single infliximab infusion vs corticosteroids for acute panuveitis attacks in Behçet's disease: a comparative 4-week study. Rheumatology (Oxford), 50:593-597, 2011

<柳井亮二,園田康平>

# 第13章 眼科疾患-3

## 加齢黄斑変性におけるステロイド療法は有効か?

### クリニカルクエスチョン

　加齢黄斑変性（age-related macular degeneration：AMD）は，黄斑組織の変性・萎縮による視力低下や中心視野の障害，歪み（変視症）などの症状をきたす疾患であり，失明原因として世界的に重要視されている．AMDはその病態から萎縮型と滲出型に分類されるが，わが国では滲出型が多く，脈絡膜から網膜下および網膜内に新生血管が伸展することによって漏出した血液成分が黄斑部の出血・浮腫や網膜剥離を生じる．

　滲出型AMDにおける脈絡膜新生血管の成因には諸説あるが，網膜色素上皮細胞におけるリポフスチン蓄積や網膜色素上皮下へのドルーゼンの蓄積，ブルッフ膜の肥厚などの加齢性変化によって網膜・脈絡膜間に慢性的な炎症，虚血が生じることが一因と考えられている[1]．それでは，強力な抗炎症作用をもつステロイドはAMDに有効なのだろうか？

### エビデンスの実際

#### 1) ステロイド単独治療の成績

　ステロイドの全身投与に伴う副作用のリスクを避けるため，眼疾患においてはステロイドを眼局所に対して硝子体内注射やテノン囊下注射で用いることが多い．ステロイドには血液-網膜関門の安定化や血管新生・線維化を抑制する効果があり，ステロイドの一つであるトリアムシノロンアセトニド（triamcinolone acetonide：TA）の局所投与がぶどう膜炎など網脈絡膜の炎症性疾患に対して有効であった経験から，AMDに対してもTAの治療効果が期待された．しかしながら，2003年にGilliesら[2]が報告した結果では，151眼を対象とした4.0 mg TA硝子

体内注射の単回投与による二重盲検無作為化比較試験の1年経過では，logMARチャートで30文字以上の視力低下を示した進行例の割合は治療群，対象群ともに35％であり有意差がみられなかった．また，ステロイドの副作用である白内障の進行や眼圧上昇への懸念があり，再発の多いAMDに対してステロイドの複数回投与は困難であった．その後，脈絡膜新生血管の発生に関与する血管内皮増殖因子（vascular endothelial growth factor：VEGF）を直接ターゲットとした抗VEGF療法の有効性が示されると[3]，その画期的な治療効果からAMD治療の主体は抗VEGF療法となり，現在ではステロイド単独の治療はほとんど行われていない．

### 2）ステロイド併用治療の成績

一方で，ステロイドの併用効果については有効性が報告されている．抗VEGF療法やベルテポルフィンを用いた光線力学療法（photodynamic therapy：PDT）はいずれも根治的ではないため，再発に際して複数回の治療を要するが，これらの治療法にステロイドを併用することで再発を抑制し治療回数を低減できるというものである．Ahmadiehら[4]は，抗VEGF薬であるベバシズマブ1.25 mg/0.05 mL硝子体内注射単独治療群と，それに加えて初回に2 mg TA/0.05 mL硝子体内注射も投与する併用群との有効性を比較した無作為化比較試験を行った．その結果，18週および24週目では両群間の視力改善度に有意差はみられなかったものの，TA投与の効果が持続していると思われる6週目および12週目では併用群でより有意な視力改善がみられた．また，24週目に追加治療を要した症例数はベバシズマブ単独治療群で53.3％であったのに対してTA併用群で34.5％であり，ステロイドの併用は再投与を有意に低減させた．PDTとの併用に関しては2008年にAugustinら[5]が184眼の滲出型AMDに対して25 mg TA硝子体内注射とPDTを併用した前向き研究を行っており，平均38.8週間の経過観察期間内での治療回数は1.21回と少なく，有意な視力改善効果がみられた．

## エビデンスの使い方

現在の滲出型AMDに対する主たる治療は抗VEGF療法であるが，脳梗塞・心筋梗塞の既往歴のある患者に対しては副作用の面から投与が躊躇される場合もあり，このような症例に対してはPDTとステロイド局所投与の併用療法が必要となる．

また，抗VEGF療法やPDTを用いても頻繁に再発する症例や有効性が低い症例に対しては，ステロイドの各治療との併用を考慮する．一方，ステロイドは単回投与であっても眼圧上昇や白内障を生じることがあるため，副作用については十分なインフォームドコンセントを要する．

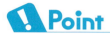

- 加齢黄斑変性に対するステロイドの眼局所投与は，単独での治療効果は低いが，抗VEGF療法やPDTとの併用療法としては再発抑制効果が認められる．

### 文献

1 ) Oh H, et al：The potential angiogenic role of macrophages in the formation of choroidal neovascular membranes. Invest Ophthalmol Vis Sci, 40：1891-1898, 1999
2 ) Gillies MC, et al：A randomized clinical trial of a single dose of intravitreal triamcinolone acetonide for neovascular age-related macular degeneration: one-year results. Arch Ophthalmol, 121：667-673, 2003
3 ) Spaide RF, et al：Intravitreal bevacizumab treatment of choroidal neovascularization secondary to age-related macular degeneration. Retina, 26：383-390, 2006
4 ) Ahmadieh H, et al：Intravitreal bevacizumab versus combined intravitreal bevacizumab and triamcinolone for neovascular age-related macular degeneration: six-month results of a randomized clinical trial. Retina, 31：1819-1826, 2011
5 ) Augustin AJ & Schmidt-Erfurth U：Verteporfin therapy combined with intravitreal triamcinolone in all types of choroidal neovascularization due to age-related macular degeneration. Ophthalmology, 113：14-22, 2006

＜湧田真紀子，園田康平＞

第13章 眼科疾患 - ❹

# 視神経炎に対するステロイド療法のエビデンスは?

## クリニカルクエスチョン

　視神経炎とは視神経の炎症疾患に対する総称である．急激な片眼，もしくは両眼の視力低下，視野障害で発症する．眼底検査では視神経乳頭の腫脹をきたす場合もある（図1）．また，眼球運動痛を伴うことが多い．視野障害は中心視野障害のパターンを示すものが多いが，そのほかにもさまざまなパターンを示す．重症の場合，失明することもありうる重要な眼科疾患の一つである．視神経炎は，循環障害，遺伝，副鼻腔炎，外傷などによる「視神経症」とは区別される．

　視神経炎に対する治療として以前より抗炎症作用を期待したステロイドパルス療法が広く行われてきた．近年，視神経炎のなかで，非常に重篤な視力障害をきたし予後不良なグループのなかに血清中の抗アクアポリン4（AQP4）抗体が陽性である症例が多いことがわかってきた．この抗AQP4抗体陽性視神経炎に対してはステロイドパルス療法が著効しにくく，血漿交換療法が有効であることがわかってきている．視神経炎のタイプにより選択すべき治療が異なりつつあることに留意が必要である．現状では視神経炎に対するステロイド療法にはどのようなエビデンスがあるのであろうか．

## エビデンスの実際

　視神経炎に対するステロイド療法には以下のようなエビデンスがある．

　視神経炎に対して，ステロイドパルス療法（メチルプレドニゾロン1gを3日間静注）群ではプラセボ群より視機能，特に視野において早く回復した[1]．ステロイドパルス療法の視神経炎に対する効果としては，視機能回復を早めることがわかった．また，ステロイドパルス療法は，2年間の観察期間内において視神経炎の再発

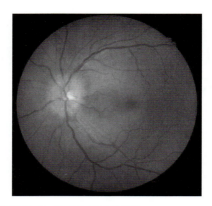

**図1● 視神経炎の眼底写真(左眼)**(巻頭Color Atlas 5参照)
視神経乳頭が腫脹しているのがわかる.視力は急激に低下していた.抗AQP4抗体は陰性であった

を抑制する効果があった[1].また,2年間の多発性硬化症への移行へも抑制効果がある[2]ものの,長期的な視力予後に関する有意な効果は認められなかった[3].視神経炎はステロイドパルス療法により回復時期は早くなるが,長期的な予後については差がないと考えられる.

ステロイド内服に関しては,体重1 kgあたり1 mgのプレドニゾロンの内服を14日間した群では視神経炎の再発は多かった[1].ステロイド内服は視神経炎の再発を増加させる可能性がある.

一方,抗AQP4抗体陽性視神経炎の場合は,ステロイド治療に関する明確な有効性に関するエビデンスが証明されたスタディはない.ステロイド投与ではサイトカインの抑制を介して抗体の産生を抑制できるが,すでに存在する抗AQP4抗体の除去は期待できない.抗AQP4抗体の除去のためにも血漿交換が必要となるケースが多いと思われる.

 ## エビデンスの使い方

では実際にはどのように使用すればよいのだろうか.

視神経炎の初診時には各種眼科的検査に加えて,MRI(図2)および抗AQP4抗体の測定を行うことが望ましい.

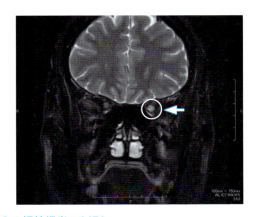

**図2 ● 視神経炎のMRI**
図1と同じ症例．T2強調脂肪抑制画像にて左の視神経の輝度が右と比して上昇しているのがわかる

　両眼性の症例，ラストアイ（片方の眼がすでに失明している最後の眼の場合）の症例，仕事への早期復帰が必要な症例には積極的にステロイドパルス療法を行い，早期の視機能回復を試みる．MRI病変を認める視神経炎の症例も積極的な適応と考える．メチルプレドニゾロン1,000 mg/日を3日間静注（1クール）するステロイドパルス療法を開始する．特発性視神経炎や多発性硬化症であれば著効し，視機能が早期に回復する可能性が高い．

　一方，視力低下の著しい抗AQP4抗体陽性を疑う症例には，現実的にはステロイドパルス療法をまずは1クール行う．その後，抗AQP4抗体が陽性と判明し，ステロイドパルス療法の効果が乏しければ血漿交換を行う[4)5)]．ステロイドパルス療法が有効な場合は第2，3クール目を続けて行う．

## !Point

- 視神経炎に対するステロイドパルス療法は，早期回復に効果があるものの長期予後には有意な効果はない．
- 抗AQP4抗体陽性視神経炎にはステロイドよりも血漿交換療法が有効と考えられる．
- 視神経炎の種類により治療法を選択する必要がある．

- ステロイド投与前に副鼻腔における感染についてはルールアウトしておく必要がある.

### 文献

1) Beck RW, et al：A randomized, controlled trial of corticosteroids in the treatment of acute optic neuritis. The Optic Neuritis Study Group. N Engl J Med, 326：581-588, 1992
2) Beck RW, et al：The effect of corticosteroids for acute optic neuritis on the subsequent development of multiple sclerosis. The Optic Neuritis Study Group. N Engl J Med, 329：1764-1769, 1993
3) Optic Neuritis Study Group：Visual function 15 years after optic neuritis: a final follow-up report from the Optic Neuritis Treatment Trial. Ophthalmology, 115：1079-1082.e5, 2008
4) 抗アクアポリン4抗体陽性視神経炎診療ガイドライン作成委員会：抗アクアポリン4抗体陽性視神経炎診療ガイドライン．日本眼科学会雑誌，118：446-460, 2014
5) 中尾雄三，他：抗アクアポリン4抗体陽性視神経炎の臨床的特徴．神経眼科，25：327-342, 2008

<山田直之，園田康平>

# 甲状腺眼症に伴う眼球突出に対するステロイド療法のエビデンスは？

##  クリニカルクエスチョン

　甲状腺眼症は片眼あるいは両眼の眼球突出，結膜浮腫，眼瞼腫脹，複視などが見られるが，眼痛がないこともあり他人からの指摘で眼科を受診する場合もある．治療は甲状腺疾患に対する治療を行うとともに，眼球突出により兎眼性角膜症を呈する場合には角膜保護を行う．眼窩炎症が高度で，視神経症に進行する場合には眼窩減圧術が必要となる．眼窩炎症の活動性があると術後の炎症コントロールが困難となるため，外科的治療に先立ってステロイド療法や放射線療法が行われる．甲状腺眼症に伴う眼球突出は稀な疾患であるため，大規模スタディは行われていない．

## エビデンスの実際

### 1）エンドポイントの評価法

　眼球突出度，瞼裂の幅，複視の有無などがエンドポイントとなる．眼球突出はHertel眼球突出計を用いて測定し，19 mm以上あるいは左右差が2 mm以上あれば，眼球突出が疑われる（図1）．

### 2）眼球突出に対するステロイドのエビデンス

　甲状腺眼症に伴う眼球突出に対するステロイド療法（初期量100 mg/日）とシクロスポリン療法（初期量7.5 mg/kg/日）では，治療後3カ月でステロイド群の方が有意に効果的であったと報告されている（61％ vs 22％）[1]．

　ステロイド療法の内服と点滴を比較した一重盲検無作為化比較試験では，メチルプレドニゾロンの点滴静注（0.1 g/日，0.25 g，6週間，全4.5 g）とプレドニゾロン0.1 g/日からの内服漸減療法（0.01 g/日，全4.0 g）が比較された[2]．治療後3カ月で点滴群の77％，内服群の51％で眼球突出に対する効果が発現されており，点滴群の方が有意に治療効果が高かった．

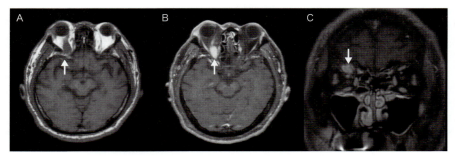

### 図1 ●眼球突出を呈した54歳男性の頭部MRI
両眼性複視を主訴に受診し，Hertel眼球突出度検査で右眼24 mm，左眼22 mmの眼球突出がみられた．頭部MRI検査では右上直筋の腫大がみられ，T1強調像で低信号（A），T2強調像で軽度高信号（B），造影後均一な強い増強効果（C）が認められた

## エビデンスの使い方

　眼球突出に対するステロイド療法では，内服群においても，眼球突出の程度は改善しており治療効果があると考えられるが，複視など視神経の圧迫が疑われる症例に対しては，ステロイド点滴による早急な治療が推奨される．現在のところ，ステロイド療法の用量に関する統計的なエビデンスは存在しない．甲状腺眼症の治療におけるステロイド療法は，内科的および外科的治療の選択肢の一つであり，重症例は外科的治療の適応となる．ステロイド単独で長期にわたる経過を観察することは困難である場合が多く，適応や治療法など研究デザインが難しい．

## Point

- 炎症のある眼に急激に複視や視力障害が起こった場合にはステロイド療法の適応となる．
- 内服の場合には60〜100 mgを開始し，放射線治療や眼窩減圧術の治療前の眼窩炎症を減少させることが眼窩症状の予後の改善に影響する．
- しかしながら，眼窩炎症の寛解には数カ月を要することもあるため，視神経障害の危険性がある場合には外科的治療を急がなければならないことにも留意しなければならない．

### 文献
1）Prummel MF, et al：Prednisone and cyclosporine in the treatment of severe Graves' ophthalmopathy. N Engl J Med, 321：1353-1359, 1989
2）Kahaly GJ, et al：Randomized, single blind trial of intravenous versus oral steroid monotherapy in Graves' orbitopathy. J Clin Endocrinol Metab, 90：5234-5240, 2005

＜柳井亮二，園田康平＞

# 突発性難聴への ステロイド投与のエビデンスは?

## クリニカルクエスチョン

突発性難聴は突然に発症する高度難聴で,原因が同定できない疾患群を指す.突発性難聴の原因として内耳循環障害やウイルス性内耳炎が想定されているが,いまだ不明といわざるをえない.原因が不明なため,治療法を確立することすら困難であるのが現状である.突発性難聴に対してステロイドは,強力な抗炎症作用,抗免疫作用,また細胞レベルにおける抗酸化作用や細胞保護作用による治療効果を期待して用いられている.

はたして本当に突発性難聴に対してステロイドを用いるエビデンスはあるのだろうか.

## エビデンスの実際

### 1) エンドポイントの評価法

表1に,厚生省(現:厚生労働省)特定疾患急性高度難聴調査研究班の聴力回復判定基準[1)2)]を示す.

### 2) ステロイドの突発性難聴に対する効果のエビデンス

突発性難聴に対して施行されている治療についてのシステマティックレビューがコクランライブラリー[3)]で行われている.ステロイドの効果について解析可能な論文は2015年9月時点では3編の無作為化比較試験のみであり,この中で1編は解析対象症例の基準が不明瞭であり,レビューされたのは2編のみである.1編では経口ステロイドは有意な効果を認めず,残るほかの研究では,コントロール例での回復例が31%であったのに対し,経口ステロイドでは61%の症例に回復がみられており,有意な有効性ありとのデータであった.この2つの相反するデータ,さらに良質でない研究デザインである点から,ステロイドの有効性は確定さ

**表1 ● 聴力回復判定基準（厚生省特定疾患急性高度難聴調査研究班，1985年）**

| 治癒 | 5周波数（250～4,000 Hz）すべての聴力レベルが20 dB以内に回復，または健側聴力レベルと同程度まで改善したもの |
|---|---|
| 著明回復 | 5周波数平均聴力レベルの改善が30 dB以上のもの |
| 回復 | 5周波数平均聴力レベルの改善が10 dB以上30 dB未満のもの |
| 不変（悪化を含む） | 5周波数平均聴力レベルの改善が10 dB未満のもの |

文献1，2より引用

れていない[4]．

## エビデンスの使い方

突発性難聴の治療には，ステロイド以外に循環改善薬，代謝賦活薬，脱線維素原，造影剤，漢方薬，生薬，星状神経節ブロック，高圧酸素療法など，ありとあらゆる薬物や手技手法が用いられている．しかしながら，納得できる理論的根拠の裏づけやEBMに基づく十分な追試成績が乏しいというのが現状である[5]．実地臨床の場では，エビデンスはないものの，ステロイド，循環改善薬，代謝賦活薬などが主に用いられている．

ステロイドの投与方法による効果の違いについては，ステロイド自体のエビデンスが現時点ではほぼないに等しいので，これを判断するのは不可能といわざるをえない．

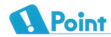

- 突発性難聴に対するステロイドの有効性に関するエビデンスは確立していない．

### 文献

1) 厚生省特定疾患急性高度難聴調査研究班（野村恭也/班長）：昭和59年度研究業績報告書：1-3，1985
2) 鈴木秀明，他：突発性難聴に対するステロイド鼓室内注入療法の治療成績．Otol Jpn 21：238-243, 2011
3) The Cochrane Library
   http://www.thecochranelibrary.com/view/0/index.html
4) 喜多村 健：突発性難聴治療のEBM．日本耳鼻咽喉科学会会報，117：62-63, 2014
5) 小川 郁：特集・突発性難聴に対する治療薬のエビデンスとステロイド．MB ENTONI, 139：23-32, 2012

＜肥塚　泉＞

# 第14章 耳鼻咽喉科疾患-❷

# アレルギー性鼻炎に対するステロイド投与のエビデンスは？

##  クリニカルクエスチョン

　アレルギー性鼻炎は鼻粘膜のⅠ型アレルギー疾患で，発作性反復性のくしゃみ，（水様性）鼻漏，鼻閉を3主徴とする．アレルギー性鼻炎は通年性と季節性（花粉症）に分けられる．アレルギー性鼻炎に対してはケミカルメディエーター抑制薬，ヒスタミン$H_1$受容体拮抗薬やTh2サイトカイン阻害薬などのケミカルメディエーター受容体拮抗薬，ステロイドなどが使用されている[1]．鼻噴霧用ステロイドのアレルギー性鼻炎におけるエビデンス，また鼻噴霧用ステロイドに比して，さまざまな副作用が出やすい経口ステロイドをアレルギー性鼻炎に対して使用するエビデンスはあるのだろうか．

## エビデンスの実際

### 1) エンドポイントの評価法

　「鼻アレルギー診療ガイドライン2013年版」[1]に示された，アレルギー性鼻炎症状の重症度分類を用いる．

### 2) ステロイドのアレルギー性鼻炎に対する効果のエビデンス

　鼻噴霧用ステロイドのメタ解析が複数公表されている[2]．鼻噴霧用ステロイドと経口抗ヒスタミン薬の比較については，16試験，2,267例を対象にメタ解析が行われている[3]．その結果，くしゃみ，鼻汁，鼻閉，総鼻症状のいずれに対しても鼻噴霧用ステロイドの方が優れていた（図1）．鼻噴霧用ステロイドと点鼻抗ヒスタミン薬の効果の比較については9試験（648症例）を対象にメタ解析が行われている[4]．総鼻症状，くしゃみ，鼻のかゆみ，鼻汁，鼻閉いずれにおいても鼻噴霧用ス

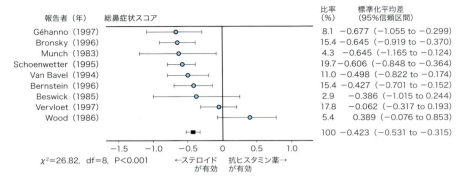

**図1 ● ステロイドのアレルギー性鼻炎の症状に対する効果のメタ解析**
文献3より引用

テロイドの方が優れていた．

　経口ステロイドのアレルギー性鼻炎に対する有効性についての報告は少ない．スギ花粉症を対象にした，鼻噴霧用ステロイドと経口ステロイドの有効性を比較したKarakiら[5]の報告のみである．対象は重症のスギ花粉症75例である．くしゃみ，鼻汁，鼻閉に対しては，鼻噴霧用ステロイドは経口ステロイドと同等の有効性であった．

エビデンスの使い方

　現在わが国で使用できる鼻噴霧用ステロイドは，ベクロメタゾンプロピオン酸エステル，フルチカゾンプロピオン酸エステル，モメタゾンフランカルボン酸エステル，フルチカゾンフランカルボン酸エステル，デキサメタゾンシペシル酸エステルである．

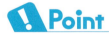

- アレルギー性鼻炎の3主徴（発作性反復性のくしゃみ，水様性鼻漏，鼻閉）に対して鼻噴霧用ステロイドは有効というエビデンスがある．

**文献**
　1）「鼻アレルギー診療ガイドライン：通年性鼻炎と花粉症 2013年版」（鼻アレルギー診療ガイドラ

イン作成委員会/著),ライフ・サイエンス,2013
2)増山敬祐,他:鼻噴霧用ステロイド薬を初期療法に使用すべきか.PROGRESS IN MEDICINE,34:1693-1698, 2014
3)Weiner JM, et al:Intranasal corticosteroids versus oral H1 receptor antagonists in allergic rhinitis: systematic review of randomised controlled trials. BMJ, 317:1624-1629, 1998
4)Yáñez A & Rodrigo GJ:Intranasal corticosteroids versus topical H1 receptor antagonists for the treatment of allergic rhinitis: a systematic review with meta-analysis. Ann Allergy Asthma Immunol, 89:479-484, 2002
5)Karaki M, et al:Efficacy of intranasal steroid spray (mometasone furoate) on treatment of patients with seasonal allergic rhinitis: comparison with oral corticosteroids. Auris Nasus Larynx, 40:277-281, 2013

<肥塚　泉>

# 第14章 耳鼻咽喉科疾患-❸

## 顔面神経麻痺に対するステロイド療法のエビデンスは？

###  クリニカルクエスチョン

　顔面神経麻痺は大きく末梢性麻痺と中枢性麻痺に分類されるが、末梢性麻痺が圧倒的に多く全体の90％以上を占める[1]．末梢性麻痺の60〜70％はBell麻痺，10〜15％はRamsay Hunt症候群（Hunt症候群），そして外傷性が5％程度を占める[2]．Bell麻痺は従来，特発性顔面神経麻痺で呼ばれていたが，単純ヘルペスウイルスや水痘・帯状疱疹ウイルスの再活性化が原因で生じている例が存在することが明らかになった．Hunt症候群については水痘・帯状疱疹ウイルスの再活性化が原因である．顔面神経管内で生じた顔面神経の浮腫による圧迫，虚血による絞扼性神経障害が本態である．これらの悪循環の改善を目的にステロイドが用いられるがエビデンスはあるのだろうか．

### エビデンスの実際

#### 1）エンドポイントの評価法

　麻痺の程度，またその改善の評価には表情筋運動スコア（40点法），アブミ骨筋反射，誘発筋電図（electroneurography：ENoG），神経興奮性検査（nerve excitability test：NET）などが用いられる．

#### 2）ステロイドの顔面神経麻痺に対する効果のエビデンス

　顔面神経麻痺に対して施行されている治療についてのシステマティックレビューがコクランライブラリー[3]で行われている．ステロイドの効果について解析可能な論文は2015年9月時点ではBell麻痺については7編の無作為化比較試験があり，発症6カ月あるいは9カ月の麻痺からの回復についてはステロイド使用群の方がコントロール群よりも優れていた（図1）．Hunt症候群については水痘・帯状疱疹ウイルスの再活性化が原因であるので抗ウイルス薬が治療の主体となるが，これと併用してステロイドが用いられる．抗ウイルス薬＋ステロイドに関しては，現

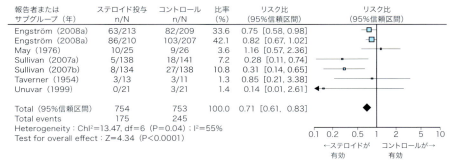

### 図1 ● ステロイドの顔面神経麻痺（Bell麻痺）に対する効果のメタ解析
発症から6カ月あるいはそれ以上たった時点での麻痺の完全回復の有無を指標としている．文献3より引用

時点では無作為化比較試験は行われておらず，エビデンスについては今のところないのが現状である．

### エビデンスの使い方

　Bell麻痺の約70％が自然治癒することから[4]，麻痺の重症度に応じた薬物の投与が重要である．Bell麻痺の軽症例（表情筋運動スコア20/40点以上）には，プレドニゾロンで30 mg/日（0.5 mg/kg/日），中等症例（スコア18/40点以下）で60 mg/日（1 mg/kg/日），重症例（スコア8/40点以下）で120〜200 mg/日（2〜3 mg/kg/日）を初期投与し，1〜2週間で漸減終了する[5]．

　Hunt症候群については，エビデンスはないがBell麻痺に準じて投与されている．

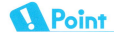

- Bell麻痺に対してステロイドは有効というエビデンスがある．
- Hunt症候群に対しては，現時点では無作為化比較試験は行われておらず，エビデンスについては今のところないのが現状である．

#### 文献
1) 村上信五，他：疾患と病態生理．JOHNS, 29（顔面神経麻痺）：2075-2080, 2013
2) 稲村博雄，他：顔面神経麻痺．MB ENTONI, 100：25-33, 2009
3) The Cochrane Library：http://www.thecochranelibrary.com/view/0/index.html
4) Peitersen E：Natural history of Bell's palsy. Acta Otolaryngol Suppl, 492：122-124, 1992
5) 村上信五：急性末梢性顔面神経麻痺に対する急性期の治療．「顔面神経麻痺診療の手引 2011年版」（日本顔面神経研究会／編），pp55-58, 金原出版, 2011

＜肥塚　泉＞

# 第15章 集中治療 - ①

# 頭部外傷患者への
# ステロイド投与の効果は？

## クリニカルクエスチョン

頭部外傷患者に対するステロイド投与は神経学的予後を改善させると信じられ古くから使用されてきたが，そこにはどの程度のエビデンスがあるのだろうか．

## エビデンスの実際

　1961年に脳腫瘍術後の脳浮腫予防にステロイドが有効であったという小規模研究が報告されて以後，脳腫瘍術後に限らず頭蓋内圧上昇が予想される疾患全般に，ステロイドが投与されるようになった[1]．その結果，頭部外傷患者に対するステロイド投与も30年以上にわたり行われ続けた．また，その間に行われた研究ではステロイドの有効性に関しては肯定的なものと否定的なものが混在しており結論が出ない状態であった．そこで行われた大規模研究がCRASH trialである[2)3)]（2週間後までの結果[2)]と6カ月後の結果[3)]が2回に分けて報告された）．国際多施設で行われたrandomized controlled trial（無作為化比較試験：RCT）で，頭部外傷によりGlasgow coma scale（GCS）14点以下の意識障害を伴う16歳以上の患者を対象とし，ステロイド投与とプラセボ投与の2群に割り付けし，ステロイド群にmethylprednisolone（メチルプレドニゾロン）を最初の1時間で2g，以後48時間かけて0.4gを投与した．主要評価項目は2週間以内の死亡と6カ月後の死亡および後遺症とした．10,008人が登録され，ステロイド群5,007人，プラセボ群5,001人に振り分けられた．結果は2週間以内の死亡がステロイド群で1,052人（21.1％），プラセボ群で893人（17.9％）と有意にステロイド群で死亡率が高かった（相対危険度1.18［95％信頼区間1.09-1.27］；P＝0.0001）．6カ月後は9,673人（96.7％）を追跡でき，死亡はステロイド群で1,248人（25.7％），プラ

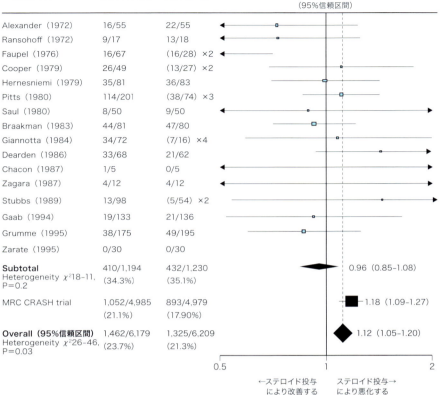

**図1 ● 頭部外傷患者へのステロイド投与後の死亡率のメタ解析**
文献2より引用

セボ群で1,075人（22.3％）とこちらも有意にステロイド群で死亡率が高かった（相対危険度1.15［95％信頼区間1.07-1.24］；P＝0.0001）．一方で死亡と重度の後遺症を含めた検討ではステロイド群で1,828人（38.1％）、プラセボ群で1,728人（36.3％）と有意差を認めなかった（相対危険度1.05［95％信頼区間0.99-1.10］；P＝0.079）．CRASH trialの強みはその症例数であり、今まで行われていた主なRCTすべてを合わせたものよりも多い症例数を集めており、CRASH trialの文献内でもメタ解析が行われ、その点が強調されている（図1）．それまでの研究を圧倒する症例数を集めたCRASH trialの結果を受けて、その後のシステマ

ティックレビュー[1]，や頭部外傷の早期管理のレビュー[4]，日本のガイドライン[5]においても，頭部外傷患者へのステロイドの投与は否定されている．

 エビデンスの使い方

　CRASH trialはメチルプレドニゾロン２g初回投与という高用量投与の検討で，長期の重度後遺症を含めた死亡には有意差がないことも考慮すると，容量が変われば結果が変わる可能性は残されているかもしれない．しかしながら，現状のエビデンスにおいては，頭部外傷患者にステロイド投与は推奨されない．

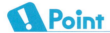 Point

- 頭部外傷患者への高用量ステロイド投与は死亡率を悪化させる．
- 頭部外傷患者へのステロイド投与は推奨されない．

### 文献

1 ) Alderson P & Roberts I：Corticosteroids for acute traumatic brain injury. Cochrane Database Syst Rev：CD000196, 2005
2 ) Roberts I, et al：Effect of intravenous corticosteroids on death within 14 days in 10008 adults with clinically significant head injury (MRC CRASH trial)：randomised placebo-controlled trial. Lancet, 364：1321-1328, 2004
3 ) Edwards P, et al：Final results of MRC CRASH, a randomised placebo-controlled trial of intravenous corticosteroid in adults with head injury-outcomes at 6 months. Lancet, 365：1957-1959, 2005
4 ) Rosenfeld JV, et al：Early management of severe traumatic brain injury. Lancet, 380：1088-1098, 2012
5 )「重症頭部外傷治療・管理のガイドライン 第3版」（日本脳神経外科学会，日本脳神経外傷学会/監修，重症頭部外傷治療・管理のガイドライン作成委員会/編），医学書院，2013

<遠藤新大，内野滋彦>

# 成人の細菌性髄膜炎に対する
# ステロイドの効果は?

## ❓ クリニカルクエスチョン

成人患者の感染症治療の一般論として「細菌感染が疑われる患者にステロイドの積極的な投与は行わない」という点に異論はないと思われるが,細菌性髄膜炎に対しては抗菌薬とステロイドの併用が用いられることがある.この背景にはどのようなエビデンスがあるのだろうか.

##  エビデンスの実際

### 抗菌薬とステロイド併用療法の細菌性髄膜炎に対する効果のエビデンス

まず,確認しておきたいこととして,細菌性髄膜炎は非常に重篤な疾患であり,早期に適切な抗菌薬を投与しないと死亡率が高く,また適切な抗菌薬が投与され,一命を取り留めたとしても神経学的に不良な転帰をたどる場合も多く,特に聴力低下が起こりやすいことで知られている.

この原因として,抗菌薬による細菌の分解がくも膜下腔での炎症を引き起こしていることが示唆されており,抗炎症薬としてのステロイドが治療に有効である可能性が1980年代に動物実験で示された.以後,抗菌薬とステロイドの併用療法が研究されるようになっていった.これらの研究は当初,小児を対象としたものが多く,小児の *Haemophilus influenzae*(インフルエンザ菌)による髄膜炎での聴力低下に対するステロイドの有効性が示されるなど,エビデンスが蓄積された[1].しかしながら,成人に関する検討は少なかった.そのような状況を受けて計画されたのがGansらの2002年の報告である[2].

- **欧州での研究**

　欧州で行われた多施設randomized controlled trial（無作為化比較試験：RCT）で，17歳以上の細菌性髄膜炎が疑われる患者（髄液の混濁，髄液のグラム染色陽性，髄液の白血球数が1,000/m$^3$以上のうち2つ以上を満たす）を対象とし，抗菌薬の投与の15〜20分前もしくは同時にdexamethasone（デキサメタゾン）10 mgを静脈投与し，以後6時間おきに4日間投与する群とプラセボを投与する群に分けた．主要評価項目は8週間後のGlasgow outcome scale（GOS：5点満点のみ予後良好とし，1〜4点を予後不良とした）で起炎菌によるサブグループ解析も行われた．

　301人が登録され157人のステロイド群と144人のプラセボ群に分けられた．結果はステロイド投与群で予後不良患者が23人（14.6％），プラセボ群で36人（25.0％）とステロイド投与群で有意に予後不良患者が減った（相対危険度0.59，［95％信頼区間0.37－0.94］；P＝0.03）．また，死亡に限ってもステロイド群11人（7.0％）に対してプラセボ群21人（14.6％）とステロイド群で有意に減少を認め（相対危険度0.48，［95％信頼区間0.24－0.96］；P＝0.04），サブグループ解析で起炎菌が肺炎球菌だった群に限ると，予後不良患者がステロイド投与群で58人中15人（26％）だったのに対してプラセボ群は50人中26人（52％）とステロイド群でより顕著な減少を認めた（相対危険度0.50，［95％信頼区間0.30－0.83］；P＝0.006）．さらに両群での消化管出血などの副作用には差がなかった．一方で聴力低下に関しては，ステロイド群が143人中18人（9％）でプラセボ群が119人中14人（12％）と両群に有意差はなく（P＝0.54），起炎菌別にみても両群に差はなかった．

- **ベトナムでの研究**

　その後，2007年にNguyenらがベトナムでの細菌性髄膜炎に対するステロイド投与の検討を報告している[3]．0.4 mg/kgのデキサメタゾンを抗菌薬の投与15分前に12時間おきに4日間投与する群とプラセボとの比較で，1カ月後の死亡と6カ月後の死亡と予後不良について検討している．結果はステロイドの有効性を認めないというものであった．しかし，サブグループ解析で髄液の培養から細菌が検出された群とされなかった群に分けると，細菌が検出された群ではステロイドの有効性が示された．これらの結果はステロイド投与前に初回の抗菌薬が入ってい

る患者が61.3％もいたことや，施設の特性として培養陰性群には結核性髄膜炎患者が含まれていたことも関連しているかもしれないと考察されている．

● **アフリカでの研究**

また同じく2007年にScarboroughらが報告したアフリカでの研究[4]でもステロイドの有効性は否定されているが，患者の90％程度がhuman immunodeficiency virus（HIV）陽性であり，acquired immune deficiency syndrome（AIDS）に伴う細菌性髄膜炎が多く含まれているという点から，以前の研究とは患者層が異なるため以前の研究を否定するものとは認識されていない．

2013年に発表されたコクランライブラリーのシステマティックレビュー[5]では，細菌性髄膜炎の死亡率をステロイドは改善しないが聴力低下を防ぐという結果になっている．また，上記のベトナムとアフリカでの報告をふまえ，high-income country（先進国）からの報告でステロイドが肯定的な結果となることが多いのに対して，low-income country（発展途上国）では否定的な結果になる傾向があるという記載が加えられている．このコクランレビューの結果はGansらの報告（死亡率の改善を認めるが聴力低下は減らさなかった）とは逆になっていて違和感があるが，このレビューは小児と大人の区別なくまとめられており，小児のデータの影響を強く反映した結果であると考えられる．

##  エビデンスの使い方

Gansらの研究は欧州のオランダを中心とした多国籍の多施設研究で8年かけて集められている．Nguyenらの研究はベトナムの単施設で10年間のデータである．Scarboroughらの研究はアフリカの単施設でわずか3年間で集められている．細菌性髄膜炎は先進国では稀な疾患であるが，発展途上国ではより多く，HIV陽性患者ではさらに多い．また起炎菌に関してはGansとScarboroughの研究では肺炎球菌が最も多かったのに対して，Nguyenの研究では*Streptococcus suis*（豚レンサ球菌）が最多の起炎菌となっている．

このような発生頻度の違いや起炎菌の違い，免疫不全の有無など患者背景の違いなど，さまざまな因子がステロイドの効果に影響する可能性があることを勘案すると，日本に最もあてはまるのはGansらの研究ということになるであろう．

細菌性髄膜炎の診療ガイドライン2007[6]でもデキサメタゾン（デカドロン®）0.15 mg/kg 静脈投与 6 時間ごと 2〜4 日間が推奨されており，Gansらの10 mgを6時間ごと4日間と類似する．

投与のタイミングは抗菌薬が入る前が推奨されているが，一刻を争う状況であるため初回の抗菌薬が先に入ってしまうこともあるが，細菌性髄膜炎，特に肺炎球菌性髄膜炎が疑われると判断した場合はステロイドの投与は行うべきであろう．

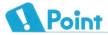

- 肺炎球菌性髄膜炎であれば，ステロイド投与は予後を改善させる．
- ステロイドは抗菌薬の投与前か投与と同時に使用することが推奨される．
- 抗菌薬治療のadjunctive（付属的な）治療であることを忘れてはならない．

### 文献

1) McIntyre PB, et al：Dexamethasone as adjunctive therapy in bacterial meningitis. A meta-analysis of randomized clinical trials since 1988. JAMA, 278：925-931, 1997
2) de Gans J & van de Beek D：Dexamethasone in adults with bacterial meningitis. N Engl J Med, 347：1549-1556, 2002
3) Nguyen TH, et al：Dexamethasone in Vietnamese adolescents and adults with bacterial meningitis. N Engl J Med, 357：2431-2440, 2007
4) Scarborough M, et al：Corticosteroids for bacterial meningitis in adults in sub-Saharan Africa. N Engl J Med, 357：2441-2450, 2007
5) Brouwer MC, et al：Corticosteroids for acute bacterial meningitis. Cochrane Database Syst Rev, 6：CD004405, 2013
6) 糸山泰人, 他：日本神経学会治療ガイドライン 細菌性髄膜炎の診療ガイドライン．臨床神経学, 47：243-306, 2007

＜遠藤新大，内野滋彦＞

# 敗血症性ショックに対するステロイド療法のエビデンスは？

## クリニカルクエスチョン

敗血症性ショックの治療薬として今までさまざまな薬が検討されてきたが，そのほとんどが有効性を示せていない．新しい薬がことごとく否定されているなかで，古くから存在するステロイドにはどのようなエビデンスが存在するのだろうか．

## エビデンスの実際

敗血症性ショックは非常に死亡率が高く治療困難な病態である．敗血症性ショックの治療に関しては，今までさまざまな仮説のもと多くの薬剤が検討されてきた．ステロイドもその1つである．

敗血症に対するステロイド投与はその抗炎症作用が期待され，1970年代より研究が行われ始めた．1990年代までは高用量ステロイドを用いた研究が盛んに行われたが，失敗に終わっている．その後はhydrocortisone（ヒドロコルチゾン）200～300 mg/日の比較的少量のステロイドを投与する試みが報告されるようになった[1]．Annaneらの2002年の報告[2]では，敗血症性ショック患者にACTH（副腎皮質刺激ホルモン）刺激試験を行い反応がある（副腎不全なし）群とない（副腎不全あり）群に分け，それぞれをステロイド投与とプラセボの2群に分けたところ，副腎不全あり群において，ステロイド投与が死亡率を改善した．

しかしながら，この研究は対象が外科系患者のみであるといったバイアスがあるため，すべての敗血症性ショック患者においての有効性を検証するために行われた研究が2008年に発表されたCORTICUS study[3]である．多施設二重盲検のRCT（無作為化比較試験）で集中治療室に入室した敗血症性ショック患者499人

をステロイド251人とプラセボ群248人に分けた．ステロイド群はヒドロコルチゾン50 mgを6時間ごとに5日間投与し，その後6日間かけて漸減した．プラセボ群は同様の投与をプラセボで行った．アウトカムは28日後のACTH刺激試験に反応を示さなかった群の死亡率とした．結果は499人中233人（46.7％）がACTH刺激試験に反応を示さなかった．この副腎不全群でステロイド投与は125人，プラセボ投与は108人に行われており，28日死亡率はステロイド群39.2％（49人）とプラセボ群36.1％（39人）で両者に差はなかった（P＝0.69）．ACTH刺激試験に反応を示した群の28日死亡率は，ステロイド群で28.8％（118人中34人），プラセボ群で28.7％（136人中39人）と差がなく（P＝1.0），ACTH刺激試験を無視した全体での死亡率でもステロイド群で34.3％（251人中86人），プラセボ群で31.5％（248人中78人）と差はなかった（P＝0.51）．副次評価項目において，ステロイド群はプラセボ群に比べてショックからの離脱が有意に早かったが，新たな敗血症や敗血症性ショックを含む感染性合併症も有意に多かった．つまりステロイドは敗血症の死亡率を改善しないが，ショックからの離脱を早める．その一方で感染も増やすという結果であった．

##  エビデンスの使い方

　敗血症治療のガイドラインとして有名なSurviving sepsis campaign guideline（4年ごとに更新）の2012年版[4]のステロイドに関する記載は以下のようになっている．

### ● J. コルチコステロイド

1. 輸液と血管収縮薬で循環動態が保てるのであれば成人敗血症患者にヒドロコルチゾンの投与は行わない．十分な輸液と血管収縮薬で循環が維持できなければヒドロコルチゾン200 mg/日の投与を推奨する（grade 2C）．
2. ヒドロコルチゾンの投与を決定するためのACTH刺激試験は行わない（grade 2B）．
3. 血管収縮薬を必要としなくなったら，ヒドロコルチゾンは漸減する（grade 2D）．
4. ショックではない敗血症患者にステロイドは投与しない（grade 1D）．
5. ヒドロコルチゾンを投与する場合，持続投与で行う（grade 2D）．

CORTICUS studyの結果が主に反映された内容となっていることがわかる．

# !Point

- ステロイドが敗血症性ショックの予後を改善するというエビデンスはない．
- 十分な補液や昇圧薬でもショックが改善しないときにだけ適応がある．
- 投与量はヒドロコルチゾン200 mg/日を超えてはならない．

### 文献

1) Annane D, et al：Corticosteroids in the treatment of severe sepsis and septic shock in adults: a systematic review. JAMA, 301：2362-2375, 2009
2) Annane D, et al：Effect of treatment with low doses of hydrocortisone and fludrocortisone on mortality in patients with septic shock. JAMA, 288：862-871, 2002
3) Sprung CL, et al：Hydrocortisone therapy for patients with septic shock. N Engl J Med, 358：111-124, 2008
4) Dellinger RP, et al：Surviving sepsis campaign: international guidelines for management of severe sepsis and septic shock: 2012. Crit Care Med, 41：580-637, 2013

＜遠藤新大，内野滋彦＞

# ARDSに対するステロイドの有効性と安全性は?

## クリニカルクエスチョン

ARDS (acute respiratory distress syndrome：急性呼吸促迫症候群 第2章 ⑤も参照) という概念が生まれたのが1960年代後半とされるが，肺の炎症性変化や血管透過性の亢進が病態とされるこの症候群に抗炎症作用をもつステロイドが有効である可能性は早くから期待されており，1970年代から研究がされ始めた．

ARDSに対するステロイド投与は過去にどのような検討が行われ，現在どの程度のことがわかっているのだろうか．

## エビデンスの実際

今まで行われてきた研究は，投与のタイミングから予防投与，発症早期投与，発症後期投与に大別でき，投与量は高用量から少量までさまざまな量で検討されている．

### 1) 予防投与の効果についてのエビデンス

予防投与に関しては，1980年代までに行われた検討で有効性を示すことができなかった[1]．近年は新しい研究もほぼなく，有効性は否定されている．

### 2) 発症早期・後期投与の効果についてのエビデンス

治療目的の投与に関しては，1980年代に発症早期に高用量ステロイドを投与する研究が行われ，予後を改善しないという結果が複数出ている[1]．

これらの結果を受けてARDSに対するステロイドは無効として検討は終了したかに思われたが，その後，ARDS発症後期の肺線維化の予防にステロイドが有効であるという仮説のもと，Meduriらが1998年に発表した研究[2]によりステロイ

ドに再び注目が集まった．この研究では発症7日以降のARDS患者を対象にmethylprednisolone（メチルプレドニゾロン：mPSL）2 mg/kg/日を32日間漸減しながら投与するプロトコールでICU死亡率が改善した．しかしながら，小規模研究である，割り付けが均等でないなどの問題点を含む研究であったため，検証する形でARDS Networkが多施設RCT（無作為化比較試験）を行い2006年に発表している[3]．ARDS発症後7〜28日の患者180人を対象にアウトカムを60日間の死亡率として検討した．mPSL群は初回mPSLを2 mg/kg，以後0.5 mg/kgを6時間ごとに14日間，引き続き0.5 mg/kgを12時間ごとに7日間，その後2〜4日間かけて漸減するというプロトコールで投与された．結果，60日死亡率はmPSL群29.2％，コントロール群28.6％で差がなかった．さらにサブグループ解析で，mPSL投与群に筋力低下（ICU acquired weakness：ICUAW）が有意に増加し，発症14日以降のmPSL投与では60日死亡率が有意に増加する（35％ vs 8％，P＝0.02）という結果となった．この結果から，ARDS発症後期のステロイド投与は推奨されない．

### 3) 発症早期の少量長期投与についてのエビデンス

さらに，2007年にMeduriらが発症早期のARDSに対する少量長期投与のRCT[4] を報告している．ARDS発症72時間以内の人工呼吸管理を要する91人をステロイド群とコントロール群に2：1に割り付け，mPSL 1 mg/kg/日を14日間投与し，その後0.5 mg/kg/日を7日間，0.25 mg/kg/日を4日間，0.125 mg/kg/日を3日間投与し終了というプロトコールで検討された．アウトカムは7日後のLung injury scoreの改善もしくは抜管とした．結果はステロイド群で有意な改善を認めている．しかし死亡に関しては，ICU死亡率は改善したものの院内死亡率は有意差を認めなかった．この結果はステロイド少量長期投与が呼吸機能を改善させ，人工呼吸離脱率を改善させる可能性を示唆するが，院内死亡率への影響がないことを考慮すると，これをもって推奨される治療とは言いがたく，さらなる検討が必要である．

 ## エビデンスの使い方

ARDSに対するステロイドの有効性は古くから検討されてきているが，明らかな

有効性は示されていない．それでも，投与時期や量を変えて検討が続けられているのは，ステロイドに対する期待が大きいからにほかならない．しかしながら，近年の研究で有効性を示しているのは一人の研究者が行った小規模なものだけであり，エビデンスに基づく限り，ARDSに対するステロイド投与は推奨されない．

## !Point

- ARDSに対するステロイド投与の有効性を証明した大規模研究はない．
- 予防投与の有効性はなく，逆にARDSの発症を増やし，死亡率も上げる可能性がある．
- 発症7日以降の後期投与も有効性はなく，14日以降はさらに有害である可能性が高い．
- 発症早期の大量投与は有効性がない．少量長期投与に関しては現在も議論が続いているが，大規模研究で有効性が証明されない限りは，現時点では推奨されない．

### 文献

1) Peter JV, et al：Corticosteroids in the prevention and treatment of acute respiratory distress syndrome (ARDS) in adults: meta-analysis. BMJ, 336：1006-1009, 2008
2) Meduri GU, et al：Effect of prolonged methylprednisolone therapy in unresolving acute respiratory distress syndrome: a randomized controlled trial. JAMA, 280：159-165, 1998
3) Steinberg KP, et al：Efficacy and safety of corticosteroids for persistent acute respiratory distress syndrome. N Engl J Med, 354：1671-1684, 2006
4) Meduri GU, et al：Methylprednisolone infusion in early severe ARDS: results of a randomized controlled trial. Chest, 131：954-963, 2007

<遠藤新大，内野滋彦>

# 第15章 集中治療-❺

# 心停止患者における心肺蘇生中のステロイド投与の効果は？

## ❓ クリニカルクエスチョン

　心停止患者に対する初期対応は胸骨圧迫と人工呼吸であり，除細動の適応がある心室細動や無脈性心室性頻拍では早期の除細動が重要である．これらの処置に引き続いて薬物治療が行われる．この心肺蘇生に使われる薬はどのようなエビデンスに基づいているのか．そして，心停止患者における心肺蘇生中のステロイド使用にはエビデンスがあるのだろうか．

##  エビデンスの実際

　現在の心停止患者に対する薬物治療の主役はアドレナリン（エピネフリン）であるが，アドレナリンが心停止患者に対して使われるようになってからすでに100年以上の歴史がある．しかしながら心停止から蘇生に成功する確立は高いとは言えず，仮に心拍再開（recover of spontaneous circulation：ROSC）し生き残っても，患者の一部は神経学的予後が良くないことが知られている．

　また近年，アドレナリンに代わる薬としてバソプレシンの有効性が取り上げられている[1]が，その効果はアドレナリンを上回る可能性はあるものの現状を劇的に改善するというものではない[2]．

　このような状況を打開する手段が模索されるなかでアドレナリン，バソプレシンといった蘇生薬とステロイドを併用する研究が行われた．背景としては，心肺蘇生で心拍再開した患者のコルチゾール濃度が低いという報告があり，ステロイド補充が予後改善に関与するという仮説がたてられた．最初に行われた単施設研究[3]で良い結果が出たため，さらに多施設研究が行われ，2013年にMentzelopoulosらにより報告されている[4]．ギリシャの3施設で行われた二重盲検randomized controlled trial（無作為化比較試験：RCT）で，院内心停止患者268人を，アドレナリン，バソプレシン，ステロイド併用（vasopressin-steroid-epinephrine：VSE）群130人と，アドレナリンとプラセボのコントロール群138人の2つに分けて検討した．アウトカムはROSC後20分以上の生存とCPC（cerebral performance category：脳機能カテゴリー）スコア2点以下での生存退院とした．結果はROSCがVSE群109/130（83.9％），コントロール群91/138（65.9％）とVSE群で多く（オッズ比2.98，95％信頼区間1.39–6.40；P＝0.05），予後良好な退院がVSE群18/130（13.9％），コントロール群7/138（8.2％）とVSE群で多かった（オッズ比3.74，95％信頼区間1.17–9.20；P＝0.02）．この研究においても，心停止蘇生時のステロイド使用が生存率を上げ，神経学的予後を改善させる結果となっている．

## エビデンスの使い方

　心停止患者の治療のガイドラインとして有名なAHA（米国心臓学会）のACLS 2010[5]をみてもステロイドに関する記載は存在しない．Mentzelopoulosらの報告は2013年なので反映されていないのだが，そもそも介入がバソプレシンとステロイドという2剤が加わっているため，このデータだけで単純にステロイドが有効であると決めつけることはできない．さらには多施設研究とはいっても3施設で，ギリシャ1国のみのデータである．とはいえ，アドレナリンとバソプレシンの比較が賛否あるなかで有意な予後改善を認めている結果は注目に値するものであり，今後のさらなる研究が待たれる．

　ステロイドの心停止患者への有効性は現時点では証明されていない．今後，有効な治療手段となりうる可能性はある．

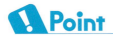

- 心停止患者にステロイドを投与する根拠は現時点では弱い．
- 効くかもしれない治療という立ち位置であり，今後の研究が待たれる．

## 文献

1 ) Wenzel V, et al：A comparison of vasopressin and epinephrine for out-of-hospital cardiopulmonary resuscitation. N Engl J Med, 350：105-113, 2004
2 ) Gueugniaud PY, et al：Vasopressin and epinephrine vs. epinephrine alone in cardiopulmonary resuscitation. N Engl J Med, 359：21-30, 2008
3 ) Mentzelopoulos SD, et al：Vasopressin, epinephrine, and corticosteroids for in-hospital cardiac arrest. Arch Intern Med, 169：15-24, 2009
4 ) Mentzelopoulos SD, et al：Vasopressin, steroids, and epinephrine and neurologically favorable survival after in-hospital cardiac arrest: a randomized clinical trial. JAMA, 310：270-279, 2013
5 ) Neumar RW, et al：Part 8: adult advanced cardiovascular life support: 2010 American Heart Association Guidelines for Cardiopulmonary Resuscitation and Emergency Cardiovascular Care. Circulation, 122：S729-S767, 2010

＜遠藤新大，内野滋彦＞

# 第16章 周術期-❶

## 抜管後喉頭浮腫予防のための
## ステロイド投与の効果は?

### クリニカルクエスチョン

　抜管後喉頭浮腫は，手術麻酔や集中治療において遭遇する確率の高い気道トラブルの1つである．一方，ステロイドには強力な抗炎症作用があり，浮腫の軽減が期待できる．そこで，抜管後喉頭浮腫の予防法としてステロイドの抜管前投与が臨床的に行われているが，その有効性に関してどのようなエビデンスがあるだろうか．

### エビデンスの実際

#### 1) 抜管後喉頭浮腫とは?

　抜管後喉頭浮腫の定義は，抜管後喘鳴（post-extubation stridor：PES）があることとされている．その発生率は集中治療領域では30％に及ぶとの報告がある[1]．手術麻酔領域における発生率は明らかではないが，軽症例を含めると相当数に及ぶと考えられる．危険因子としては，女性・狭小気道・大口径の気管チューブ・長期間の気管挿管といわれている[1]が，これらはいずれも集中治療領域の報告である．手術麻酔においてはさらに，長時間手術・頭頸部手術・過剰輸液・術中体位なども因子として含まれると考えられる．

#### 2) 抜管後喉頭浮腫予防のためのステロイド投与のエビデンス

　1996年にHoら[2]は，抜管1時間前にヒドロコルチゾンを100 mg投与した群と生理食塩水を投与した対照群では，喉頭浮腫の発生率に差はなかったと報告している．同様の報告は多く，1990年代には抜管後喉頭浮腫の予防のためのステロイド投与は無効であると考えられていた．しかし，2006年にChengら[3]は，抜管

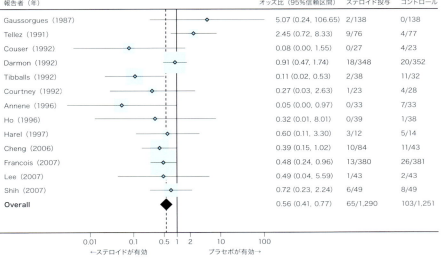

**図1 ● 再挿管におけるステロイドの効果(メタ解析)**
文献5より引用

24時間前にメチルプレドニゾロンを40 mg投与した群と生理食塩水を投与した対照群を比較し，メチルプレドニゾロン投与群で抜管後喉頭浮腫の発生率が有意に少なかったと報告している．また，2007年にFrançoisら[4]は，抜管12時間前から4時間おきにメチルプレドニゾロンを20 mgずつ投与した群(20 mg×3回)と生理食塩水を投与した対照群を比較し，メチルプレドニゾロン投与群で抜管後喉頭浮腫の発生率が有意に少なかったと報告している．Françoisらの報告は，最も効果的なプロトコールとされている．これらの結果から，抜管後喉頭浮腫予防のためのステロイド投与は有効といえるが，投与するステロイドの種類や投与時期，投与回数を考慮する必要がある．

近年のエビデンスでは，McCaffreyら[5]は2,600人分のデータのメタ解析を行い，ステロイドの予防投与で喉頭浮腫の発生率が低下した(オッズ比0.36，95％信頼区間0.27-0.49，図1)と報告した．Fanら[6]は1,923人のメタ解析を行い，ステロイドの単回投与と複数回投与によるサブグループ解析で，単回投与は抜管後喉頭浮腫の予防にあまり効果がないものの(オッズ比0.61，95％信頼区間 0.36-1.02)，複数回投与では抜管後喉頭浮腫の予防に効果的であった(オッズ比 0.14，

95％信頼区間 0.08-0.23）としている．これらはいずれも集中治療領域の報告であり，現在のところ手術室における抜管後喉頭浮腫予防としてのステロイド投与のエビデンスはない．

 エビデンスの使い方

　以上の結果から抜管後喉頭浮腫予防のためのステロイド投与は，少なくとも抜管12時間前から複数回投与する必要がある．具体的には，抜管12時間前から4時間おきにメチルプレドニゾロンを20 mgずつ投与すること（20 mg×3回）が推奨される．手術室における抜管に関しては，手術時間にもよるが計画的なステロイドの投与は難しいと考えられる．そのため喉頭浮腫の危険性があると判断した場合，集中治療室などに入室し計画的な抜管戦略を立てることが望ましい．

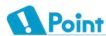

- 抜管後喉頭浮腫予防のためのステロイド投与は，集中治療領域ではその有用性を示すエビデンスがある．しかし，手術室におけるそれは十分なエビデンスはない．
- 集中治療領域の抜管後喉頭浮腫予防のためのステロイド投与に関しては，抜管12時間前から4時間おきにメチルプレドニゾロンを20 mgずつ投与すること（20 mg×3回）が推奨される．
- 手術室における抜管に関しては計画的なステロイドの投与が難しいため，集中治療室などに入室し計画的な抜管戦略を立てることが望ましい．

### 文献

1) Wittekamp BH, et al：Clinical review: post-extubation laryngeal edema and extubation failure in critically ill adult patients. Crit Care, 13：233, 2009
2) Ho LI, et al：Postextubation laryngeal edema in adults. Risk factor evaluation and prevention by hydrocortisone. Intensive Care Med, 22：933-936, 1996
3) Cheng KC, et al：Intravenous injection of methylprednisolone reduces the incidence of postextubation stridor in intensive care unit patients. Crit Care Med, 34：1345-1350, 2006
4) François B, et al：12-h pretreatment with methylprednisolone versus placebo for prevention of postextubation laryngeal oedema: a randomised double-blind trial. Lancet, 369：1083-1089, 2007
5) McCaffrey J, et al：Corticosteroids to prevent extubation failure: a systematic review and meta-analysis. Intensive Care Med, 35：977-986, 2009
6) Fan T, et al：Prophylactic administration of parenteral steroids for preventing airway complications after extubation in adults: meta-analysis of randomised placebo controlled trials. BMJ, 337：a1841, 2008

　　　　　　　　　　　　　　　　　　　　　　　　　　　＜加藤貴大，河本昌志＞

# 第16章 周術期-❷

# ステロイドカバーにエビデンスはあるのか?

## ❓ クリニカルクエスチョン

　長期的にステロイドを内服している患者の手術を行う際,術前から術後にかけてステロイドを追加投与することは,ステロイドカバーとして一般的に行われている.しかし,ステロイドを内服している症例すべてにステロイドカバーを行う必要があるだろうか.また,どのような症例にステロイドカバーを行う必要があるだろうか.ステロイドカバーに関するエビデンスについて確認したい.なお,ここでステロイドカバーとは日常使用量以上のステロイドの投与をいう.

## ✏️ エビデンスの実際

### 1) コルチゾールの分泌

　通常,コルチゾールは安静時で1日8〜20 mg分泌されている.手術や外傷などのストレスにより75〜100 mgものコルチゾールが分泌される.コルチゾールの分泌は視床下部-下垂体-副腎皮質軸(hypothalamic-pituitary-adrenal axis:HPA axis)で調整されている.長期間ステロイドを投与されている場合,HPA axisが抑制されコルチゾールが分泌されない状態に陥る可能性がある(副腎不全).

### 2) ステロイドカバーのエビデンス

　ステロイドカバーは1952年にFraserら[1]が,慢性リウマチ患者の股関節手術後のショックに対しステロイドを使用したのが最初の報告である.その後,1953年にLewisら[2]が同様の報告を行い,術前にステロイドを内服している患者には周術期にステロイドカバーを行うことが推奨されてきた.

　しかし,術前にステロイドを内服している症例すべてにステロイドカバーが必要というわけではない.2008年にMarikら[3]が2つの無作為化比較試験と7つの

### 表1 ● ステロイドカバーのガイドライン

| 侵襲の程度 | 侵襲の種類 | グルココルチコイド投与法 |
|---|---|---|
| 低 | 鼠径ヘルニア手術,大腸内視鏡検査,微熱をきたす疾患,胃腸炎,軽度-中等度の嘔気,嘔吐 | ヒドロコルチゾン25 mg<br>or メチルプレドニゾロン5 mg<br>術当日or発症日にi.v. |
| 中 | 開腹胆嚢摘出術,結腸半切除術,高度発熱性疾患,肺炎,重症胃腸炎 | ヒドロコルチゾン50〜75 mg<br>or メチルプレドニゾロン10〜15 mg<br>術当日or発症日にi.v.<br>漸減して1〜2日間で通常量に戻す |
| 高 | 心・大血管手術,肝切除術,膵炎,膵頭十二指腸切除術 | ヒドロコルチゾン100〜150 mg<br>or メチルプレドニゾロン20〜30 mg<br>術当日or発症日にi.v.<br>漸減して2〜3日間で通常量に戻す |
| 過大 | 敗血症性ショック | ヒドロコルチゾン50〜100 mg<br>6〜8時間ごとにi.v.<br>or 0.18 mg/kg/時間　cdiv.＋フルドロコルチゾン50μg/日<br>ショックから離脱するまで(数日〜1週間程度)投与,その後,vital signと血清Na濃度をみながら漸減する |

プレドニゾロン5 mg/日相当以下の投与症例は日常投与量のステロイドを投与する.ステロイドカバーの必要はない.
プレドニゾロン5 mg/日相当以上の投与症例は日常投与量のステロイドを投与したうえで,上記に従いステロイドカバーを行う.
文献5,6より引用

　コホート研究を対象に行ったシステマティックレビューでは,ステロイドカバーを行った群と,日常使用量のステロイドのみを投与された群では血行動態の差を認めなかったと報告している.また日常使用量のステロイドのみを投与された群において,説明のつかない低血圧や副腎クリーゼに陥った症例は認めなかったとしている.

　Jabbour[4]はHPA axisが抑制されている患者にステロイドカバーが必要としている.プレドニゾロン5 mg/日相当以下の投与では,投与期間によらず正常なHPA axisが維持される.また3週間以内の投与であれば,投与されたステロイドの種類によらず正常なHPA axisが維持される.つまり,プレドニゾロン5 mg/日相当以上の投与,3週間以上の投与症例ではステロイドカバーが必要となる.Coursinら[5]によると,長期にわたりステロイドを投与されている場合,少なくとも日常使用量と同等量のステロイド投与を継続する必要がある.さらに,このような患者に対して侵襲的な処置を行う場合は適量の補充が必要であり,補充量は侵襲の程度により変える必要があるという.

## エビデンスの使い方

　上記の結果から，プレドニゾロン5 mg/日相当以下の投与，3週間以内の投与症例では手術に際し，日常使用量と同程度のステロイドを使用すればよい．プレドニゾロン5 mg/日相当以上の投与，3週間以上の投与症例では，ステロイドカバーのガイドライン[5]に従うことを推奨する（表1）．具体的には，軽度の手術（鼠径ヘルニア手術・軽度な泌尿器・婦人科・形成外科手術など）では，コルチゾール25 mgまたはメチルプレドニゾロン5 mgを静注する．中等度の手術（開腹手術）では，コルチゾール50〜75 mgまたはメチルプレドニゾロン10〜15 mgを静注し，次の1〜2日で減量する．高度の手術（開胸手術・肝切除術や膵頭十二指腸切除術といった高度の開腹術）では，コルチゾール100〜150 mgまたはメチルプレドニゾロン20〜30 mgを静注し，次の2〜3日で減量する．

## Point

- プレドニゾロン5 mg/日相当以下の投与，3週間以内の投与症例では手術に際し，日常使用量と同程度のステロイドを使用する．
- プレドニゾロン5 mg/日相当以上の投与，3週間以上の投与症例ではステロイドカバーが必要となる．
- ステロイドカバーは，現状のガイドラインに従って行うことを推奨する．

### 文献

1) Fraser CG, et al：Adrenal atrophy and irreversible shock associated with cortisone therapy. J Am Med Assoc, 149：1542-1543, 1952
2) Lewis L, et al：Fatal adrenal cortical insufficiency precipitated by surgery during prolonged continuous cortisone treatment. Ann Intern Med, 39：116-126, 1953
3) Marik PE & Varon J：Requirement of perioperative stress doses of corticosteroids: a systematic review of the literature. Arch Surg, 143：1222-1226, 2008
4) Jabbour SA：Steroids and the surgical patient. Med Clin North Am, 85：1311-1317, 2001
5) Coursin DB & Wood KE：Corticosteroid supplementation for adrenal insufficiency. JAMA, 287：236-240, 2002
6) 東邦大学医療センター大森病院麻酔科 麻酔マニュアル2010 改訂第4版（全身麻酔），2010年4月
　http://www.lab.toho-u.ac.jp/med/omori/anesth/research/files/anesthmanual_100816.pdf

　　　　　　　　　　　　　　　　　　　　　　　　　　　　　　　　　　　＜加藤貴大，河本昌志＞

# 第17章 副作用・相互作用 – 1

# ステロイド性骨粗鬆症対策の エビデンスは？

 ## クリニカルクエスチョン

　ステロイド性骨粗鬆症の主たる発症機序はステロイドによる骨細胞，骨芽細胞のアポトーシス誘導に伴う骨形成低下である．わが国では200万例と推定されている．ステロイド性骨粗鬆症に関するガイドラインやリコメンデーションは1996年に初めて米国リウマチ学会から発表され，エビデンスが明らかになるとともに各国から発表や改訂がなされてきた．わが国のガイドラインは日本骨代謝学会から2004年版，2014年改訂版が発表されてきた．これらのもととなったエビデンスには，どのようなものがあるだろうか．

 ## エビデンスの実際

　2004年版ガイドライン[1]では692例の患者の横断調査ならびに一部の患者の縦断調査から既存骨折，骨密度，ステロイド1日平均投与量が危険因子として抽出され，経口ステロイドを3カ月以上使用中または使用予定の例で，既存骨折のある場合，骨折がなく骨密度が若年成人平均値（young adult mean：YAM）の80％未満の場合，ステロイドの1日平均投与量が5 mg以上の場合，を治療対象とした．今回の2014年改訂版[2]では，2年以上の縦断調査を行った903例から危険因子を再検討すると，年齢，ステロイド1日平均投与量，骨密度，既存椎体骨折が抽出された．それぞれについてカテゴリー分類を行い，スコア化を実施した．感度・特異度分析を行うとスコア6点が感度・特異度で最も優れていた．別の，2年以上の縦断調査が実施された大量ステロイド使用を中心とする144例で感度・特異度分析を行うと同じ結果が得られた．最終的に2つのコホートともに感度が80％以上となるスコア3点を治療介入閾値として設定した（図1）[2]．薬剤に関しては海外のデータに基づく骨密度増加効果，一次および二次骨折抑制効果について検討し，図1のような推奨を決定した．

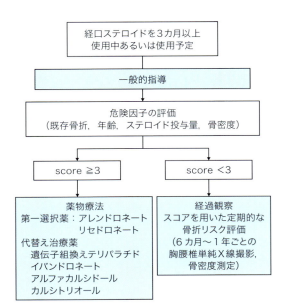

**図1 ● わが国のステロイド性骨粗鬆症の管理と治療のガイドライン（2014年度改訂版）**

文献2より引用

## エビデンスの使い方

国内の縦断データに基づくガイドラインが発表されたことから，ステロイド使用例に対しては本ガイドラインに沿った積極的な介入が望まれる．

## Point

- わが国のステロイド性骨粗鬆症の管理と治療ガイドラインが2014年に改訂された．
- ガイドラインに基づく積極的な介入が望まれる．

### 文献

1) Nawata H, et al：Guidelines on the management and treatment of glucocorticoid-induced osteoporosis of the Japanese Society for Bone and Mineral Research (2004). J Bone Miner Metab, 23：105-109, 2005
2) Suzuki Y, et al：Guidelines on the management and treatment of glucocorticoid-induced osteoporosis of the Japanese Society for Bone and Mineral Research: 2014 update. J Bone Miner Metab, 32：337-350, 2014

＜宗圓　聰＞

# 第17章 副作用・相互作用-2

## 大腿骨頭壊死の予防は可能か？

### クリニカルクエスチョン

　大腿骨頭壊死の病因としては，脂肪塞栓説，骨頭内圧亢進による血管圧迫説，静脈還流障害説，血液凝固異常説などがある．わが国での発生は年間3,000人前後とされる．大腿骨頭壊死の発症予防や，発症後の骨頭の圧潰予防に関するエビデンスはあるのだろうか．

### エビデンスの実際

　大腿骨頭壊死の発症予防に関しては臨床的なエビデンスは存在しない．動物実験では，ACTH（副腎皮質刺激ホルモン），ビタミンE，リファンピシン，ペントサン，bisphenol A diglycidyl ether（ビスフェノールAジグリシジルエーテル），granulocyte colony-stimulating factor（顆粒球コロニー刺激因子），stem cell factor（幹細胞因子），siRNA，CD34陽性細胞，電磁場パルス刺激，などの有効性が報告されている．発症後の骨頭の圧潰予防に関してはアレンドロネートなどのビスホスホネート製剤の臨床的な有効性が複数報告されてきた．しかし，システマティックレビュー[1]では，比較対照試験ではその効果を証明したものはないとされる．さらに，最近報告されたプラセボ対照の多施設無作為化二重盲検試験[2]では，人工関節に至ることに対する予防（図1）[2]，病変の進行抑制，QOLの改善，のいずれに関してもアレンドロネートの明らかな有効性は認められなかったとされる．

### エビデンスの使い方

　現時点で，大腿骨頭壊死の発症予防や発症後の骨頭の圧潰予防に関する臨床的

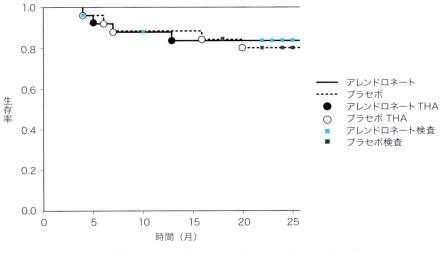

**図1 ● 大腿骨頭壊死に対するアレンドロネートの圧潰予防効果**
文献2より引用

なエビデンスはないと言える．発症後は壊死領域の局在による病型分類と病期分類から，経過観察か手術療法を選択することになる．

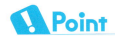

- 何らかの方法で大腿骨頭壊死の発症や骨頭の圧潰を予防できるというエビデンスはない．

**文献**

1) Cardozo JB, et al：The use of bisphosphonate in the treatment of avascular necrosis: a systematic review. Clin Rheumatol, 27：685-688, 2008
2) Chen CH, et al：Alendronate in the prevention of collapse of the femoral head in nontraumatic osteonecrosis: a two-year multicenter, prospective, randomized, double-blind, placebo-controlled study. Arthritis Rheum, 64：1572-1578, 2012

＜宗圓　聰＞

# 第17章 副作用・相互作用-❸

# 小児の低身長に対する予防策はあるか？

## クリニカルクエスチョン

ステロイド投与により成長を司る成長ホルモンや成長ホルモンの合成を促進するインスリン様成長因子の産生が抑制され，低身長が引き起こされる．通常幼児では年間4～5 cm身長が伸びるのに対して，ステロイド内服例では1 cm程度に留まるとされる．ステロイド投与に伴う小児の低身長に対する予防策のエビデンスはあるのだろうか．

## エビデンスの実際

小児のステロイド投与疾患における成長ホルモンの有効性が複数示されており，若年性特発性関節炎患者においては0.047～0.066 mg/kg/日の成長ホルモン投与は急性期の急激な身長低下を予防するとともに，長期の治療によって成人の身長をも増加させるとされる[1]．一方，小児のステロイド投与例に対する週1回の経口アレンドロネート投与では，プラセボと比較して骨密度増加は得られたが身長増加に対する効果は認められなかったとされる[2]．

## エビデンスの使い方

ステロイドによる小児の低身長に対する成長ホルモンの予防効果のエビデンスはあるものの，現在成長ホルモンの適応疾患は表1に示すものに限られており，低身長が強く認められる場合には小児科の専門医に相談するのが望ましい．

### 表1 ● 成長ホルモンの適応と投与量

| 適応疾患 | 投与量（mg/kg/週） |
|---|---|
| 成長ホルモン分泌不全性低身長症 | 0.175 |
| ターナー症候群 | 0.35 |
| 慢性腎不全に伴う低身長 | 0.175→効果不十分なら0.35 |
| 軟骨異栄養症（軟骨無形成症・軟骨低形成症） | 0.35 |
| Prader-Willi症候群 | 0.245 |
| SGA（small for gestational age）性低身長症 | 0.23→効果不十分なら0.47 |

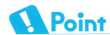

- ステロイド投与に伴う小児の低身長に対する予防策として成長ホルモンの投与に関するエビデンスがある．
- しかし，保険適用ではなく，小児科の専門医に相談することが望ましい．

#### 文献

1) Savage MO, et al：Growth hormone treatment in children on chronic glucocorticoid therapy. Endocr Dev, 20：194-201, 2011
2) Rudge S, et al：Effects of once-weekly oral alendronate on bone in children on glucocorticoid treatment. Rheumatology（Oxford），44：813-818, 2005

＜宗圓　聰＞

# 第17章 副作用・相互作用 – 4

# 妊婦・授乳婦にステロイド療法はできる？

## クリニカルクエスチョン

　ステロイド療法が必要な患者が妊婦であったり授乳婦であったりすることがある．ステロイドはこれらの患者に安全に投与できるのであろうか．投与できるとしたら，どのステロイドが安全に使用できるのであろうか．

## エビデンスの実際

### 1）妊婦・胎児への影響

　妊婦への薬物の影響を検討する際，疾患自体の影響を考える必要がある．例えば，関節リウマチでは，疾患活動性が高いと胎児の発育不良や，早産・低出生体重児の頻度が高くなるとされている[1]．ステロイド使用時にはこれらと同様の胎児毒性が報告されているが，それらは疾患自体の影響である可能性も否定できない．また，ステロイドの通常の副作用である子宮内感染や新生児副腎不全の可能性も指摘されているが，十分なエビデンスはない[1]．Chiら[2]によると，妊婦に対する大量のステロイド外用剤塗布によって，後述するような口蓋裂などの奇形の発症は増加しなかったが，低出生体重児が増加したとしている．すなわち，個々の患者で胎児に何らかの異常が生じたとき，その原因が疾患自体かステロイドかを診断するのは困難なことが多い．

　催奇形性については，以前から動物実験で大量のステロイドを投与すると，胎児に口蓋裂が生じることが知られていた．当然，ヒトではどうかという懸念が生じる．Park-Wyllieら[3]によるメタ解析研究によると，妊婦におけるステロイド治療は胎児に対する重大な奇形を増加させることはなかったが，図1のように，口蓋裂についてはステロイド使用群のオッズ比が3.35と有意に増加していた．一般

| 報告者(年) | ステロイド投与 $n_1/N_1$ | ステロイド非投与 $n_2/N_2$ | 比率(%) | オッズ比(95%信頼区間) | オッズ比(95%信頼区間) |
|---|---|---|---|---|---|
| Robert (1994) | 7/35 | 125/1,413 | 41.9 | 2.58 [1.10, 6.02] | |
| Czeizel (1997) | 4/37 | 1,219/36,913 | 18.9 | 3.55 [1.26, 10.03] | |
| Rodriguez (1998) | 5/14 | 1,179/12,290 | 14.9 | 5.24 [1.75, 15.65] | |
| Carmichael (1999) | 9/662 | 3/734 | 24.3 | 3.36 [0.91, 12.46] | |
| 合計(95%信頼区間) | 25/748 | 2,526/51,350 | 100.0 | 3.35 [1.97, 5.69] | |

Chi-square 1.02 (df=3) P : 0.80 Z=4.46 P : 0.3

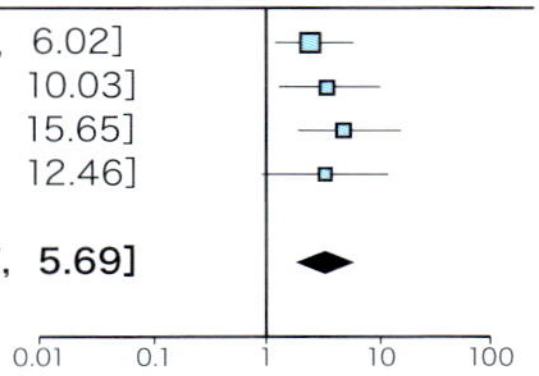

**図1 ● ステロイドによる口蓋裂発症に関するメタ解析結果**
文献3より引用

に，わが国の口蓋裂の発症は700人に1人と言われている．この解析によれば，ステロイド治療はその発症リスクを3倍強増加するが，用量依存性があるのかなどの詳細は不明である．さらに，この報告でも重大な奇形の発症が増すことはないとしていることから，治療の有益性が上回れば，十分に説明して納得を得たうえで，妊婦に対してステロイド治療を行うことは容認されるものと考えられる．

## 2）妊婦に好ましいステロイドの種類

コルチゾンは *in vitro* ではグルココルチコイド活性がなく，11β-hydroxysteroid dehydrogenase type 1（11HSD-1）によって11位がケトン基から水酸基に還元され，コルチゾールに転換することによって活性が生じる．逆にコルチゾールは11HSD-2によって不活性のコルチゾンに転換する．この代謝が確認されているほかの合成ステロイドとしては，米国で最も使われているプレドニゾンがある．すなわち，プレドニゾンは11HSD-1によって活性型のプレドニゾロンに転換し，逆にプレドニゾロンは11HSD-2によって不活性型のプレドニゾンに転換する．これらの酵素の発現する臓器は偏在しており，ヒト11HSD-2は腎，大腸，膵，胎盤などに多く発現している[4]．プレドニゾロンは胎盤でプレドニゾンに転換することにより，胎児への影響が少ないとされている．一方，デキサメタゾンやベタメタゾンは11HSD-2による代謝は少ないため，胎盤を介した胎児移行は大きいと考えられている．したがって，妊婦にステロイドを投与する場合は，理論的にはコルチゾールかプレドニゾロンが最適ではあるが，臨床的エビデンスがあるわけではない．

### 3）授乳婦への投与

筆者ら[5]は，プレドニゾロン 30 mg/日で治療中の全身性エリテマトーデス患者の血漿と乳汁中のプレドニゾロン濃度を測定した．患者の血漿プレドニゾロン濃度と乳汁中濃度は，おのおの 12〜22 と 0.2〜0.6 μg/dL の範囲で推移した．すなわち，プレドニゾロンの乳汁移行は血漿濃度の 3％前後ときわめてわずかであり，仮に 0.6 μg/dL のプレドニゾロンを含む母乳を乳児が 1,000 mL 摂取したとしても，6 μg が移行するにすぎない．なお，米国小児科学会[6]はプレドニゾロンとプレドニゾンは授乳婦に安全に投与できるとしている．いずれにしても，授乳婦へのステロイド治療は，特にプレドニゾロンであれば通常の臨床使用下では問題はなさそうである．

## エビデンスの使い方

関節リウマチのような，原則として低用量ステロイドしか投与しない疾患では，妊婦にも授乳婦にも全く問題なくステロイド治療は可能である．一方，ときに高用量ステロイド治療を要する全身性エリテマトーデスなどの疾患でも，治療の必要性が高ければ，患者に低出生体重児となる可能性や口蓋裂増加の可能性を十分に説明したうえで投与することは可能であろう．また，ステロイド治療を継続したまま授乳することは可能である．ただ，いずれの場合でも，ステロイドの種類としてはプレドニゾロンが望ましい．安全であるとする上限用量に関するエビデンスはないが，いずれもプレドニゾロン 30 mg/日以下の安全性は高い．

## Point

- 妊婦におけるステロイド治療に伴い，高用量投与では低出生体重児と口蓋裂がわずかに増加する可能性がある．
- ステロイドの乳汁移行はきわめて少なく，授乳婦におけるステロイド治療は，必要があれば大きな問題はない．
- 上記のいずれの場合でもステロイドの種類はプレドニゾロンが望ましく，エビデンスはないものの 30 mg/日以下が推奨される．

**文献**

1 ) 川添麻衣, 川合眞一：関節リウマチと妊娠. 臨床婦人科産科, 68：453-461, 2014
2 ) Chi CC, et al：Pregnancy outcomes after maternal exposure to topical corticosteroids: a UK population-based cohort study. JAMA Dermatol, 149：1274-1280, 2013
3 ) Park-Wyllie L, et al：Birth defects after maternal exposure to corticosteroids: prospective cohort study and meta-analysis of epidemiological studies. Teratology, 62：385-392, 2000
4 ) Albiston AL, et al：Cloning and tissue distribution of the human 11 beta-hydroxysteroid dehydrogenase type 2 enzyme. Mol Cell Endocrinol, 105：R11-R17, 1994
5 ) 川合眞一, 他：ステロイドの生化学的メカニズム 合成ステロイド剤の代謝. 最新醫學, 39：1556-1563, 1984
6 ) Janssen NM & Genta MS：The effects of immunosuppressive and anti-inflammatory medications on fertility, pregnancy, and lactation. Arch Intern Med, 160：610-619, 2000

<川合眞一>

第17章 副作用・相互作用 - ❺

# 感染症やワクチン接種に影響するステロイドの用量は？

## クリニカルクエスチョン

　ステロイド治療時には感染症が増えることはよく知られているが，発症しやすい用量はどのくらいなのだろうか．また，感染予防のためのワクチン接種はステロイド治療下でも行うべきであろうか．

## エビデンスの実際

### 1) ステロイド治療下の感染症合併リスク

　ステロイドを使用したことがある臨床医であれば，高用量ステロイド治療時の感染症合併例を必ず経験するものである．Stuckら[1]は，種々の疾患で行われた71の臨床試験におけるステロイド群とプラセボ群の感染症合併についてメタ解析で検討した．合計2,111例のステロイド群の感染症罹患率は12.7％であり，2,087例のプラセボ群の8.0％よりも有意に高く，相対危険度は1.6であった．また，プレドニゾンの1日投与量が10 mg未満または累積投与量が700 mg未満の例では，感染症罹患率は増加しなかったとしている．こうした感染症合併の相対危険度は対象疾患によって異なり，神経疾患で最も高く，以下消化管疾患，肝疾患，腎疾患と続き，疾患によってリスクは異なるとも述べている．

　実診療では，ステロイド単独よりも他の免疫抑制作用を有する薬物との併用を行うことも少なくない．Strangfeldら[2]は，関節リウマチ患者に対して，生物学的製剤である腫瘍壊死因子（tumor necrosis factor：TNF）α阻害薬を使用したときの重症感染症合併について検討した．ドイツの生物学的製剤登録システムで登録された5,044例中，392例に重症感染症の合併が観察された．図1には，100患者・年あたりの推定重症感染症罹患率を，ステロイドとDMARDまたはTNFα阻害薬，および他の危険因子で層別した結果を引用した．追加危険因子とは，①加齢（≧60歳），②慢性肺疾患，慢性腎疾患，または頻回の治療不応歴のいずれ

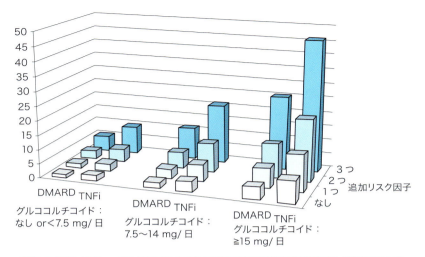

**図1●関節リウマチ治療とリスク因子別の重症感染症罹患率（追加リスク因子＝60歳以上，慢性肺疾患または慢性腎疾患，重症感染症の既往）**
DMARD：disease modified anti-rheumatic-drug（疾患修飾性抗リウマチ薬）
文献2より引用

かを有すること，および③重症感染症の既往を有することと定義した．図のようにステロイドは用量依存性に重症感染症罹患率を増加させたが，生物学的製剤の使用も明らかに罹患率を増加させ，追加危険因子が増えればそれだけ罹患率を増加させた．すなわち，ステロイドは明らかに感染症罹患率を増加させるが，対象疾患や年齢などの背景因子，さらには併用薬や合併症によって大きく感染リスクが影響を受けることを示している．

## 2）ステロイド治療下でのワクチン接種

ステロイドは免疫抑制作用があるため，ステロイド治療中の患者に不活化ワクチン接種をしても十分に抗体価が上がらない可能性があるものの，特にリスクが増すわけではない．一方，免疫抑制療法下の生ワクチン接種は当該疾患の発症リスクを増加させるとされており，いずれのステロイドの添付文書でも禁忌と記載されているが，低用量ステロイド投与でも禁忌なのであろうか．

米国疾病予防管理センター（Centers for Disease Control and Prevention：CDC）の2011年の報告書[3]によれば，免疫抑制を引き起こす薬剤の解説のなかにステロイドの影響をまとめている．それによると，ステロイド療法が，①短期間（例えば14日未満）の投与，②中等量以下の投与（プレドニゾロン換算で20 mg/

日未満），③長期間であっても短時間作用型での隔日投与，④生理学的投与（補充療法），⑤外用剤（皮膚・眼・吸入・関節腔内など）投与については生ワクチン接種の禁忌ではないとしている．ただし，これらには明確なエビデンスの記載はなく，専門家意見の範囲と考えられる．

## エビデンスの使い方

　ステロイド治療に伴い感染症は確実に増えるが，プレドニゾロン換算で 10 mg/日以上の投与では用量依存性にすべての感染リスクが増加する．ただし，ステロイドのみが問題ではなく，対象疾患，高齢者，慢性臓器障害などの合併症，他の免疫抑制薬の併用などが加わった場合はさらに感染リスクは高くなるので，臨床的にはこうしたほかの要因についても十分な注意を要する．

　ステロイド治療下の患者への不活化ワクチン接種は，高用量ステロイド治療中では無駄になる可能性があるものの危険性はない．一方，生ワクチン接種は，例えば低用量ステロイドで治療されている関節リウマチ患者などでは可能と考えられるが，前述したプレドニゾロン換算 20 mg/日未満といった米国 CDC の提案も明確なエビデンスはないことから，行う場合には必要性を慎重に考慮するべきであろう．

- プレドニゾロン換算で 10 mg/日以上の投与により，すべての感染症は用量依存性に増加する．
- ステロイド治療に伴う感染症の相対危険度は，対象疾患，年齢，合併症，併用薬などによってさらに増加する可能性が高い．
- 低用量ステロイド治療下では生ワクチン接種による当該疾患発症リスクは少ないと考えられるが，行う場合には必要性を慎重に考慮すべきである．

### 文献

1 ) Stuck AE, et al：Risk of infectious complications in patients taking glucocorticosteroids. Rev Infect Dis, 11：954-963, 1989
2 ) Strangfeld A, et al：Treatment benefit or survival of the fittest: what drives the time-dependent decrease in serious infection rates under TNF inhibition and what does this imply for the individual patient? Ann Rheum Dis, 70：1914-1920, 2011
3 ) National Center for Immunization and Respiratory Diseases：General recommendations on immunization ─── recommendations of the Advisory Committee on Immunization Practices (ACIP). MMWR Recomm Rep, 60：1-64, 2011

<川合眞一>

# 第17章 副作用・相互作用 – 6

# ステロイド療法による副腎不全はどのくらいで回復する？

## ❓ クリニカルクエスチョン

ステロイド療法による副腎不全はよく知られているが，いったん，副腎皮質が完全に萎縮するほどの副腎抑制が生じた場合，回復にはどのくらいの期間が必要なのだろうか．

##  エビデンスの実際

### 1) ステロイド治療後の副腎萎縮

Henchが初めてコルチゾンを関節リウマチ患者に注射で投与した1948年からあまり経っていない1952年には，ステロイド治療下の患者に施行された手術の際にショックとなり，死亡した例が報告された[1]．報告例は34歳男性，罹病期間7年の関節リウマチ患者で，当初はコルチゾン1,200 mg/日を10日間，その後100 mgを週3回投与されていた．その後もコルチゾンが投与されていたが，7カ月目からの2カ月間は25 mgの朝夕2回投与で治療されていた．この患者の剖検結果で最も特徴的であったのは，著明な両側副腎萎縮であった．

この報告以後もステロイド治療に伴う副腎抑制については多くの報告があるが，副腎萎縮をもたらす用量や投与期間は明確とは言えない．比較的最近の報告[2]でも，副腎機能の抑制は累積投与量や投与期間に依存するとしているものの，副腎抑制に至る具体的な用量や期間は提示できていない．また，画像検査による評価も限定的である．

### 2) 副腎抑制からの回復

一般に，副腎萎縮のような完全な副腎抑制の状態になった場合，その回復にど

のくらいの期間を要するのかが今回のクリニカルクエスチョンである．この回答としては，歴史的な報告であるがGraberら[3]の臨床研究が参考となる．彼らは，腺腫を摘出した副腎腺腫によるクッシング症候群患者と，高用量ステロイド治療を1～10年行った患者を対象として，その後の血漿副腎皮質刺激ホルモン（ACTH）濃度と血漿17-hydroxycorticosteroids（コルチゾールなど）濃度を継時的に観察した．その結果，症例によって回復速度は異なったが，早い例で5カ月で回復し，9カ月以降の時点で初めて全例が回復したとしている．

### エビデンスの使い方

　副腎萎縮または強い抑制からの回復については必ずしも多くの報告があるわけではないが，個人差が大きいことが特徴である．仮に原病に対してステロイド治療が不要になった場合には，少なくとも5～9カ月以上は，例えばプレドニゾロン換算2.5～5 mg/日（副腎からの1日ステロイド分泌量相当）などの低用量ステロイドの継続が必要と考えられる．

### Point

- 高用量かつ長期間のステロイド治療は，ときに著明な副腎萎縮をもたらすことがある．
- 副腎萎縮に至るステロイドの用量や期間については明確なエビデンスはない．
- 副腎萎縮などの完全な副腎抑制状態では，その回復には少なくとも5～9カ月間は要する．

#### 文献
1 ) Fraser CG, et al：Adrenal atrophy and irreversible shock associated with cortisone therapy. J Am Med Assoc, 149：1542-1543, 1952
2 ) Sacre K, et al：Pituitary-adrenal function after prolonged glucocorticoid therapy for systemic inflammatory disorders: an observational study. J Clin Endocrinol Metab, 98：3199-3205, 2013
3 ) Graber AL, et al：Natural history of pituitary-adrenal recovery following long-term suppression with corticosteroids. J Clin Endocrinol Metab, 25：11-16, 1965

<川合眞一>

# 第17章 副作用・相互作用 – 7

# ステロイドが原因の薬物アレルギーはあるのか？

## クリニカルクエスチョン

ステロイドはアレルギー疾患の治療に使われている．しかし，コルチゾールとコルチゾンを除けば，臨床で薬物として使われている合成ステロイドは本来は生体内には存在しない物質であり，ステロイドに対してアレルギーがあっても矛盾はない．ステロイドアレルギーは存在するのであろうか．

## エビデンスの実際

### 1) 全身投与

全身投与のステロイドアレルギーの報告は少ない．Nakamuraら[1]は，メチルプレドニゾロンまたはコルチゾールのコハク酸エステル製剤の静注による7例のアナフィラキシーを報告した．全例が気管支喘息患者であり，うち3例では複数のステロイドコハク酸エステル製剤でプリックテストが行われ，いずれも陽性であった．一方，リン酸エステルのステロイドでは同テストが陰性であったことから，コハク酸エステル製剤のステロイドが喘息患者ではアレルギーを惹起しやすいと結論している．さらにBurgdorffら[2]は，メチルプレドニゾロンコハク酸エステルに対するアナフィラキシーを合併した患者血清より抗原特異的IgEを検出したと報告している．

Erdmannら[3]は，プレドニゾロンコハク酸エステル筋注，プレドニゾロン粘膜塗布，およびプレドニゾロン内服に対して，いずれも10～30分後にアナフィラキシー反応を呈した23歳女性のアトピー性皮膚炎患者を報告した．プリックテストの結果，プレドニゾロン，同コハク酸エステル，ベタメタゾンリン酸エステルには陽性であったが，メチルプレドニゾロン，同コハク酸エステル，デキサメタゾ

ン，同リン酸エステル，トリアムシノロンおよび同アセトニドには陰性であったとしている．これらの臨床経過と検査結果からは，少なくとも本例についてはプレドニゾロンそのものに抗原性があり，コハク酸エステルには問題なさそうである．この例のようなステロイドの基本構造自体がアレルゲンであることを示唆した報告は少ないが，臨床ではその可能性を否定すべきでない．

　ステロイドまたは誘導体自体ではなく，製剤の基剤によりアレルギーが惹起されることがある[4]．この報告例では，トリアムシノロンアセトニドの皮下注射によりアナフィラキシーを発症したが，他の薬物の基剤として一般に用いられているカルボキシメチルセルロースがアレルゲンであったとしている．一方，アレルギーであるかどうかは判定できないが，デキサメタゾンリン酸エステルには急速静注に伴う会陰部痛といった機序不明の副作用の報告[5]がある．

### 2) 皮膚外用剤

　ステロイド外用剤による接触皮膚炎の発症頻度は少なくなく，ベルギーの報告[6]では全接触皮膚炎患者の2.9％にのぼったという．多くのステロイド外用剤は，基本となるステロイド構造にさまざまな化学修飾がなされている．そのため薬剤そのものが抗原性を有する可能性はあるが，すべての報告例でステロイドが直接のアレルゲンであると証明されているわけではない．

 ## エビデンスの使い方

　以上のことから，特に気管支喘息などのアレルギー性疾患患者にステロイドの静注治療が必要となった場合には，コハク酸エステル製剤は避けてリン酸エステル製剤を選択すべきであろう．また，皮膚外用剤による接触皮膚炎は少なくなく，症状を増悪させないためには，この可能性を念頭に置いた早期の適切な対応が望まれる．一方，稀とはいえ基本のステロイド構造に対するアレルギーの可能性が否定できない例があることから，ステロイドアレルギーが疑われる例に遭遇した場合には，頭から否定せず，詳細な観察や適切な検査によってそれを検証すべきである．

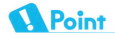

- ステロイド注射時のアレルギーにはコハク酸エステル製剤の報告が多い.
- 稀ではあるが,ステロイド自体に対するアレルギーの報告がある.
- 皮膚外用剤による接触皮膚炎の報告は少なくなく,適切な対応が望まれる.

### 文献

1) Nakamura H, et al：Clinical evaluation of anaphylactic reactions to intravenous corticosteroids in adult asthmatics. Respiration, 69：309-313, 2002
2) Burgdorff T, et al：IgE-mediated anaphylactic reaction induced by succinate ester of methylprednisolone. Ann Allergy Asthma Immunol, 89：425-428, 2002
3) Erdmann SM, et al：Anaphylaxis induced by glucocorticoids. J Am Board Fam Pract, 18：143-146, 2005
4) Patterson DL, et al：Anaphylaxis induced by the carboxymethylcellulose component of injectable triamcinolone acetonide suspension (Kenalog). Ann Allergy Asthma Immunol, 74：163-166, 1995
5) Baharav E, et al：Dexamethasone-induced perineal irritation. N Engl J Med, 314：515-516, 1986
6) Dooms-Goossens A & Morren M：Results of routine patch testing with corticosteroid series in 2073 patients. Contact Dermatitis, 26：182-191, 1992

＜川合眞一＞

# 第17章 副作用・相互作用-8

# ステロイドとリファンピシンの相互作用の対策は？

## クリニカルクエスチョン

　リファンピシンなどの肝の薬物代謝酵素誘導薬の併用により，ステロイドの効果が減弱すると言われているが，どの程度効果が減弱し対策はどうすべきであろうか．

## エビデンスの実際

### 1) ステロイドの代謝経路とCYP3A4

　代表的な合成ステロイドの代謝経路を表1[1]に示した．コルチゾールの主要な代謝経路はA環還元で，この代謝により水溶性を増し，さらにグルクロン酸抱合などを受けて尿中に排泄される．一方，表のプレドニゾロン以下の合成ステロイドはこの代謝経路が少なく，結果として代謝時間が長くなる．また，プレドニゾロンとメチルプレドニゾロンは20位還元経路が，一方デキサメタゾンとベタメタゾンは6位の水酸化経路がそれぞれ主要とされている．

　これらの代謝酵素はさまざまな組織や細胞で確認されているが，肝で最も多く発現している．なお，6β水酸化は肝のシトクロムP450 3A4（CYP3A4）によって行われるが，この酵素はステロイドのみならず種々の薬物代謝に関係する．CYP3A4は薬物によって誘導されやすく，ステロイドなどのCYP3A4の基質とCYP3A4誘導薬との薬物相互作用を生じやすい．

　リファンピシンはpregnane X receptor（PXR）に結合し，retinoid X receptor（RXR）とヘテロ2量体を形成してCYP3A4遺伝子に結合する[2]．それによってCYP3A4の転写が亢進して酵素が多く産生される．リファンピシン以外のPXRのリガンドとしてはフェニトイン，フェノバルビタール，カルバマゼピンなどの抗て

表1 ● 主要な合成ステロイドの代謝経路

| | 代謝経路 | | | | | 尿中代謝産物 | | | |
| --- | --- | --- | --- | --- | --- | --- | --- | --- | --- |
| | | | | | | 抱合型 | | | 非抱合型 |
| | A環還元 | 11位酸化 | 20位還元 | 6位水酸化 | 側鎖切断 | グルクロン酸抱合 | 硫酸抱合 | その他 | |
| コルチゾール | ‡ | ‡ | ‡ | + | + | ‡ | + | + | + |
| プレドニゾロン | ± | ‡ | ‡ | ‡ | + | ‡ | + | + | ‡ |
| メチルプレドニゾロン | − | + | ‡ | ‡ | ? | + | + | + | ‡ |
| デキサメタゾン | − | + | + | ‡ | ? | + | ? | ? | ‡ |
| ベタメタゾン | − | + | ‡ | ‡ | + | + | + | + | ‡ |

文献1より引用

んかん薬や，セント・ジョーンズ・ワート（St. John's wort，セイヨウオトギリソウ）などが知られている．なかでもリファンピシン，フェニトイン，フェノバルビタールはCYP3A4誘導作用が特に強力である．

## 2）リファンピシンによるステロイド治療抵抗性

筆者ら[3]は，プレドニゾロン治療中にリファンピシンを併用したところステロイド治療抵抗性を生じた全身性エリテマトーデス・皮膚筋炎の重複症候群患者を経験した．患者は，リファンピシン併用により筋炎症状が再燃し，中止により改善した．その後リファンピシン再投与により筋炎症状が再燃したが，プレドニゾロンから同力価のコルチゾールに変更することによって再度改善した．

この患者に認められたステロイドの種類によるステロイド治療抵抗性の違いを検討するために，リファンピシン服用者における種々のステロイド代謝を比較した[4]．図1は論文中の成績から，血中半減期と代謝の程度を表すmetabolic clearance rate（MCR：代謝クリアランス率）についてリファンピシン非服用健常人平均値と比較したものである．MCRで評価すると，リファンピシン服用者では非服用者に対してコルチゾール代謝は約1.2倍，プレドニゾロン代謝は約2倍亢進していた．これに対しデキサメタゾン代謝は約5倍の亢進がみられた．これらの結果を踏まえると，リファンピシンによるステロイド治療抵抗性が生じた場合には，プレドニゾロンであれば約2倍，デキサメタゾンであれば約5倍の用量を投与すればリファンピシン非服用者に用いる用量に見合った効果が得られると考えられる．ただ，臨床において5倍量を用いることは現実的ではないため，リファンピシンによ

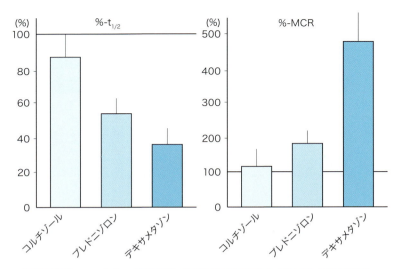

**図1 ● リファンピシン服用者における各種ステロイドの血中半減期と代謝クリアランス率（MCR）の比較**
文献4の成績から健常人平均値に対する比率を求めて作図

るデキサメタゾン治療抵抗性が生じた場合には，プレドニゾロンなどに変更するのがよい．また，プレドニゾロン治療抵抗性であれば，理論的には約2倍に増量すれば治療抵抗性は改善する．一方，リファンピシンから他の結核治療薬に変更するのも実際的な対応であろう．なお，コルチゾールに変更する場合にはミネラルコルチコイド作用の増加には注意が必要である．

 ## エビデンスの使い方

　プレドニゾロン投与中の患者に偶然結核を合併し，リファンピシンなどのCYP3A4誘導薬を併用した後にステロイド治療抵抗性を生じた場合には，プレドニゾロンを2倍に増量すれば本来の薬効が得られるものと思われる．また，デキサメタゾンを使用中であった場合には，調整しやすいプレドニゾロンに変更することが望ましい．リファンピシン以外のCYP3A4誘導作用を有する薬物によるステロイド治療抵抗性では明確なエビデンスはないが，理論的には同様の対策を試みてもよい．

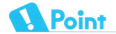

- ステロイドの代謝経路はその種類によって大きく異なり，例えば肝のCYP3A4による6β水酸化はデキサメタゾンでは主要な経路だが，プレドニゾロンでは一部の経路である．

- CYP3A4誘導作用はリファンピシン，フェニトイン，フェノバルビタールが特に強く，カルバマゼピンやセント・ジョーンズ・ワートにも知られている．

- リファンピシンによるステロイド代謝亢進の程度は，デキサメタゾンは約5倍，プレドニゾロンは約2倍，コルチゾールは約1.2倍であるため，例えばプレドニゾロンなら2倍量を投与すれば期待される薬効が得られることになる．

### 文献

1) 川合眞一, 他：ステロイドの生化学的メカニズム 合成ステロイド剤の代謝. 最新醫學, 39：1556-1563, 1984
2) Sinz MW：Evaluation of pregnane X receptor (PXR)-mediated CYP3A4 drug-drug interactions in drug development. Drug Metab Rev, 45：3-14, 2013
3) Nishimura T, et al：Fusion of SV40-induced endocytotic vacuoles with the nuclear membrane. Cell Struct Funct, 11：135-141, 1986
4) 川合眞一：リファンピシン服用者における各種糖質コルチコイド代謝動態の比較. 日本内分泌学会雑誌, 61：145-161, 1985

<川合眞一>

# index

## 数　字

21-水酸化酵素欠損症 ……… 252

## 欧　文

### A～C

ACTH（副腎皮質刺激ホルモン）単独欠損症 ……… 189
Addison病 ……… 192
AIH（autoimmune hepatitis） ……… 98
AIHA（autoimmune hemolytic anemia） ……… 167
AMD（age-related macular degeneration） ……… 310
ANCA（anti-neutrophil cytoplasmic antibody） ……… 128
ANCA関連血管炎 ……… 128, 133
ANCA関連腎炎 ……… 133, 141
ARDS（acute respiratory distress syndrome） ……… 69, 336
ARDSnet ……… 71
ARF（acute rheumatic fever） ……… 268
ATIN（acute tubulo-interstitial nephritis） ……… 123
A型肝炎 ……… 102
A群レンサ球菌 ……… 268
Bell麻痺 ……… 324
bottom-up therapy ……… 95
bridging therapy ……… 264
B型肝炎 ……… 102
Churg-Strauss症候群 ……… 33
CLD（chronic lung disease） ……… 247
Coombs陰性AIHA ……… 167
COPD（chronic obstructive pulmonary disease） ……… 50, 56
COPD急性増悪 ……… 56
Copenhagen City Study ……… 51
CORTICUS study ……… 333
CRASH trial ……… 326
CYP3A4 ……… 366
C型肝炎 ……… 102

### D～H

DIC（disseminated intravascular coagulation） ……… 177
DPI（dry powder inhaler） ……… 62
Duchenne型筋ジストロフィー ……… 155
EDSS（expanded disability status scale） ……… 148
episodic viral wheeze ……… 288
EULARリコメンデーション ……… 44
EUROSCOP ……… 51
E型肝炎 ……… 102
Fanconi貧血 ……… 164
FSGS（focal segmental glomerulosclerosis） ……… 107, 141
GBM（glomerular basement membrane） ……… 128
Goodpasture症候群 ……… 131
granular sparkling pattern ……… 82
Helsinki study ……… 283
HPS（hemophagocytic syndrome） ……… 176
Hunt症候群 ……… 324

### I～M

ICS（inhaled corticosteroid） ……… 50
IFWIN study ……… 289
IgA腎症 ……… 116, 141
IgG4関連疾患 ……… 46, 105
immune thrombocytopenic purpura ……… 178
ISOLDE ……… 51
ITP（idiopathic thrombocytopenic purpura） ……… 178
IVIG・ステロイド併用療法 ……… 260
JIA（juvenile idiopathic arthritis） ……… 262
LABA（long acting β agonist） ……… 51
LAHS（lymphoma-associated HPS） ……… 176
LAMA（long-acting muscarinic antagonist） ……… 53
Larsen法 ……… 14
light-for-dates児 ……… 243
Lung Health Study II ……… 51
Maddrey Discriminant Function ……… 102
MCNS（minimal change nephrotic syndrome） ……… 107
MG（myasthenia gravis） ……… 157
Mikulicz病 ……… 46
MN（membranous nephropathy） ……… 107
modified Sharp法 ……… 15
MS（multiple screlosis） ……… 147
multiple-triggered wheeze ……… 289

### P～R

PAC study ……… 289
PACNS（primary angiitis of the central nervous system） ……… 145
PBC（primary biliary cirrhosis） ……… 99
PBC-AIHオーバーラップ症候群 ……… 99
PDT（photodynamic therapy） ……… 311
PEAK study ……… 289
pMDI（pressurized metered-dose inhaler） ……… 62
PMR（polymyalgia rheumatica） ……… 36
RA（rheumatoid arthritis） ……… 14
RAISE Study方式 ……… 258
Ramsay Hunt症候群 ……… 229, 324

# index

RDS（respiratory distress syndrome） 238
REDUCE 試験 58
Remudy 155
RPGN（rapidly progressive glomerulonephritis） 128, 133
RS ウイルス 293

## S〜W

SCOPE 試験 57
Sharp 法 14
SLE（systemic lupus erythematosus） 21, 26, 29
SRC（scleroderma renal crisis） 40
SSc（systemic sclerosis） 40
Surviving sepsis campaign guideline 334
top-down therapy 95
TORCH 試験 52
TREXA study 282
TTP（thrombotic thrombocytopenic purpura） 180
VAHS（virus-associated HPS） 176
Wegener 肉芽腫症 33
WISDOM 試験 53

# 和　文

## あ行

亜急性甲状腺炎 188
アトピー性角結膜炎 301
アトピー性皮膚炎 230, 232
アミロイドーシス 82
アルコール性肝炎 101, 102
アレルギー性結膜炎 301
アレルギー性結膜疾患 301
アレルギー性鼻炎 321
維持量 30
維持量投与 28
維持療法 28
移動性多関節炎 269
ウイルス性気道感染 288
ウイルス性心筋炎 75
ウイルス性喘鳴 288
円形脱毛症 235
炎症性筋疾患 32

## か

加圧式定量噴霧式吸入器 62
開心術 87
改定 Jones 診断基準 268
潰瘍性大腸炎 89, 92
核酸合成阻害薬 84
拡張型心筋症 80
下垂体前葉機能低下症 189
活動期潰瘍性大腸炎 89, 92, 93
活動性クローン病 95
花粉症 321
カルシニューリン阻害薬 84
加齢黄斑変性 310
川崎病 257
肝炎 101
眼窩炎症 317
眼球運動痛 313
眼球突出 317
間欠療法 282
関節型 JIA 263
関節内ステロイド注射 209
関節破壊抑制効果 14
関節リウマチ 14
感染症 358
感染症合併リスク 358
感染症の増加 358
感染性角膜潰瘍 301
肝不全 101
顔面神経麻痺 324

## き

気管支喘息 60, 64
急性肝炎 101
急性呼吸促迫症候群 69, 336
急性骨髄性白血病 170
急性散在性脳脊髄炎 153
急性蕁麻疹 218
急性脊髄損傷 206
急性前骨髄球性白血病 170
急性喘息 285
急性尿細管間質性腎炎 123
急性汎ぶどう膜炎 308
急性副腎不全 194
急性リウマチ熱 268
急性リンパ性白血病 170
急速進行性腎炎症候群 128, 133
吸入ステロイド 276, 285
局所ステロイド注射 204
虚血再灌流傷害 87
巨細胞性心筋炎 76, 80
拒絶反応 139
巨大乳頭結膜炎 301

## く

くも膜下出血 145
クリーゼ 158
クループ 291
クローン病 95
群発頭痛 162

## け

劇症型心筋炎 75, 76
血管炎 32
血球成分除去療法 92, 94
血球貪食症候群 176
結節性多発動脈炎 32
血栓性血小板減少性紫斑病 180
腱鞘炎 211
腱障害 199
原発性糸球体腎炎 116
原発性胆汁性肝硬変 99
肩峰下インピンジメント症候群 199

## こ

|  |  |
|---|---|
| 抗AQP4抗体陽性視神経炎 | 313 |
| 抗GBM抗体型腎炎 | 129, 141 |
| 抗VEGF療法 | 311 |
| 口蓋裂 | 354 |
| 膠原病 | 78, 30 |
| 抗好中球細胞質抗体 | 128 |
| 好酸球性心筋炎 | 77 |
| 好酸球性多発血管炎性肉芽腫症 | 32 |
| 甲状腺眼症 | 317 |
| 甲状腺クリーゼ | 184 |
| 合成ステロイド | 18 |
| 光線力学療法 | 311 |
| 抗てんかん薬 | 299 |
| 硬膜外ステロイド注射 | 201, 213 |
| 高用量ステロイド療法 | 21 |
| 高齢者ネフローゼ症候群 | 114 |
| 呼気性喘鳴 | 293 |
| 呼吸窮迫症候群 | 238 |
| 骨粗鬆症 | 14, 348 |
| コハク酸エステル製剤 | 363 |
| コルチゾール分泌 | 345 |
| コルチゾール分泌量 | 19 |
| コルチゾン | 18, 355 |

## さ

|  |  |
|---|---|
| 細気管支炎 | 293 |
| 催奇形性 | 354 |
| 細菌性髄膜炎 | 295, 329 |
| 再生不良性貧血 | 164 |
| 再発性IgA腎症 | 142 |
| 再発性腎炎 | 141 |
| 坐骨神経痛 | 201 |
| サルコイドーシス | 80 |

## し

|  |  |
|---|---|
| 糸球体基底膜 | 128 |
| 糸球体腎炎のためのKDIGO診療ガイドライン | 107, 116 |
| シクレソニド | 276 |
| 自己免疫性肝炎 | 98 |
| 自己免疫性膵炎 | 46, 104 |
| 自己免疫性溶血性貧血 | 167 |
| 視神経炎 | 313 |
| 視神経症 | 313 |
| 視神経脊髄炎 | 150 |
| 若年性特発性関節炎 | 262, 352 |
| 視野検査 | 303 |
| 視野障害 | 313 |
| 重症筋無力症 | 157 |
| 手根管症候群 | 204 |
| 授乳婦 | 354 |
| 春季カタル | 301 |
| 硝子体内注射 | 306, 310 |
| 小児気管支喘息 | 276 |
| 小児心筋炎 | 78 |
| 小児喘息 | 279, 282, 285 |
| 小児ネフローゼ症候群 | 273 |
| 小児の低身長 | 352 |
| 小児リウマチ専門医 | 264 |
| 上腕骨外側上顆炎 | 199 |
| 初期増悪 | 158 |
| 初期治療の期間 | 28 |
| 初発小児特発性ネフローゼ症候群 | 273 |
| 視力低下 | 313 |
| 心アミロイドーシス | 82 |
| 心移植 | 80 |
| 腎移植 | 136, 139, 141 |
| 腎移植後再発性腎炎 | 141 |
| 心炎 | 268 |
| 心筋炎 | 75 |
| 腎クリーゼ | 40 |
| 神経根障害 | 201 |
| 尋常性乾癬 | 224 |
| 尋常性天疱瘡 | 221 |
| 新生児仮死 | 243 |
| 新生児低血糖 | 243 |
| 新生児慢性肺疾患 | 247 |
| 心臓移植 | 84 |
| 心臓サルコイドーシス | 80 |
| 心肺蘇生中のステロイド投与 | 339 |
| 心不全 | 87 |
| 蕁麻疹 | 218 |

## す

|  |  |
|---|---|
| 膵外病変 | 105 |
| 頭痛 | 161 |
| ステップアップ | 279 |
| ステップダウン | 282 |
| ステロイドアレルギー | 363 |
| ステロイドカバー | 345 |
| ステロイド腱鞘内注射 | 211 |
| ステロイド漸減法 | 28 |
| ステロイド性骨粗鬆症 | 15, 348 |
| ステロイド性骨粗鬆症の管理と治療のガイドライン | 349 |
| ステロイド注射 | 199, 209 |
| ステロイド治療抵抗性 | 367 |
| ステロイド抵抗性 | 92 |
| ステロイド点眼薬 | 301 |
| ステロイドのワクチン接種への影響 | 358 |
| ステロイドパルス療法 | 84, 25 |
| ステロイド補充療法 | 189, 191 |
| スポーツ障害 | 199 |

## せ

|  |  |
|---|---|
| 生検 | 82 |
| 成人喘息 | 60 |
| 成長ホルモン | 352 |
| 生物学的製剤 | 95 |
| 脊柱管狭窄症 | 201 |
| 接触皮膚炎 | 215, 364 |
| 全身型JIA | 264 |
| 全身性エリテマトーデス | 21, 25, 28 |
| 全身性強皮症 | 40 |
| 全身性肉芽腫性疾患 | 80 |
| 喘息 | 279 |
| 先天性副腎過形成症 | 252 |
| 喘鳴 | 288 |

# index

## そ

| | |
|---|---|
| 総合障害度評価尺度 | 148 |
| 早産児 | 243 |
| 巣状糸球体硬化症 | 141 |
| 巣状分節性糸球体硬化症 | 107 |
| 足底筋膜炎 | 199 |
| 側頭動脈炎 | 161 |
| 続発緑内障 | 301 |

## た行

| | |
|---|---|
| 体外循環 | 87 |
| 胎児移行 | 355 |
| 胎児への影響 | 354 |
| 帯状疱疹 | 228 |
| 大腿骨頭壊死 | 350 |
| 大量免疫グロブリン療法 | 75 |
| タクロリムス軟膏 | 230 |
| 多臓器不全 | 87 |
| 多発血管炎性肉芽腫症 | 32 |
| 多発性関節炎 | 197 |
| 多発性筋炎 | 32 |
| 多発性硬化症 | 147 |
| 多発性骨髄腫 | 173 |
| 中枢神経限局性血管炎 | 145 |
| 長時間作用型β刺激薬 | 51 |
| 長時間作用型抗コリン薬 | 53 |
| 治療抵抗性 | 367 |
| 痛風 | 196 |
| 低出生体重児 | 354 |
| 低身長 | 352 |
| 低用量ステロイド | 18 |
| テニス肘 | 199 |
| テノン嚢下注射 | 306, 310 |
| 点頭てんかん | 298 |
| 天疱瘡 | 221 |
| 導入免疫抑制療法 | 136 |
| 頭部外傷患者へのステロイド投与 | 326 |
| 兎眼性角膜症 | 317 |
| 特発性顔面神経麻痺 | 324 |
| 特発性血小板減少性紫斑病 | 178 |

## な行

| | |
|---|---|
| 突発性難聴 | 319 |
| ドライパウダー吸入器 | 62 |
| トリアムシノロンアセトニド | 310 |
| トリプルセラピー | 53 |

## な行

| | |
|---|---|
| 生ワクチン接種 | 359 |
| 乳汁移行 | 356 |
| 尿細管間質性腎炎 | 123 |
| 妊婦 | 354 |
| ネフローゼ症候群 | 107 |
| 脳血管炎 | 145 |
| 脳血管障害 | 144 |
| 脳梗塞 | 144 |
| 脳出血 | 145 |

## は行

| | |
|---|---|
| 肺炎球菌性髄膜炎 | 332 |
| 敗血症 | 333 |
| 敗血症性ショック | 333 |
| 敗血症治療のガイドライン | 334 |
| 橋本病 | 186 |
| バセドウ病 | 183 |
| 抜管後喉頭浮腫 | 342 |
| 抜管前ステロイド投与 | 342 |
| 白血病 | 170 |
| 播種性血管内凝固症候群 | 177 |
| 鼻噴霧用ステロイド | 321 |
| バネ指 | 211 |
| 微小変化型ネフローゼ症候群 | 107 |
| 皮膚筋炎 | 32 |
| 不活化ワクチン接種 | 360 |
| 副腎萎縮 | 361 |
| 副腎クリーゼ | 194 |
| 副腎不全 | 189, 191, 361 |
| ぶどう膜炎 | 306 |
| プレドニゾン | 18, 355 |
| プロアクティブ療法 | 234 |
| ベーチェット病 | 43 |
| 変形性膝関節症 | 209 |

## ま行

| | |
|---|---|
| 片頭痛 | 161 |
| 扁摘パルス療法 | 120 |
| 母体ステロイド投与 | 238 |
| 母体の糖尿病 | 243 |

## ま行

| | |
|---|---|
| 膜性腎症 | 107 |
| 慢性骨髄性白血病 | 170 |
| 慢性心筋炎 | 77, 80 |
| 慢性蕁麻疹 | 219 |
| 慢性閉塞性肺疾患 | 50, 56 |
| 慢性リンパ性白血病 | 170 |
| メチルプレドニゾロン大量療法 | 206 |
| 免疫組織化学 | 82 |
| 免疫調節薬 | 95 |
| 免疫抑制療法 | 84 |

## や行

| | |
|---|---|
| 薬剤性心筋炎 | 78 |
| 薬物アレルギー | 363 |
| 薬物性肝障害 | 101 |
| 薬物代謝 | 366 |
| 腰痛 | 213 |
| 腰部脊柱管狭窄症 | 202 |
| 与芝の予知式 | 101 |

## ら行

| | |
|---|---|
| 落葉状天疱瘡 | 221 |
| リウマチ性多発筋痛症 | 36 |
| リファンピシン | 366 |
| ループス腎炎 | 21, 25 |

## わ行

| | |
|---|---|
| ワクチン接種 | 358 |

● **編者プロフィール**
川合眞一（かわい しんいち）
東邦大学医学部内科学講座膠原病学分野　教授

1977年に慶應義塾大学医学部を卒業し，慶應義塾大学病院内科研修医となる．1979年，故本間光夫教授が主宰されていたリウマチ内科に入局．1984年から2年間の米国国立衛生研究所（NIH）への留学の後，1987年から東京都立大塚病院リウマチ膠原病科医長．1991年から故水島　裕教授がセンター長をされていた聖マリアンナ医科大学難病治療研究センター講師となり，1999年に教授．2004年に現職の東邦大学教授となり，2009年からは副医学部長を兼務．現在，慶應義塾大学客員教授，聖マリアンナ医科大学客員教授，日本内科学会評議員，日本リウマチ学会理事，日本炎症・再生医学会理事，日本臨床薬理学会理事，公益財団法人日本リウマチ財団理事，公益財団法人臨床薬理研究振興財団理事などを務める．2003年に日本リウマチ学会賞，2009年にはアボットジャパン・リウマチ性疾患臨床医学賞などを受賞．リウマチ膠原病領域の薬物療法学が専門で，ステロイドは本間内科入局時からの研究テーマである．

# ステロイドのエビデンス
## ステロイドの使い方の答えはここにある

| | | |
|---|---|---|
| 2015年12月15日　第1刷発行 | 編　集 | 川合眞一（かわいしんいち） |
| 2016年11月10日　第2刷発行 | 発行人 | 一戸裕子 |
| | 発行所 | 株式会社　羊　土　社 |
| | | 〒101-0052 |
| | | 東京都千代田区神田小川町2-5-1 |
| | | TEL　　03（5282）1211 |
| | | FAX　　03（5282）1212 |
| | | E-mail　eigyo@yodosha.co.jp |
| | | URL　　www.yodosha.co.jp/ |
| © YODOSHA CO., LTD. 2015 | 装　丁 | 辻中浩一，吉田帆波（ウフ） |
| 　Printed in Japan | 印刷所 | 株式会社　平河工業社 |
| ISBN978-4-7581-1783-8 | | |

本書に掲載する著作物の複製権，上映権，譲渡権，公衆送信権（送信可能化権を含む）は（株）羊土社が保有します．
本書を無断で複製する行為（コピー，スキャン，デジタルデータ化など）は，著作権法上での限られた例外（「私的使用のための複製」など）を除き禁じられています．研究活動，診療を含み業務上使用する目的で上記の行為を行うことは大学，病院，企業などにおける内部的な利用であっても，私的使用には該当せず，違法です．また私的使用のためであっても，代行業者等の第三者に依頼して上記の行為を行うことは違法となります．

JCOPY＜(社)出版者著作権管理機構　委託出版物＞
本書の無断複写は著作権法上での例外を除き禁じられています．複写される場合は，そのつど事前に，(社)出版者著作権管理機構（TEL 03-3513-6969，FAX 03-3513-6979，e-mail：info@jcopy.or.jp）の許諾を得てください．

プライマリケアと救急を中心とした総合誌

# レジデントノート

☐ 年間定期購読料 (送料サービス)
・月刊のみ　12冊
　定価（本体 24,000円＋税）
・月刊＋増刊　12冊＋6冊
　定価（本体 52,200円＋税）

**月刊**　毎月1日発行　B5判　定価（本体2,000円＋税）

## 日常診療を徹底サポート！

### 医療現場での実践に役立つ
### 研修医のための必読誌！

**特徴**
1　医師となって**最初に必要となる"基本"や"困ること"**を
　　とりあげ，ていねいに解説！
2　**画像診断, 手技, 薬の使い方**など，すぐに使える内容！
　　日常の疑問を解決できる
3　先輩の経験や進路選択に役立つ情報も読める！

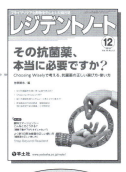

研修医指導にも
役立つ！

詳細はコチラ ▶ www.yodosha.co.jp/rnote/

---

患者を診る　地域を診る　まるごと診る

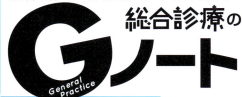
総合診療の
Gノート
General Practice

☐ 年間定期購読料 (送料サービス)
隔月刊　　　年6冊
定価（本体15,000円＋税）

**隔月刊**　偶数月1日発行　B5判　定価（本体2,500円＋税）

## あらゆる 疾患・患者さんを まるごと診たい！
### そんな医師のための「総合診療」の実践雑誌です

● **現場目線の具体的な解説**だから，かゆいところまで手が届く
● 多職種連携，社会の動き，関連制度なども含めた**幅広い内容**
● 忙しい日常診療のなかでも，**バランスよく知識をアップデート**

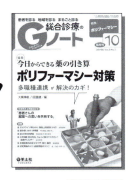

2014年4月 創刊

詳細はコチラ ▶ www.yodosha.co.jp/gnote/

---

発行　**羊土社 YODOSHA**　〒101-0052　東京都千代田区神田小川町2-5-1　TEL 03(5282)1211　FAX 03(5282)1212
E-mail：eigyo@yodosha.co.jp
URL：www.yodosha.co.jp/

ご注文は最寄りの書店，または小社営業部まで

## 羊土社のオススメ書籍

### 改訂版
### ステロイドの選び方・使い方ハンドブック

山本一彦／編

大好評書籍の改訂版！新薬追加やガイドライン改訂に合わせ大幅アップデート！どの薬を何錠，何日間？効果がなかったら？副作用が出たら？ステロイドの基礎知識と使用の根拠から疾患別の処方とコツまでわかる一冊．

■ 定価（本体4,300円＋税）　　■ B6判
■ 343頁　　■ ISBN 978-4-7581-1706-7

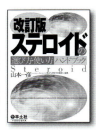

### 薬剤ごとの違いがわかる
### ステロイドの使い分け
豊富な薬剤情報と症例

山本一彦，鈴木洋史／編

薬剤編では，剤型ごとに各薬剤の特徴と違いを徹底解説．疾患編では，各疾患ごとに豊富な症例と処方例を提示し，使い分けを具体的に解説．症状に応じた適切なステロイドの使い分けが根拠からよくわかる．

■ 定価（本体4,200円＋税）　　■ B6判
■ 365頁　　■ ISBN 978-4-7581-0683-2

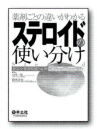

### 症状と患者背景にあわせた
### 頻用薬の使い分け　改訂版

藤村昭夫／編

頭痛や不眠，めまいなど，よく出合う症状別に頻用する薬の特徴を比較して解説．患者の年齢や基礎疾患，本人の希望などあらゆる状況を考慮した薬選びのコツがよくわかる．処方例も充実し日常診療にすぐ活かせる一冊．

■ 定価（本体3,600円＋税）　　■ A5判
■ 333頁　　■ ISBN 978-4-7581-1779-1

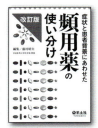

### よくわかる
### リウマチ治療薬の選び方・使い方
症例でわかる
抗リウマチ薬・生物学的製剤の使い分け

松原 司／編

リウマチ治療薬の入門＆実践書．従来のリウマチ薬はもちろん，生物学的製剤を使いたいという医師におすすめです．同種・類似薬との使い分けをエキスパートが実践的に解説．症例提示で具体的な使い方も理解できます．

■ 定価（本体5,000円＋税）　　■ B5判
■ 206頁　　■ ISBN 978-4-7581-1703-6

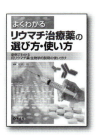

発行　羊土社 YODOSHA
〒101-0052　東京都千代田区神田小川町2-5-1　TEL 03(5282)1211　FAX 03(5282)1212
E-mail：eigyo@yodosha.co.jp
URL：www.yodosha.co.jp/

ご注文は最寄りの書店，または小社営業部まで